临床药学理论与实践

主编 孙卫英 胡艳丽 刘 梅

吉林科学技术出版社

图书在版编目（CIP）数据

临床药学理论与实践 / 孙卫英，胡艳丽，刘梅主编
. -- 长春：吉林科学技术出版社，2021.9
ISBN 978-7-5578-8717-9

Ⅰ．①临… Ⅱ．①孙… ②胡… ③刘… Ⅲ．①临床药
学 Ⅳ．①R97

中国版本图书馆 CIP 数据核字(2021)第 173992 号

临床药学理论与实践

主　　编　孙卫英　胡艳丽　刘　梅
出 版 人　宛　霞
责任编辑　张丽敏
制　　版　长春市阴阳鱼文化传媒有限责任公司
封面设计　长春市阴阳鱼文化传媒有限责任公司
幅面尺寸　185mm×260mm
字　　数　290 千字
印　　张　12.75
印　　数　1—1500 册
版　　次　2021 年 9 月第 1 版
印　　次　2022 年 5 月第 2 次印刷

出　　版　吉林科学技术出版社
发　　行　吉林科学技术出版社
地　　址　长春市净月区福祉大路 5788 号
邮　　编　130118
发行部电话/传真　0431-81629529　81629530　81629531
　　　　　　　　　　81629532　81629533　81629534
储运部电话　0431-86059116
编辑部电话　0431-81629518
印　　刷　保定市铭泰达印刷有限公司

书　　号　ISBN 978-7-5578-8717-9
定　　价　60.00 元

编 委 会

主　编　孙卫英（临沂市人民医院）

胡艳丽（茌平区肖家庄镇中心卫生院）

刘　梅（山东省东营市第二人民医院）

前　言

　　在现代医疗中，药物的作用越来越重要。随着科学技术的发展，药物更新换代正在加快，新药品种越来越多。与此同时滥用药物的现象日趋增多，因用药不当引起的药物不良反应不断出现，药源性疾病时有发生，因此，如何有效、安全、经济、合理地使用药物是医患共同关心的迫切需要解决的问题。为了规范临床用药，宣传合理用药的知识，我们特别编写了《临床药学理论与实践》一书奉献给读者，以供参考。

　　由于编者水平有限，书中缺点、错误在所难免，希望广大读者批评、指教。

目　　录

第一篇　临床药理基础篇

第二篇　西药篇

第一篇 临床药理基础篇

第一章 总论

第一节 临床药理学概述

临床药理学是一门研究药物与人体之间相互作用及其规律的学科,是药理学科的分支。临床药理学以基础药理学和临床医学为基础,是联系基础药理学与临床药物治疗学的一门桥梁学科,它涉及医学和药学的研究领域。临床药理学是药理学研究的最后综合阶段,它运用药理学的理论和方法,研究药物在人体内的过程(临床药物代谢动力学,简称临床药动学)以及药物对人体的效应(临床药物效应动力学,简称临床药效学),并阐明药物不良反应及药物相互作用的性质和机制。临床药理学为临床合理用药提供依据,是药物治疗学的基础;它还是新药研究的最后阶段,评价新药在人体的有效性和安全性,为药物的生产管理提供科学依据。临床药理学的发展对我国的新药研发、药品管理、医疗质量和医药研究水平的提高起着十分重要的作用。

一、临床药理学的发展概况

"神农尝百草"是世界上最早、最原始的临床药理研究工作。直到 20 世纪 30 年代,由美国 Harry Gold 提出了临床药理学的概念,在最近 40 多年来发展较为迅速,逐渐形成一门独立的学科。

1954 年,美国 John Hopkins 大学建立了第一个临床药理室,并开始讲授临床药理学课程。随后,瑞典、日本和许多欧美国家也纷纷成立了临床药理学机构,开设了临床药理学课程。1971 年,美国正式成立了临床药理学会。其中以 1972 年在瑞典卡罗林斯卡医学院附属霍定医院建立的临床药理室和英国皇家研究生医学院临床药理室规模较大,设备先进,在科研、教学和新药研究等方面均具有较高水平,接收并培训了许多国家的学者。20 世纪 60 年代以后临床药理学术刊物纷纷问世。1980 年在伦敦召开了第一届国际临床药理学与治疗学学术会议,标志着临床药理学的发展进入了一个新的阶段。

20 世纪 60 年代初期,震惊世界的沙利度胺(反应停)等新药重大毒性反应事件,使人们认识到新药评价仅靠基础药理学研究难以保障药物的安全性和有效性,促使人们重视新药的临床药理研究,培训临床药理专业人员。1964 年,17 届世界卫生大会(WHA)决议要求各国制定评价药物安全性指导原则。此后,世界卫生组织(WHO)颁布了一系列药物安全性评价(包括致癌、致畸、致突变等)的技术要求,于1968年制定了《药物临床评价原则》,1970年对临床药理学的定义、活动范围、组织、培训等方面作了详细说明,1975年又进一步提出了《人用药物评价的指导原则》等。各国药品管理部门也相继将临床药理研究列入新药评价内容,从而加速了临床药理的发展。

我国的临床药理学研究始于20世纪60年代初期,于1961年召开了"寻找新药的理论基础与临床实际"学术研讨会,呼吁在国内建立临床药理学科,但由于种种原因,未得到重视和发展,直到1979年才在北京举行了第一届"全国临床药理专题讨论会"。20世纪80年代以来,临床药理学在我国得到迅速发展。目前,国内医学院校已普遍建立了临床药理组织机构,开设了临床药理课程。为适应新药审评与市场药物再评价的需要,自1983年以来先后在全国研究力量较强、人员素质较高、设备条件较好的研究机构中建立了卫生部临床药理基地(现名为国家药物临床试验机构),承担各类新药的临床药理研究;另外还在全国建立了多个临床药理培训中心。我国《药品注册管理办法》中也明确规定了药物的临床药理研究为药品注册的重要内容之一。临床药理机构的建立,汇集了药理学、临床医学、药学、化学、数学、生物统计等邻近学科的专业人员加入到临床药理的研究中。经临床药理培训中心的多年培训,专业人员迅速成长,极大的促进了临床药理学的发展,至今已形成了一支具有相当规模的临床药理专业队伍,在我国的临床药理学教学和科学研究、医疗、新药开发、学术交流与咨询服务中发挥着重要作用。

虽然我国的临床药理学工作取得了很大成绩,但由于起步晚,经验不足,特别是在临床药理学教育和普及方面与国外相比尚有较大差距,临床药理学的重要性尚未被广大医务工作者所认识,这需要临床药理学工作者加倍努力,才能赶超世界先进水平。

二、临床药理学的学科任务和研究内容

临床药理学是在人体中进行药效学和药动学研究。药效学研究主要是评价药物对人体的有效性和安全性,药动学研究主要是阐明药物的体内过程即吸收、分布、代谢和排泄过程与临床用药的关系。临床药理学的主要研究内容包括药物的临床评价、临床药动学、药物不良反应监测及药物相互作用的研究等。临床药理学的学科任务除完成上述研究内容外,还包括对医学生及医护人员的教学和培训工作,并肩负着向药政管理部门、药品生产企业、临床医生等提供技术咨询服务等。

(一)新药的临床研究与评价

新药系指未曾在中国境内上市销售的药品。新药的临床研究与评价亦即新药的临床药理研究,包括临床试验和生物等效性评价。新药临床药理研究是新药研究的最后阶段,是新药申请生产时必须呈报的内容之一。

1.临床试验 药物的临床试验分为Ⅰ、Ⅱ、Ⅲ、Ⅳ期,申请新药注册应进行Ⅰ、Ⅱ、Ⅲ期临床试验,有些情况下可仅进行Ⅱ期和Ⅲ期或者仅进行Ⅲ期临床试验。

Ⅰ期临床试验:初步的临床药理学及人体安全性评价试验。观察人体对新药的耐受程度

和药动学,为制订给药方案提供依据。受试者通常为健康志愿者。

Ⅱ期临床试验:治疗作用初步评价阶段。其目的是初步评价药物对目标适应证患者的治疗作用和安全性,也包括为Ⅲ期临床试验研究设计和给药方案的确定提供依据。受试者为临床患者。

Ⅲ期临床试验:治疗作用确证阶段。其目的是进一步验证药物对目标适应证患者的治疗作用和安全性,评价利益与风险关系,最终为药物注册申请的审查提供充分的依据。受试者为临床患者。

Ⅳ期临床试验:新药上市后由申请人自主进行的应用研究阶段。其目的是考察在广泛使用条件下的药物疗效和不良反应,评价在普通或特殊人群中使用的利益与风险关系以及改进给药剂量等。

2.生物等效性试验　生物等效性试验是用生物利用度研究的方法,以药动学参数为指标,比较同一种药物的相同或不同剂型的制剂,其活性成分吸收程度和速度有无统计学差异的人体试验。参比制剂必须选择疗效确切、安全性好的市场上的主导产品,如原研药品或国际公认的同种药物,所评价的被试药品才能获得可靠的结果。由于该方法并非直接观察药物的疗效和安全性,因此主要用于血药浓度与疗效、毒性具有相关性的药物。由于生物等效性试验可节省人力、经费和时间,在药物临床评价中的应用也越来越多。

须指出,药物临床试验和生物等效性试验都是在人体进行的,为了保障受试者的权益和临床研究的科学性,必须遵守我国《药物临床试验质量管理规范》(GCP)规定,必须获得国家食品药品监督管理总局(CFDA)下达的药物临床研究批文,试验药物须经有关部门检验合格后方可用于临床研究,临床研究方案必须经伦理委员会批准后,方可执行。

(二)市场药物再评价

市场药物再评价是从临床药理学、药物流行病学、药物经济学等方面对已上市药物在人群中的不良反应、疗效、用药方案、稳定性及费用等方面是否符合安全、有效、经济的合理用药原则做出科学评价,为药品管理、研制及使用部门做出决策提供科学依据,指导临床合理用药。

市场药物再评价主要包括以下两种情况:其一是根据上市药物临床已发现的问题进行评价,如药物疗效欠佳或毒性较大等,设计临床研究方案进行临床对比研究;其二是进行流行病学调查研究,对再评价药物的安全性或有效性进行评价,通常包括前瞻性对比与回顾性对比研究。

药物的最终市场地位取决于再评价结果。有的药物临床应用已达数十年甚至百年以上,成为临床经典药,如青霉素、阿司匹林等,有的则经再评价后临床适应证受限,应用明显减少,甚至被淘汰,如四环素、链霉素等。我国前些年曾对已上市的 8500 多种类、近 3 万种(次)的中成药进行了全面的整顿和再评价工作,淘汰了约 1000 个不合理的组方,主要是疗效不确切或不良反应多的药物。市场药物再评价为国家药品管理部门对药物进行分类管理提供依据,如遴选国家基本药物、处方药及非处方药物等。

国家药物临床试验机构负责组织实施主管部门下达的再评价任务,对药物的安全性和有效性进行细致的评价性研究,并通过对市场上新、老药物或同类新药间的经常性对比研究,发现不同药物的差别和各自优缺点,指导临床合理用药。

(三)临床药动学研究

临床药物代谢动力学简称临床药动学,主要研究药物在人体内的吸收、分布、代谢和排泄等体内过程的动态规律,并用数学语言加以表达。临床药动学是将药动学原理用于治疗疾病的一门新兴学科,根据药物的体内过程随时间而改变的量变规律以及影响药物体内过程的诸多因素,制订合理用药方案,达到安全、有效的治疗效果。研究临床药动学对指导新药设计、优化给药方案、改进药物剂型等方面均有重要意义。

【制订合理用药方案】

1.制订新药给药方案　临床药动学研究是新药Ⅰ期临床试验的主要内容,根据所获得的药动学参数,如血药峰浓度(C_{max})、峰时间(T_{max})、消除半衰期($t_{1/2}$)、清除率(CL)等,为Ⅱ期临床试验制订给药方案提供依据。

2.优化市场药物用药方案　国内外上市药物已达数千种以上,但在20世纪60年代以前上市的药物,由于历史条件的限制其用药方案主要来自医生的经验。一些药理作用较缓和的药物,其临床用药方案大都以医院作息时间为依据,如每日3次即早、午、晚给药。临床药动学研究为药物合理应用提供了依据,如在20世纪70年代之前,磺胺嘧啶(SD)和其他短效磺胺药的给药方案均为每日用药3~4次,每次0.5g,经研究证明SD的消除半衰期11~12h,其用药方案遂改为每日2次(每12h1次)。又如氯苯那敏传统的用药方案为每日3次,每次4mg,近来研究发现其消除半衰期为15h左右,因此其用药方案应改为每日1~2次为宜。

【治疗药物监测】

治疗药物监测(TDM)是采用灵敏的分析方法研究生物体液中药物浓度与疗效、毒性的关系,从而调整临床用药方案,做到个体化合理用药。治疗药物监测主要用于治疗指数小、药物反应个体差异大的药物,如强心苷类、抗心律失常药、抗癌药等;长期应用的一些药物,如氯丙嗪、氨基糖苷类抗生素或有肝、肾功能异常者;人群中一些药物代谢异常者,如异烟肼;联合用药发生药动学相互作用时,如合用酶诱导剂或酶抑制剂等;有竞争血浆蛋白结合部位或竞争肾清除率而影响血药浓度者,均宜进行治疗药物监测,以便及时调整给药方案,指导临床合理用药。治疗药物监测是三级甲等医院必须具备的医疗条件。

【遗传药理学】

遗传药理学是研究DNA序列个体变异引起的药物反应的异常,包括临床药动学和药效学两方面。药物反应有明显的个体差异,许多生理因素和病理因素均可影响机体对药物的反应,而遗传因素是药物反应的重要影响因素,遗传变异是药物个体差异的根本原因。药物基因组学是在人类基因组计划获得进展的基础上提出来的,它是在细胞、组织、个体和群体水平研究与疾病易感性和药物反应相关的基因的表达差异。遗传药理学研究可能影响药物反应或代谢的候选基因的序列变异,而药物基因组学则强调所有基因,亦即整个基因组在药物反应和代谢中的作用。

药物代谢酶基因多态性是遗传药理学研究的主体,研究引起变异的特异性核苷酸突变和由该突变产生的异常药物代谢酶等,如氧化多态性、S-甲基化多态性和乙酰化多态性等。根据细胞色素P450(CYP450)活性的高低将人群分为快代谢者(EM)和慢代谢者(PM)等。药物代谢酶基因多态性研究推进临床用药的个体化,如CYP2D6、CYP2C9、CYP2C19基因多态性对相应药物代谢均可发生明显影响,必要时临床应根据其不同个体的基因多态性制订合理的用药方案。如奥美拉唑、兰索拉唑、雷贝拉唑等质子泵抑制剂在 CYP2C19 不同基因型个体的药动学参数存在较大的个体差异,如消除半衰期($t_{1/2}$)、药物浓度-时间曲线下面积(AUC)可相差数倍之多,提示应根据人体的遗传特征制订个体化的用药方案,才能做到合理用药。另外,临床根据患者 CYP2C9 遗传多态性等制订抗凝血药华法林的给药方案,也获得了较为满意的治疗效果。但需指出,遗传药理学并不能解决临床所有个体差异问题,多数药物代谢酶的基因多态性并不对药物代谢产生明显影响。

【时间药动学】

时间药动学是研究药动学的节律变化与机体生物节律的关系。已证明药物的体内过程可随着人体生理生化功能的节律性改变而发生变化,如人的吸收功能、血容量、组织供血量、肝及肾功能均呈昼夜节律性改变,使药物在体内的吸收、分布、转化和排泄过程出现昼夜节律性改变,因而使药动学过程及其参数出现相应变化。如肾上腺皮质激素-皮质醇的血清水平有昼夜节律性的变化,早上 6~8 时在内源性皮质醇分泌高峰时给予糖皮质激素治疗,可减轻其对垂体-肾上腺皮质轴的负反馈,从而减少糖皮质激素的不良反应。研究发现,氨茶碱、阿米替林、去甲替林、氟哌啶醇等药物的吸收过程,地西泮等的血浆蛋白结合率,环己巴比妥等的肝代谢,庆大霉素、甲氨蝶呤等的肾排泄,都存在昼夜节律性变化。药动学随时间的变化会引起药物疗效、毒性等亦产生相应的节律性变化,药物作用的时效性是综合反映药物治疗作用与不良反应的节律性变化,是时间治疗学的基础。时间药动学的研究为临床合理用药提供了一个新标准、新途径。

【新药开发】

1.提高生物利用度 提高药物的生物利用度是新药开发的重要途径。通过临床药动学研究,了解药物吸收、分布和消除过程,发现药物疗效差、毒性多的原因,而针对原因对原药进行改进,促进新药开发。如氨苄西林口服生物利用度低(30%~50%),但在苯环上加上羟基的阿莫西林生物利用度可达 90%;头孢呋辛、头孢他美和头孢泊肟等头孢菌素类药物,口服不易吸收,临床仅能注射给药,但它们与酯结合成前体药,在胃肠道黏膜水解后释出原药就可发挥其抗菌作用。

2.提高疗效或降低不良反应 改变药物体内代谢环节,提高药物疗效或降低不良反应是开发新药的另一途径。如第二代抗组胺药特非那定经肝代谢后的活性代谢物非索非那定药效比原药强,但心脏毒性明显降低,因而进一步开发成为新的抗组胺药;碳青霉烯类抗生素亚胺培南体外试验时,具有抗菌谱广、杀菌力强、对多数 β-内酰胺酶稳定等优点,但体内实验却疗效不佳。经动物体内药动学研究发现亚胺培南在近端肾小管细胞中被脱氢肽酶代谢失活,其代谢物对某些动物肾有一定毒性。如联合应用脱氢肽酶抑制剂西司他丁(1:1),就可以提高疗效、减低毒性。

3.研发新剂型 根据药动学原理和临床治疗需要,设计制剂中药物释出速度,研制开发新剂型。速释制剂如分散片、咀嚼片、混悬剂等,可迅速释出药物,通过胃肠道吸收而发挥作用,这些制剂通常可在服药后 20~30min 内达峰浓度,起效快,如解热镇痛药的速释制剂等。缓(控)释制剂主要用于治疗慢性疾病,因可减少用药次数,增加患者依从性,保证疗效,同时还可能降低因药物峰浓度过高而产生的不良反应,因此缓(控)释制剂如硝苯地平、氨茶碱、沙丁胺醇等都深受医生和病人欢迎。不同释药特点制剂的研制都是以药动学参数和生物利用度为依据的。

(四)药物不良反应监测

药物不良反应(ADR)是指合格药品在正常用法用量下出现的不符合用药目的并给病人带来不适或痛苦的有害反应。药物不良反应所造成的药源性疾病是一个严重的社会问题。药物不良反应监测是药品再评价工作的一部分,是保障临床安全用药的重要措施。监测工作的主要内容包括:①收集药品不良反应信息,对其危害情况进行调查,及时向药品监督管理部门报告,提出药品管理方面的建议;②及时向制药企业、医疗机构和公众反馈药品不良反应信息,防治不良反应的重复发生,保护公众用药安全。各国医药管理部门都非常重视药物不良反应监测,WHO的国际药物监察合作中心在全球形成了不良反应监测的国际网络,并定期通报药物安全信息。我国自1989年成立卫生部药物不良反应监测中心,并于1997年正式加入该组织,承担起药物安全性监察的国际义务。

药物不良反应监测的目的是为了加强上市药品的安全性监管,确保临床用药安全有效。我国为了加强药物不良反应监管工作,制定了《药品不良反应监测管理办法》(试行),建立了各级药物不良反应监测专业机构并明确了其职责;规定了药品生产和经营企业、医疗机构是实施药物不良反应监测报告主体,拟定了奖励和处罚办法。这些措施对我国药物不良反应监测工作发挥了积极的推动作用。

药物不良反应监测具有长期性和复杂性,正确评价一个药物的不良反应往往需要长期的调查研究。药物对动物的安全性试验结果往往与人体存在明显差异,相关率仅5%~25%,临床试验由于所用病例数量的局限性,也难以发现罕见的不良反应。因此,一些较罕见但又严重的药物不良反应往往在上市后才能证实。如多年前临床上用于治疗银屑病的乙双吗啉,其疗效较好,但通过药物不良反应监测发现几年内诱发了100多例白血病,遂被临床停用;普拉洛尔在临床应用4年后才发现引起眼、耳、皮肤、黏膜综合征;非那西丁引起的急性肾乳头坏死的严重毒性是在临床应用十几年后才被发现。因此,监测药物疗效并及时向药品监督管理部门报告药物不良反应是所有医疗工作者的职责。

药物警戒是与发现、评价、理解和预防药物不良反应或其他任何可能与药物有关问题的科学研究与活动。可以将药物警戒理解为监视、守卫,随时准备应对可能来自药物的危害。药物警戒不仅涉及药物的不良反应,还涉及与药物有关的其他问题,亦即所有与药物安全性相关的环节和因素,都被纳入药物警戒的范畴。如不合格药物、药物治疗错误、无效、中毒、滥用和误用、用于未经批准的适应证、药物相互作用、药物生产和经营的合理性等,都是药物警戒的目标。显然,药物警戒的范围较药物不良反应监测更为广泛,通过监测药物的安全性,综合评价药物的利益与风险,提高临床合理用药水平。

(五)药物相互作用研究

药物相互作用是指同时或前后序贯使用两种或两种以上的药物时,所引起的药物作用和效应的变化。药物相互作用可以是药物作用的增强或减弱,作用时间延长或缩短,从而产生有益的治疗作用,或导致有害的不良反应。但一般所谓的药物相互作用乃是指药物合用后所产生的不良反应。药物相互作用包括药动学和药效学两个方面。药动学的相互作用是一种药物改变了另一种药物的吸收、分布、代谢和排泄;药效学的相互作用是一种药物增强或减弱另一种药物的药理效应,而不影响其药动学。

（六）教学与培训

临床药理学教学和培训是临床药理研究单位的重要任务和职能。我国的临床药理学起步较晚,发展不平衡,队伍还不够壮大,临床药理学专业人才的培养体系、人才的数量与目前我国社会的发展和建设很不相称。目前我国多数医学院校在临床教学阶段安排有临床药理学课程或专题讲座,普及临床药理学知识,并在逐步完善硕士、博士的培养体系。为了规范开展临床药理学研究,还应当对从事临床药理学研究的人员进行技术培训,使其掌握规范化试验程序,提高临床药理学研究水平。

临床医生也是临床药理学专业队伍组成的一股重要力量,经过一定的培训和临床实践,对保证药物临床研究质量和提高临床用药水平发挥了积极作用。国内各监管和学术机构等经常举办临床药理学培训班,对临床医师和药学研究人员进行临床药理培训工作,已建立了一批既掌握临床药理学理论又具有实践经验的临床药理学专业队伍,促进了我国临床药理水平的提高和发展。

（七）咨询服务

咨询服务也是临床药理学的学科任务之一。包括向药政管理部门、药品生产与研制单位、临床医师等提供技术咨询服务,如在新药审批中发挥技术咨询作用,对新药开发或市场药物再评价提供咨询意见,指导临床进行治疗药物监测,协助制订给药方案,有助于临床合理用药。

三、临床药理学的研究模式

临床药理学作为一门以人体为研究对象的学科,其研究模式涉及当代医学的各种模式,如4P 医疗模式:预测、预防、个性化、参与;TIDEST 模式:找靶点、整合、以数据为基础、以循证为基础、系统医学、转化医学;以及近来刚刚兴起的精准医学等。以下仅介绍循证医学、转化医学和精准医学。

（一）循证医学

循证医学即遵循证据的医学,是指慎重、准确而明智地使用已有最佳证据,结合医生临床经验和病人情况做出临床决策的方法。作为遵循临床研究证据来进行临床实践的循证医学,其核心是"随机对照试验"（RCT）,大样本、多中心的随机对照试验取代了以前分散个别的观察性研究和临床经验总结,是评价临床药物疗效科学、公正的方法。循证医学是当代医学的巨大进步,促使临床医学从单纯依靠主观的个人临床实践的经验医学进入到基于客观的临床研究证据的循证医学,改变了临床医生的思维方法与实践模式。

循证医学的概念于 1992 年提出。长期以来,医学工作者往往根据经验、推论、零散的非系统的人体研究结果作为临床决策的证据,这虽然能帮助解决许多临床实际问题,也带来了一些问题。例如硝苯地平,过去根据临床观察能降低血压,无明显肝肾毒性,被认为是一种安全有效的降压药而广泛用于临床,甚至被推广用于不稳定型心绞痛和急性心肌梗死等,但近年经循证医学研究表明,该药可致心肌梗死甚至死亡。一种被认为安全有效、临床应用 20 余年的药物,原来存在安全问题。可见,临床经验和推论难以完全反映临床客观实际。

临床药理学为循证医学提供了科学证据。为了保证药物临床试验的科学性,大多数国家都制定了相应的《药物临床研究质量管理规范(GCP)》。GCP 包括药品临床试验的方案设计、组织实施、监视审核、记录分析、总结报告等过程的一系列标准,使得试验结果更加可靠可信,为循证医学提供了更加科学的证据。

临床药理学和循证医学是一脉相承的统一的科学体系。循证医学是在临床药理学、临床流行病学、医学统计学等的基础上发展起来的,其临床证据主要来自 3 种研究方法:大样本的随机对照临床试验、系统性评价(主要是荟萃分析)和临床指引。药物临床试验是临床药理学研究的重要内容,随机、对照、盲法是药物临床试验必须遵循的研究方法,这避免了主客观因素所造成的试验偏差,使结论有据可循,更加真实可靠。循证医学可将药物随机对照试验的结果进行系统评价,筛选出安全、有效和适用的方法,使临床医生在制订用药方案时,能坚持科学态度,有证可循,做到合理用药。临床药理学的发展是从经验逐步走向科学的过程,临床药理学正是遵循证据、追求证据的医学。循证医学和临床药理学都使用了临床流行病学和医学统计学的研究方法,两者是一脉相承的统一的科学体系,它们构筑了现代治疗学的科学基础。

循证医学是伴随着临床药理学的发展而逐步发展起来的,循证医学所研究的人体随机对照试验多与药物有关,它是对一个个的药物临床试验结论的系统分析和评价。循证医学是一门方法学,可为临床药理学提供科学的药物临床试验方法,临床药理学的发展需要建立在循证医学的基础之上。

必须指出,循证医学最主要的优点是通过随机对照试验排除个体差异,建立基于统计学的规范性治疗。但对于具体的个体而言,只要疗效的概率小于 1 就难言理想,如即使有效率高达 80%,也意味着有可能遇到 20% 的无效性。因此,循证医学的"统计"优点对单一个体而言却成了缺点——不够精确。亦即循证医学存在非精确问题。

(二)转化医学

转化医学是将生物医学发现转换为药物、医疗装置或疾病防治措施等,使之服务于人类健康的科学。转化医学是循证医学的自然发展和延伸,是基础研究和临床研究之间的桥梁。

转化医学的概念于 1996 年提出,是当今生物医学研究的一种崭新模式,即将传统模式中各自分离的基础研究、药物研发、临床研究等整合起来,是连接基础科学发现和临床研究活动,将临床实验结果转化为临床实用手段的变革。转化医学是"实验台"和"病床"的连续统一体,是双向、开放的循环。研究途径可以从基础到临床,即由基础研究获得的理论认识在病人中验证和实践,也可以从临床到基础,即从临床研究中获得信息,在此基础上提炼关于人类疾病病因和过程的信息,再在基础研究中进行理论证明,并用于指导临床实践。

基础医学的研究成果转化为临床应用的成功率极低。美国食品药品监督管理局(FDA)透露,已上市药物中有相当大比例对某些疾病的治疗是无效的,其中以抗癌药物疗效最差,无效率达 75%,阿尔茨海默病和关节炎的无效率分别为达 70% 和 50%。究其原因,一方面是大量研究成果不具备转化潜力;另一方面在转化过程中未遵循转化研究的客观规律。临床医学是以攻克人类疾病为主要目标,而基础医学研究往往以非人类模型为研究对象如细胞系、移植瘤等,这是造成转化失败的主要原因。

转化研究是转化医学的基础,是研究如何把基础医学研究成果转化成为治疗疾病的理论、技术、方法和药物等,使其能够用于解决公众健康问题的科学。转化医学研究主要分为 4 个阶段:

T1 阶段,研究成果向人的转化。探讨基础研究成果潜在的临床意义及可能的应用前景。通过该阶段研究,可获得关于基础研究成果与人类病理生理过程相关的知识以及影响因素。

T2 阶段,研究成果向病人的转化。是在严格控制的环境条件下,对基础研究成果的应用方式进行探索和优化,形成临床应用的指导方案。该阶段研究主要是获得达到临床应用的最优化条件设置和知识。

T3 阶段,研究成果向医学实践的转化。研究者根据 T2 阶段推荐的应用方式探索临床广泛应用的方法,获得在临床实践中有效使用的知识。

T4 阶段,研究成果向人群健康的转化。主要是通过以大人群为基础的效果评估研究,分析影响人群健康的因素和研究提高人群健康的综合方法。该阶段研究最终是以提高人类健康水平为目标。

临床药理学作为基础医学和临床医学、药学和医学之间的桥梁学科,在转化医学研究中占有重要地位。药物临床试验的过程正是转化医学研究的过程,如 I 期临床研究属 T1 阶段,II 期、III 期临床研究属 T2 阶段,IV 期临床研究属 T3 阶段,上市后大人群的再评价研究以及由此对人群健康影响的分析可归类为 T4 阶段。由此可见,转化医学的研究过程为临床药理研究提供了规范的研究模式。

必须指出,迄今为止,以药品及医疗器械注册为目标的转化医学模式,并未达到预期效果,为患者创造的价值有限,甚至给社会带来负担,如投入巨大的肿瘤防治药物并未明显降低癌症的死亡率。究其原因发现,基于当今医学的研究水平,尚无法对疾病做出精准的诊断、分期和预后等,在此基础上实现的转化医学成果就难以实现对疾病有效控制和治愈,难以实现患者利益的最大化。

(三)精准医学

精准医学是应用现代遗传技术、分子影像技术、生物信息技术,结合患者生活环境和临床数据,实现疾病的精准诊断,制订个体化的疾病预防和治疗方案。精准医学的核心是个体化医学,即根据每个患者的个体特征,量体裁衣地制订个体化的防治方案。

精准医学的概念于 2011 年提出。2015 年 1 月,美国总统奥巴马在国情咨文中提出了精准医学计划,希望精准医学可以引领一个医学新时代,希望更接近治愈癌症和糖尿病等疾病,使所有人获得个体基因信息从而达到精准个体化药物治疗的目的。精准医学计划的近期目标是为癌症找到更多更好的治疗手段,长期目标则是为实现多种疾病的治愈提供有价值的信息。我国已将精准医疗列为国家"十三五"健康保障发展问题研究的重大专项,意味着精准医学时代已经到来。

精准医学作为医学的未来发展方向,是整个人类在基于现有基因科技、生物信息学高度发达的情况下开拓出来的一个医学新领域,是一种新型的医疗模式。精准医学是一种基于患者定制的医疗模式,疾病的诊断和治疗是根据患者自身的遗传、分子或细胞学信息的特点进行的。其本质是通过基因组学、蛋白质组学和医学前沿技术,对于大样本人群与特定疾病类型进行生物标志物的分析鉴定、验证与应用,从而精确寻找到疾病的原因和治疗的靶点,并对一种疾病不同状态和过程进行精确亚分类,最终实现对于疾病和特定患者进行个性化精准治疗的目的,提高疾病诊治与预防的效益。精准医学的主要目的是通过标准化的各种大型队列研究和多种组学研究,寻找疾病的新的生物标志物以完善疾病分类;通过药物基因组学等手段进行临床转化,达到个体化的精准医疗。精准医学是因人因病而异的、更加精确的个体化医疗。

精准医学有四个基本要素:精确、准时、共享和个体化。精确,即合适的患者在合适的时间给予合适的治疗;准时,即所有治疗只有在合适的时间才能产生恰当的效果;共享,即保障我们自己和我们的家人都比以往更加健康;个体化,即个体化医学。

临床药理学与精准医学是相互联系的统一体。精准医学的实质是个体化医学,个体化医学的核心是个体化精准用药。个体化精准用药既是精准医学的基本要素,又是临床药理学的核心内容,合理用药是临床药理学科的主要任务。临床药动学和药效学的个体差异是实现个体化用药的主要依据,如肝药物代谢酶 CYP2D6、CYP2C9、CYP2C19 等的基因多态性可使其所代谢的药物临床药动学产生较大差异,依据不同患者 CYP450 的基因多态性才能制订个体化用药方案。基于肿瘤患者癌组织某些受体的基因多态性而采取的肿瘤靶向治疗,近年来已取得了突破性进展,如肺癌患者根据癌组织表皮生长因子受体(EGFR)的基因突变(19Del/L858R、T790M 等),选用酪氨酸激酶抑制剂(TKIs)的 EGFR 靶向治疗,客观缓解率和无进展生存期均明显优于化疗,EGFR 突变的非小细胞肺癌患者应优先选分子靶向治疗,已成为肺癌诊疗共识。肿瘤患者根据基因突变而采用的靶向治疗,为目前精准医学发展最令人满意的成果之一,同时,根据临床药效学恰当选择药物也是临床药理学的主要研究内容。因此,只有根据临床药效学选择恰当药物、根据临床药动学确定用药方案,才能做到个体化精准用药。

综上所述,精准医学是转化医学的目标,循证医学是转化医学的手段,转化医学是实现精准医学的必由之路。循证医学、转化医学和精准医学等与临床药理学的发展紧密相关,是临床药理学研究所采用的重要医学模式。

第二节　药物代谢动力学

药物代谢动力学简称药动学,是研究药物的吸收、分布、代谢和排泄等体内过程(简称ADME),并运用数学原理和方法阐释药物在机体内的动态规律。利用这种规律制订合理的给药方案,并可通过血药浓度监测加以调整,以确保临床用药安全有效。

一、药物跨膜转运

药物的吸收、分布、代谢和排泄都须从生物膜的一侧转运到另一侧,称为药物的跨膜转运。主要有以下几种方式:

（一）简单扩散

药物利用生物膜的脂溶性，顺浓度差的跨膜转运称为简单扩散。这种转运不消耗能量，是一种被动转运方式，为大多数药物的主要转运机制。这种转运的特点是顺浓度梯度转运，对药物无选择性，对药物通过量无饱和现象，无竞争抑制等。扩散速度除取决于膜的性质、面积及膜两侧的浓度梯度外，还与药物的性质有关。相对分子量小（200 以下）、脂溶性大、非离子型（极性小）药物容易跨膜。大多数药物为有机酸或有机碱等，在体液中以两种形式存在，即离子型和非离子型。非离子型药物极性小，脂溶性大，容易通过细胞膜扩散。离子型则相反，不易通过细胞膜，而被限制在膜的一侧，称离子障。弱酸性或弱碱性有机化合物的离子化程度，受其解离常数的负对数及其所在溶液的 pH 值的影响。按 Handerson-Hasselbalch 公式表示为

弱酸性药物：$10^{pH-pKa} = [A^-]$（离子型）$/[HA]$（非离子型）

弱碱性药物：$10^{pKa-pH} = [BH^+]$（离子型）$/[B]$（非离子型）

式中，pKa 是解离常数 Ka 的负对数，是 50％解离时溶液的 pH 值。

药物的 pKa 是不变的，pH 的变化明显影响药物的解离，当 pKa 与 pH 的差值以数学值增减时，离子型和非离子型药物浓度以指数值相应变化。因此，弱酸性药物在酸性环境中，解离少，易吸收；弱酸性药物在碱性环境中，解离多，难吸收。临床上弱酸性的巴比妥类药物中毒时，服用 $NaHCO_3$ 碱化血液和尿液，能促使药物由脑向血液转运，由血液向尿转运而排出体外。

（二）载体转运

载体转运是指药物与细胞膜上的载体结合后，才能转运到膜的另一侧的跨膜转运，包括主动转运和易化扩散，如糖、氨基酸、维生素、金属离子等的转动。载体转运具有化学结构特异性、饱和性和竞争性抑制等共同特征。凡能逆浓度梯度或逆电化学梯度进行的载体转运，称为主动转运，需要消耗能量；而顺浓度梯度进行的载体转运，称为易化扩散，无须耗能。

（三）其他转运方式

1.滤过　滤过是指在流体静压或渗透压作用下，分子量小、直径小于膜孔的水溶性药物随体液通过细胞膜的水性通道而进行的跨膜转运，如水、乙醇、尿素等。

2.胞饮　胞饮是指一些大分子的肽类药物通过膜的内陷形成小泡而进入细胞，如胰岛素。

3.胞吐　胞吐又称胞裂外排或出胞，指胞质内大分子物质以外泌囊泡的形式排出细胞的过程，如递质的释放。

二、药物的体内过程

（一）吸收

吸收是指药物由给药部位进入血液循环的过程。除血管内给药外，其他给药途径都存在药物的吸收过程。吸收程度反映药物进入体循环的量，以生物利用度表示。不同给药途径药物吸收快慢依次为腹腔注射＞吸入＞舌下＞直肠＞肌内注射＞皮下注射＞口服＞皮肤。

1.口服　口服给药，具有方便、安全、经济等优点。某些弱酸性药物虽在胃内即能吸收，但

胃的吸收面积小,吸收量少。小肠的吸收面积大,血液丰富,药物在小肠内停留时间长,因而小肠是口服药物的主要吸收场所。肠腔内 pH 值由十二指肠到回盲部越来越高,对弱酸性和弱碱性药物均易吸收。影响口服吸收的因素包括服药时饮水量、是否空腹、胃肠蠕动度、胃肠道 pH 值、药物颗粒大小、药物与胃肠道内容物的相互作用等。由胃和小肠吸收的药物都要经过门静脉进入肝脏再进入体循环,某些药物在通过胃肠壁和肝脏时可被酶代谢失活,使进入体循环的药物量减少,称为首关消除或首关效应。舌下和直肠给药可避免首关消除。

2.舌下给药 舌下黏膜渗透能力强,药物吸收迅速,起效快,流经舌下黏膜的血液直接进入体循环,无首过消除。传统的硝酸甘油舌下含片,可防治心绞痛急性发作。

3.直肠给药 当患者处于非清醒状态或出现呕吐,尤其儿童不宜口服时可考虑直肠给药。栓剂或溶液剂经直肠给药后由直肠黏膜吸收。虽直肠吸收面积不大,但血液丰富,药物吸收较快,大部分药不经过肝门静脉,可直接进入体循环,减少一些药物的首关消除。

4.注射给药 静脉内给药(推注或滴注)可使药物直接进入体循环,无吸收过程。药物肌内注射或皮下注射时,主要经毛细血管以简单扩散和滤过方式吸收,吸收速率受注射部位血流量和药物剂型影响。一般肌内注射比皮下注射吸收快,水溶性药物吸收迅速,油剂、混悬剂或植入片吸收慢,作用持久。例如左炔诺孕酮皮下植入有长效避孕作用。

5.吸入 挥发性或气体性药物通过肺上皮细胞或气管黏膜吸收。因吸收速度快、吸收面积大,一些吸入性麻醉剂或某些治疗哮喘药物采用吸入给药方式,可避免首过消除,达到局部治疗的目的。这种给药方式的缺点是剂量难以控制,而且药物可能对肺上皮有一定刺激。

6.局部用药 目的是在皮肤、眼、鼻、咽喉和阴道等部位用药,不仅产生局部作用,有时亦可发挥全身作用。如克霉唑乳膏,可直接抹于皮肤上,治疗局部真菌感染;缓释药抗心绞痛药硝酸甘油和镇痛药芬太尼贴剂产生全身作用。

(二)分布

分布是指药物吸收后从血液循环到达机体各个器官和组织的过程。药物的分布与药物的理化性质(分子大小、脂溶性、pKa 等)、局部 pH 值、血浆蛋白结合率、组织器官的血流量、药物与组织的亲和力及一些特殊屏障有关。

1.血浆蛋白结合率 大多数药物在血浆中可与血浆蛋白不同程度地结合而形成结合型药物,与游离型药物同时存在于血液中,二者处于动态平衡。结合型药物分子量变大,不能跨膜转运,药理活性暂时消失,是药物在血液中的一种暂时贮存形式。游离型药物可通过细胞膜扩散,分布到组织中,有药理活性。药物与血浆蛋白的结合是可逆的,特异性低,与相同血浆蛋白结合的药物之间可发生竞争性置换。即使两药都在正常治疗量,也可使其中一种药物的游离浓度升高,如服用抗凝药双香豆素后,再服用保泰松,结合型的双香豆素被置换出来,可使血中双香豆素游离浓度成倍增加(前者蛋白结合率为 99%,后者为 98%),其抗凝作用增强,导致渗血,甚至出血不止。

在某些病理情况下,血浆蛋白减少,如肝硬化、慢性肾炎、尿毒症等,药物与血浆蛋白结合减少,游离药物增高,也易发生毒性反应。

2.组织器官的血流量 药物由血液向器官组织的分布速度主要取决于该组织器官的血流量和膜的通透性,如在脑、肝、肾、肺等血液丰富的器官药物分布较快,随后还可再分布。如硫喷妥钠因高脂溶性,给药后快速进入血流量大的脑组织,产生麻醉效应,然后由于其脂溶性高又向血流量少的脂肪组织转运,使患者迅速苏醒,这种现象称为再分布。

3.药物与组织的亲和力 药物与组织细胞的结合是由于药物与某些组织细胞成分具有特殊的亲和力,使这些组织中的浓度高于血浆游离浓度,使药物的分布具有一定的选择性。如碘集中分布于甲状腺组织,钙沉积于骨骼。

4.体液的 pH 和药物的解离度 在生理情况下,细胞内液 pH 为 7.0,细胞外液约为 7.4。因而弱酸性药物在细胞外液浓度略高,弱碱性药物在细胞内浓度略高。升高血液 pH 值可使弱酸性药物由细胞内向细胞外转运,降低 pH 值可使弱酸性药物向细胞内转移。弱碱性药物则相反。弱酸性药物苯巴比妥中毒时,用 $NaHCO_3$ 碱比血液和尿液可使脑组织中药物向血浆转移,并减少肾小管的重吸收加速自尿排泄。

5.特殊屏障

(1)血脑屏障是血液与脑组织,血液与脑脊液,脑脊液与脑组织 3 种屏障的总称,脑毛细血管内皮细胞间连接紧密,间隙较小,基膜外还有一层星形细胞包围,阻碍许多大分子、水溶性或解离型药物通过,只有脂溶性高或分子量小的水溶性药物可以通过被动转运,进入脑组织。

(2)胎盘屏障是指胎盘绒毛与子宫血窦间的屏障。事实上胎盘对药物的转运并无屏障作用,几乎所有药物均能透过胎盘进入胎儿体内,仅快慢和程度不同。因此,妊娠期间(特别是前 3 个月内),应禁止使用一切对胎儿生长发育有影响的药物。

(3)血眼屏障是血液与视网膜、血液与房水、血液与玻璃体屏障的总称。一般给药眼内难以达到有效浓度,往往用局部滴眼和眼周给药。

(三)代谢

药物进入机体后,发生化学结构的改变称为生物转化或转化,形成新的物质称为代谢产物。药物在体内发生转化的器官主要是肝脏,肠、肾、肺和脑也是药物代谢部位。

1.药物代谢的意义 主要是降低药物的脂溶性,提高水溶性,减少表观分布容积和肾小管的再吸收,加速排泄。药物经过转化以后,药理活性发生改变,大多数药物经代谢后失去活性(减弱或消失),称为灭活,少数药物可以被活化而呈现药理活性,如可待因经肝脏去甲基后生成吗啡起效。这种经代谢后才能产生药理效应的药物称为前药。有时原形药物经代谢后,其代谢物有毒性。如异烟肼经肝脏代谢后,代谢物乙酰异烟肼对肝脏有较强的毒性。因此,将药物的代谢称为解毒尚不确切。

2.药物代谢的时相 通常分为 2 个时相,Ⅰ相包括氧化、还原、水解,在药物分子结构中引入极性基团,如羟基、羧基、巯基、氨基等。Ⅱ相为结合反应,将药物分子结构中的极性基团与体内的葡萄糖醛酸、甘氨酸、谷胱甘肽等,经共价键结合,生成极性大、易溶于水的结合物排出体外。

3.药物代谢的酶 药物在体内的转化是在酶的催化下进行,这些催化药物转化的酶,统称为药物代谢酶,简称药酶。肝脏药酶种类最多,含量丰富,所以肝脏是药物代谢的主要器官,往往将肝药酶看成药酶的代称。按照药酶在细胞内的存在部位,分为微粒体酶系和非微粒体酶系。前者氧化药物的酶称为微粒体混合功能氧化酶系统,其中最关键的酶为细胞色素 P450,因与一氧化碳结合后,其吸收主峰在 450nm,简称 CYP;非微粒体酶系存在于细胞胞浆和线粒体中,参与药物的催化反应。

肝药酶的主要特性有以下几方面:①选择性低,能催化多种药物;②个体差异大;③酶的活性有限,在药物间易发生竞争性抑制;④酶活性易受外界因素影响而表现出增强或者减弱。长期应用某些药物可使酶的活性增强,这类药物称为酶诱导药,而能减弱酶的活性的药物称为酶抑制药。酶诱导药如苯巴比妥、苯妥英钠、利福平、灰黄霉素、地塞米松等,一般会降低与其合用药物的疗效。酶抑制药如氯霉素、别嘌醇、酮康唑、西咪替丁、吩噻嗪类药物等,一般会增强与其合用药物的疗效。

(四)排泄

排泄是药物或代谢物经机体排泄器官或分泌器官排出体外的过程。肾脏是药物排泄的主要脏器,其他还有胆道、肠道、唾液腺、乳腺、汗腺、肺、皮肤等。

1.肾脏排泄　药物及代谢物排泄有3种方式:肾小球滤过、肾小管主动分泌和肾小管重吸收。肾小管毛细血管网的基膜通透性较大,分子量小于2万的物质可以滤过,除血细胞成分、大分子物质及血浆蛋白结合的药物外,游离型药物和代谢物可经过肾小球滤过进入肾小管腔内。脂溶性大、极性小、非解离型药物和代谢物经肾小管上皮细胞可以重吸收入血。改变尿液的pH,可以改变弱酸性或弱碱性药物的解离度,从而改变药物的重吸收程度。临床利用碱化尿液,使药物解离度增大,重吸收减少,对苯巴比妥、水杨酸等药物中毒进行解救。肾小管上皮细胞有有机酸和有机碱两类转运系统,前者转运弱酸性药物,后者转运弱碱性药物。分泌机制相同的药物,通过同一载体转运时可发生竞争性抑制。如丙磺舒可抑制青霉素、吲哚美辛等的主动分泌,依他尼酸可抑制尿酸的主动分泌等。

2.胆汁和粪便排泄　口服未吸收的药物可随粪便排泄。有的药物在肝细胞内与葡萄糖醛酸结合后分泌到胆汁中,到小肠中被水解,其游离药物可经肠黏膜上皮细胞吸收,经门静脉重新进入体循环,称为肝肠循环,可使药物作用时间延长。

3.其他排泄途径　许多药物还可通过唾液、乳汁、汗液和泪液排泄。某些挥发性药物如乙醇可经肺排泄。一些药物在唾液中的药物浓度与血浆浓度有良好的相关性,故临床以唾液代替血液样本,进行血药浓度监测。

三、药物代谢动力学基本概念及参数

(一)房室模型

药动学的实质是用动力学的原理和方法研究药物的吸收、分布、代谢和排泄,通过数学模型阐明血药浓度随时间变化的规律。为了使复杂的生物系统简化,便于定量分析,建立房室模型帮助理解药物在体内的变化规律。房室是一个抽象的概念,不代表某个具体的解剖上的组织器官。常见的有一室模型和二室模型。

1.一室模型　给药后,药物瞬时在体内各部位达到平衡,可将机体看成一个均匀的整体,称为一室模型。血浆中药物浓度的变化能够反映组织中的药物浓度的变化。

2.二室模型　药物在不同组织中的分布存在差异,给药后,血液丰富的组织,如血液、脑、肝、肾等药物分布快,而血液贫乏的组织,如脂肪、皮肤等药物分布慢,根据药物在组织中转运速度的不同,将先进入的分布速率大的组织称为中央室,后进入的分布速率小的组织称为周边室。按此假设的房室模型称为二室模型。若转运到周边的速率过程仍有较明显的快慢之分,就称为三室模型。

(二)时量关系

体内药量随时间变化的关系即时量关系,是药动学研究的中心问题。按一室模型理解,曲线升段主要是吸收过程(此时消除过程已经开始)。曲线在峰值浓度(C_{max})时吸收速度与消除速度相等。从给药时至峰值浓度的时间称为达峰时间(t_{peak}),曲线降段主要是药物消除过程。血药浓度在最小有效浓度和最小中毒浓度之间所占的时间称为有效期。曲线下面积(AUC)与吸收入体循环的药量成比例,反映进入体循环药物的相对量。

(三)药物的消除动力学

体内药物主要通过代谢和排泄两条途径消除。按一室模型,药物在体内随时间变化可用下列基本通式表达:$dC/dt = -kC_n$。C为血药浓度,k为常数,t为时间。式中 $n=0$ 时为零级动力学,$n=1$ 时为一级动力学。

1.一级消除动力学 体内药物按恒定的比例消除,在单位时间内消除量与血浆药物浓度成正比。大多数药物在体内按一级动力学消除。可用数学式表示为

$$-dC/dt = k_e \cdot C$$

式中,k_e 表示消除速率常数。

上式积分、移项,可得表示在 t 时的药量 C_t 与初始药量(t=0 时)C_0 的关系:

$$C_t = C_0 \cdot e^{-k_e t}$$

上式以常用对数表示,即

$$lgC_t = lgC_0 - k_e t/2.303$$

一级消除动力学有下列特点:①药物转运或消除速率与当时药量或浓度的一次方成正比;②血药浓度与时间曲线在普通坐标图上为曲线,在半对数坐标图上为直线(又称线性动力学);③药物的半衰期恒定,与剂量无关;④血药浓度与时间曲线下面积(AUC)与给药剂量成正比;⑤多剂量给药,经过约5个半衰期后,血药浓度达到稳态;⑥单次给药,药物在体内的消除分数取决于半衰期,经过5个半衰期,约97%的药物从体内消除。

2.零级动力学 药物在体内以恒定的速率消除,即不论血浆药物浓度高低,单位时间内消除的药量不变,机体消除某恒定量药物,又称恒量消除。通常是因为药物在体内消除能力达到饱和所致。其微分方程式为

$$dC/dt = -k_0$$

积分方程式为

$$C_t = -k_0 t + C_0$$

部分药物当体内药量超过机体代谢能力时为零级动力学消除,降至最大消除能力以下时,转化为一级动力学消除。

零级动力学的特点:①恒速消除(最大清除力,与血药浓度无关);②血浆半衰期不恒定(随血药浓度变化);③易蓄积中毒;④血药浓度与时间曲线在普通坐标图上为直线,在半对数坐标图上为曲线(又称非线性动力学)。

3.混合消除动力学 即在低浓度或低剂量时,按一级动力学消除,达到一定高浓度或高剂量时,因消除能力饱和,单位时间内消除的药物量不再改变,按零级动力学消除,如苯妥英钠、水杨酸、乙醇等。混合消除动力学可用米-曼方程表示,即

$$\frac{dC}{dt}=\frac{V_{max} \cdot C}{K_m+C}$$

式中,V_{max}为最大消除速率;K_m为米-曼常数,是在50%最大消除速率时的药物浓度。

当$K_m \gg C$时,即体内药物消除能力远大于药物量时,G可忽略不计,为一级动力学消除过程;

当$C \gg K_m$时,即体内药物量超过了机体的代谢能力,K_m可忽略不计,为零级动力学消除过程。

(四)药物代谢动力学参数

1.消除半衰期($t_{1/2}$) $t_{1/2}$是指血浆药物浓度下降一半所需要的时间,反映药物在体内的消除速度。大多数药物按一级动力学消除,$t_{1/2}=0.693/ke$,其血浆半衰期是一恒定值,与药物的消除速率常数成反比,而与药物的剂量和浓度无关。

2.清除率(CL) CL是指单位时间内,多少体积血浆中药物从体内被清除。总清除率为各器官清除率之和。一般情况下,器官清除率主要指肝清除率和肾清除率。对于静脉给药,总清除率可通过给药剂量和AUC的比值求得,即CL=D/AUC,单位mL/min。

3.表观分布容积(V_d) V_d是指当血浆和组织内药物分布达到平衡后,体内药物按此时的血药浓度在体内分布时所需要的体液容积。V_d值并不代表真正的生理体积,故加了"表观"两字。

$$V_d=A/C_0$$

对于静注给药,C_0是理论上给药剂量A在体内分布平衡时的血药浓度,是时量曲线的消除相延伸与Y轴的交点。

根据V_d值的大小可以推测药物在体内分布情况。V_d值大,表示药物分布广或组织摄取多;V_d值小,则提示组织内药量少。V_d也是确定临床给药剂量的重要参数。V_d、$t_{1/2}$和CL间存在下列关系:

$$CL=V_d \times 0.693/t_{1/2}。$$

4.生物利用度(F) F是指药物经血管外给药后,药物被吸收进入血液循环的相对量。

$$F=A/D \times 100\%$$

式中,A为体内药物总量,D为用药剂量。

生物利用度可分为绝对生物利用度和相对生物利用度。生物利用度是通过比较药物在体内的量来计算的。药物在体内的量可用AUC表示。静脉注射时的生物利用度应为100%,因此如以生物利用度给药(如口服)的AUC和静脉注射的AUC进行比较,可得该药的绝对生物利用度F:

$$绝对生物利用度 F=\frac{口服等量药后的 AUC}{静注等量药后的 AUC} \times 100\%$$

如将同一血管外给药途径的某一种药物制剂(如不同剂型、不同药厂生产的相同剂型、同

一药厂生产的同一品种的不同批号等)的 AUC 与相同标准制剂进行比较,则可得相对生物利用度:

$$相对生物利用度 F = \frac{受试制剂的 AUC}{标准制剂的 AUC} \times 100\%$$

绝对生物利用度表明药物的吸收程度,同时用于药动学计算;相对生物利用度是评价药物制剂质量的指标。

如果药品含有同一有效成分,而且剂量、剂型和给药途径相同,则其在药动学方面应是等同的。两个药动学等同的药品,若含有效成分的生物利用度无显著差别,则认为生物等效。生物利用度是含量相同的不同制剂能否产生相同的治疗效应,亦即是否具有生物等效性的依据。

(五)多次用药的时量关系

1.稳态血药浓度(C_{ss}) 按一级动力学消除的药物,其体内药物总量随着不断给药而逐步增多。随着给药次数的增加,血药浓度递增速率逐渐减慢,当给药量等于消除量时,体内药物总量不再增加而达到稳定状态,此时的血浆药物浓度称为稳态浓度。在 C_{ss} 时,血药浓度可以波动,波动最高值称峰浓度($C_{ss,max}$),最低值称谷浓度($C_{ss,min}$)。达到稳态所需时间与给药频率无关,仅取决于药物的半衰期。不论何种给药途径,凡以恒定的间隔给予相同剂量的药物,血浆药物均需经 5 个半衰期达到稳态浓度。

2.临床常用的多次给药的方法

(1)等剂量等间隔给药:这是临床的常规给药方法。给药剂量与稳态浓度成正比。不改变给药间隔,稳态浓度随每次给药剂量增加而提高,而达到稳态浓度时间不变。波动度不变,波动范围改变。

(2)间隔给药:当给药剂量不变,给药间隔大于 $t_{1/2}$,药物时量曲线呈脉冲式变化,药物浓度无累积现象。如糖皮质激素采用隔日疗法,可减少不良反应。

(3)负荷量与维持量给药:为了满足临床治疗要迅速达到疗效的需要,可采用负荷量的给药方法,即首次剂量加倍。对于半衰期长的药物,要迅速达到稳态浓度,常采用负荷量的给药方法,让稳态浓度提前到达,随后改用维持量。

此外,在静脉滴注开始时,如将第一个静滴药量的 1.44 倍的剂量推注,然后开始恒速静滴,可即刻达到稳态血药浓度。

第三节　药物效应动力学

药物效应动力学(简称药效学)是研究药物对人体的作用、作用规律及机制的科学。研究临床药效学的目的是指导临床合理用药,即发挥药物的最佳疗效,避免或减少不良反应。合理用药要求医生要充分熟悉临床药效学知识,并结合药动学知识和病人情况,制订合理的用药方案。

一、药物的基本作用

【药理作用与效应】

药物的作用指药物对机体的原发作用，是动因。药物的效应是药物作用引起的机体功能和形态变化，是结果。药物的作用和效应两者因果关系间的过程统称为作用机制。药物直接对它所接触的器官、细胞所产生的作用称为直接作用。由机体反射性生理调节机制所产生的作用称为间接作用。药理效应的基本类型是兴奋和抑制，分别为机体原有功能的增强或减弱。对于大多数药物来说，其兴奋或抑制的药理效应比较稳定，另有少数药物在使机体极度兴奋之后，出现功能衰竭而转为抑制。

药物作用具有特异性，药理效应具有选择性。药理效应的选择性指药物引起机体产生效应的范围的专一或广泛程度。选择性高的药物，其作用靶点专一，效应范围窄；选择性低的药物作用位点多，效应范围广。药物作用的特异性与药理效应的选择性并不一定平行。例如，阿托品特异性阻断 M-胆碱受体，但其药理效应选择性不高，对心脏、血管、平滑肌、腺体及中枢神经系统都有影响，而且有的兴奋、有的抑制。作用特异性强及（或）效应选择性高的药物应用时针对性较好。反之，效应广泛的药物副作用较多。但广谱药物在多种病因或诊断未明时也有其方便之处，例如广谱抗生素、广谱抗心律失常等。药物选择性的产生与药物在体内的分布、组织器官的生化功能、组织结构差异等因素有关。

药物必须在作用靶点达到有效浓度时才能产生效应。如胆道感染时，应选用原形经胆汁排泄的药物；泌尿道感染时，则应选用原形经肾排泄的药物。药物作用的靶点决定药物作用的性质和选择性。对病原体而言，其与人体组织细胞的结构差异是药物的选择性作用靶点的基础。细菌有细胞壁而哺乳动物细胞没有，β-内酰胺类抗生素可通过抑制细胞壁合成起杀菌作用，而对人的毒性很小。不同种属之间组织细胞的结构差异也影响药物的选择性作用，如同样是影响叶酸代谢的药物，磺胺药用于抗菌，乙胺嘧啶用于预防疟疾。

【治疗作用与不良反应】

治疗作用指符合用药目的、有利于防治疾病的药物作用。不良反应（ADR）指不符合用药目的、并给病人带来不适或痛苦的反应。治疗作用和不良反应是药物本身存在的两重性作用。临床用药时，必须充分考虑用药的有效性和安全性，结合病情与治疗需要权衡利弊，合理选用。

（一）治疗作用

治疗作用可分为对因治疗和对症治疗。对因治疗指用药目的在于消除原发致病因子，彻底治愈疾病，也称治本。例如，应用化疗药物杀灭体内的病原体；对症治疗指用药目的在于改善症状，也称治标。例如，心绞痛发作时，舌下含服硝酸甘油予以急救。对症治疗不能根除病因，但对病因未明暂时无法根治的疾病却是必不可少的。因此，在临床用药时应遵循"急则治其标，缓则治其本"的原则，根据患者的病情及时选用对症治疗和对因治疗或"标本兼治"的方案治病救人。

（二）不良反应

多数不良反应是药物的固有作用所致，可以预知并避免。药物的不良反应主要有以下几种：

1.**副作用** 指药物在治疗剂量时产生的与治疗目的无关的作用。其原因是药物作用的选择性差，效应范围广。例如，阿托品用于解除胃肠痉挛时，可引起口干、心悸、便秘等副作用。

2.**毒性反应** 指用药剂量过大或时间过长而引起的严重不良反应。毒性反应是药理效应的进一步增强和延续。有时用药剂量不大，但由于机体对药物过于敏感也可出现毒性反应。绝大多数药物都有一定的毒性，例如治疗慢性心功能不全的药物地高辛过量可引起心律失常等。短期内过量用药所引起的毒性反应称为急性毒性，以损害循环、呼吸及神经系统功能为主；长期用药导致药物在体内过量蓄积而逐渐发生的毒性反应称为慢性毒性，常损害肝、肾、骨髓、内分泌等功能。致癌、致畸和致突变等属于特殊毒性。

3.**后遗效应** 指停药后血药浓度已降至阈浓度以下时残存的药理效应。如服用巴比妥类催眠药后，次晨仍有困倦现象；长期应用肾上腺皮质激素后导致肾上腺皮质萎缩在停药后短期内难以恢复。

4.**停药反应** 指长期用药后突然停药出现的原有疾病加剧，又称反跳现象。如长期服用可乐定降血压，停药次日血压将明显回升。因此，应该遵循临床用药规则，在病情控制后逐渐减量缓慢停药。

5.**变态反应** 指过敏体质病人应用某些药物后产生的对机体有损害的异常免疫反应，也称过敏反应。致敏原可为药物本身、药物代谢产物或药物中的杂质；变态反应的发生与用药剂量无关，反应性质也与药理作用无关；反应程度差异较大，从轻微的皮疹、发热到过敏性休克甚至致死等均可发生。青霉素的过敏反应早已熟知，中药注射剂等引起的变态反应正日益被重视。由于许多药物来源于自然界，因此首次用药也可发生变态反应，如首次应用青霉素时即可发生过敏性休克。

6.**特异质反应** 指少数特异体质的病人对某些药物发生的异常反应。该反应与遗传有关，与药理作用无关，大多是由于机体缺乏某种酶，使药物在体内代谢受阻所致。如对骨骼肌松弛药琥珀胆碱的特异质反应是由于先天性血浆胆碱酯酶缺乏所致。目前各种基因检查或酶活性检测方法的应用，可避免特异质反应的发生。

二、药物的量效关系和时效关系

【量效关系】

药理效应的强弱与其剂量或浓度大小呈一定相关性，称为量效关系。以药理效应的强度为纵坐标，药物剂量或浓度为横坐标作图表示量效关系的曲线称为量效曲线。

在量效关系中效应有两种表达方法。一种是"量反应"，指药理效应强度随用药剂量或浓度增减呈连续变化的反应。例如，药物对呼吸、心率、血压、血糖等的作用，其药效强度可用实测数值表示，数据有计量单位。另一种是"质反应"，指药物效应随用药剂量或浓度增减呈全或无、阴性或阳性反应。例如，药物使动物存活或死亡、惊厥或不惊厥等的作用，药效强度常用阳性率、有效率、死亡率等表示。量反应也可转化为质反应，即可根据需要指定某范围为"有"或"无"。

（一）量反应的量效曲线

量反应量效曲线以效应强度为纵坐标，剂量或浓度为横坐标作图，可得直方双曲线；若将药物剂量或浓度改为对数剂量或对数浓度表示，则量反应量效曲线呈对称的 S 形曲线。通过对该曲线的分析，可以了解药物量效关系的特点，并获得反映该关系的参数。

1.斜率 量效曲线在效应量的 20％～80％ 区间大致呈直线，该段直线与横坐标夹角的正切值称为量效曲线的斜率。斜率大的药物说明药量的微小变化即可引起效应的明显改变。

2.最小有效量或最小有效浓度（MEC） 指能引起药理效应的最小药物剂量或最小药物浓度，也称为阈剂量或阈浓度。

3.半效剂量或浓度（ED_{50} 或 EC_{50}） 指能引起 50％ 最大效应的药物剂量或浓度。

4.最大效应（E_{max}） 也称为效能，指继续增加药物剂量或浓度而效应不再继续上升，即达到最大效应。

5.效价强度 指能引起等效反应（一般采用 50％ 效应量）的相对剂量或浓度，其值越小则强度越大。

效能和效价强度两者分别反映药物的不同性质，都用于评价药物作用的强弱。但是，效能高比效价强度高的药物更具临床意义，因为效价强度高仅是用药量多少的差异，而效能高则可以获得更高的效应。例如，中效能利尿药环戊噻嗪和氢氯噻嗪的排钠效价强度大于高效能利尿药呋塞米，这仅意味着用药量较少即可取得相当效应；由于氢氯噻嗪的效能低，最大排钠有限，常用于轻、中度水肿患者；呋塞米效能高，重症水肿患者选用可获得较强的利尿效应。

（二）质反应的量效曲线

质反应量效曲线常见的绘制方法有：将动物按用药剂量分组进行实验，以剂量或浓度为横坐标，以阳性反应率为纵坐标作图，可得到与量反应中的直方双曲线相似的曲线；将横坐标的剂量或浓度改为对数剂量或浓度表示，以药物剂量或浓度区段出现阳性反应率为纵坐标作图，可得到呈正态分布的倒钟形曲线；横坐标用对数表示，以随剂量增加的累计阳性反应率为纵坐标作图，则可得到 S 形量效曲线。

质反应的量效曲线中，斜率不仅反映药效强度，也反映阳性反应的离散趋势，即反映个体差异程度，斜率陡峭的药物反映个体差异较小；半数有效量（ED_{50}）指能引起 50％ 的实验动物出现阳性反应的药物剂量，如效应为中毒，称为半数中毒量（TD_{50}），如效应为死亡，称为半数致死量（LD_{50}）。

质反应的量效关系有如下临床意义：

1.比较药物的效价强度 通过对两药的 ED_{50} 或 LD_{50} 比较，可以判断药物的效价强度。ED_{50} 或 LD_{50} 较小者，效价强度一般较强。

2.判断药物作用的差异 通过对药物量效关系直线斜率的分析，可以判断药物作用的异同。若两药的斜率差异有统计学意义，提示两药的作用可能有较大差别。

3.评价药物安全性 经量效关系分析所获得的 LD_{50}、ED_{50} 等常用于药物的安全性评价，评价方式有以下几种：

（1）LD_{50}：是常用的评价药物毒性的指标，LD_{50} 值小，说明药物毒性大。LD_{50} 在新药研发及药物筛选中有重要作用。

（2）治疗指数（TI）：指药物 LD_{50}/ED_{50} 的比值。通常以 TI 的大小来衡量药物的安全性。TI 值大，表示药物的有效剂量与致死剂量间距离大，药物相对安全。但当某药的量效曲线与其剂量毒性曲线不平行时，则 TI 值不能完全表示药物的安全性。

（3）安全范围：指 LD_5（5％致死量）与 ED_{95}（95％有效量）之间的距离。其值越大，表示药物越安全。

（4）可靠安全系数（CSF）：指 LD_1（1％致死量）与 ED_{99}（99％有效量）的比值，CSF＞1，表示药物较为安全。

通常评价药物的安全性，除参考 TI 值外，还必须参考 LD_1 与 ED_{99} 的比值或 LD_5 与 ED_{95} 之间的距离。绝大多数药物的安全性与药物剂量（或浓度）相关，因此将药物的 ED_{50} 与 TD_{50}（或 LD_{50}）这两组实验的数据同时分析并加以比较，则比较容易清楚治疗指数和安全范围的关系及其意义。须指出，上述指标仅能反映与剂量有关的急性毒性，无论这些指标提示安全性多大，与剂量无关的过敏性休克或特殊类型的慢性毒性仍可发生。

必须指出，与药物剂量相比，血药浓度与药理效应的关系更为紧密。大多数药物的血浆浓度在一定范围内与药理效应呈相关性，临床上对某些药物进行治疗药物监测时，往往通过检测血药浓度而制订合理用药方案。

【时效关系】

(一)时效曲线

用药后随着时间的推移，药物作用出现动态变化的过程。一次用药后相隔不同时间测定药物效应，以时间为横坐标、药物效应强度为纵坐标作图，可得时效曲线。如果在治疗有效的效应强度处以及在出现毒性反应的效应强度处分别各作一条与横轴平行的直线（称为有效效应线和中毒效应线），则在时效曲线上可找到起效时间、最大效应时间、疗效维持时间以及作用残留时间。上述参数可以作为制订用药方案的参考。但必须结合连续用药时的情况综合考虑。

(二)临床意义

1.时效曲线与时量曲线的关系　时间-血药浓度曲线即时量曲线也可以反映药物效应的关系。但在某些情况下药物的效应与血药浓度并不平行。如那些需活性代谢产物发挥作用或缓慢起效的药物，时量曲线和时效曲线在时间上可能存在差异。由于药物作用的性质和机制不同，药物的作用强度往往具有自限性（饱和性），不能随着血药浓度升高而增强。因此，这两种曲线可以互相参考而不能互相取代。

2.药物蓄积　由于反复使用代谢较慢或毒性较大的药物，使给药速度大于消除速度或由于病人肝、肾功能不良，使药物消除发生障碍时，就会产生药物蓄积。蓄积过多可致蓄积中毒。因此，在连续用药时，必须根据药代动力学参数和量效、时效关系，制订用药方案，以防止蓄积中毒。临床上口服抗凝血药和强心苷类药等较易发生蓄积中毒，应予注意。

三、药物与受体

早在 1878 年 Langley 即提出有关受体的假说，用以解释药物作用的特异性及其机制。目前,受体学说已被公认是阐明生命现象和药物作用机制的基本理论,对指导合理用药和发展新药都有实际意义。

【受体的概念和特性】

受体是一类存在于细胞膜、细胞或细胞核内具有识别和结合特定化学物质(配体)、介导细胞信号转导并产生生物学效应的功能蛋白质。药物作为配体,只能与相应的受体结合,这是药物作用具有特异性的基础。药物与受体大分子的一个或多个部位结合,该结合部位称为结合位点或受点。受体具有以下特性:

1.灵敏性　受体只需与很低浓度的药物结合就能产生显著的效应。

2.特异性　引起某一类型受体兴奋反应的药物结构非常相似,但不同光学异构体的反应可能完全不同。

3.饱和性　受体数目是一定的,因此药物与受体结合的剂量反应曲线具有饱和性,作用于同一受体的药物之间存在竞争现象。

4.可逆性　药物与受体的结合是可逆的,药物与受体复合物可以解离。

5.多样性　同一受体可广泛分布到不同的细胞而产生不同效应。同时,受体受生理、病理及药理因素的调节,其结构与功能经常处于动态变化之中。受体多样性是受体亚型分类的基础。

【受体学说】

1.占领学说　占领学说认为,受体只有与药物结合才能被激活而产生效应,而效应的强度与占领受体的数量成正比,全部受体被占领时出现最大效应。

后有学者修正了占领学说,认为药物与受体结合不仅需要亲和力,而且还需要有内在活性(α)才能激动受体而产生效应。内在活性是指药物与受体结合后产生效应的能力。只有亲和力而没有内在活性的药物,虽可与受体结合,但不能产生效应。另外,药物只占领小部分受体即可产生最大效应。未被占领的受体为储备受体。激动药占领的受体必须达到一定的阈值后才开始出现效应,当达到阈值后被占领的受体数目增多时,激动效应随之增强。阈值以下被占领的受体称为沉默受体。

2.速率学说　速率学说认为,药物作用最重要的因素是药物与受体结合与分离的速率。药物作用的效应与其占有受体的速率成正比,而与其占有的多少无关,效应的产生是一个药物分子和受点相碰时产生一定量的刺激,并传递到效应器的结果。

3.二态模型学说　二态模型学说认为,受体的构象分活化状态(R^*)和失活状态(R)。两者处于动态平衡,可相互转变。在不加药物时,受体系统处于无自发激活的状态。加入药物时则药物均可与 R^* 和 R 两态受体结合,其选择性决定于亲和力。当激动药与阻断药同时存在时,两者竞争受体,效应取决于 R^*-激动药复合物与 R-阻断药复合物的比例。如后者较多时,则激动药的作用被减弱或阻断。部分激动药对 R^* 与 R 有不同程度的亲和力,因此它既可引起较弱的效应,也可阻断激动药的部分效应。

必须强调,受体学说是以实验研究为基础提出并逐步完善的,各种学说从不同角度阐明药物与受体之间相互作用的规律,分别适用于某种相互作用形式。因此,在理解药物作用机制时应尊重客观的实验依据以及充分考虑各种假说存在的可能性。

【作用于受体的药物分类】

根据药物与受体结合后所产生效应的不同,将作用于受体的药物分为激动药和拮抗药(阻断药)。

(一)激动药

激动药为既有亲和力又有内在活性的药物,能与受体结合并激动受体而产生效应。根据亲和力和内在活性的不同,激动药又分为完全激动药和部分激动药。前者有较强的亲和力和较强的内在活性($\alpha=1$);后者有较强的亲和力,但内在活性不强($\alpha<1$)。完全激动药(如吗啡)可产生较强的效应,而部分激动药(如喷他佐辛)只引起较弱的效应,有时还可以对抗激动药的部分效应,即表现部分拮抗作用。

(二)拮抗药

拮抗药为能与受体结合,具有较强亲和力而无内在活性($\alpha=0$)的药物。拮抗药本身不产生作用,但因占据受体而拮抗激动药的效应,如纳洛酮、普萘洛尔等。若以拮抗作用为主,同时还兼具较弱的内在活性($0<\alpha<1$),并表现一定的激动受体的效应,则为部分拮抗药,如氧烯洛尔等。

根据阻断药与受体结合是否可逆可分为竞争性拮抗药和非竞争性拮抗药。

1.竞争性拮抗药 指能与激动药竞争相同受体,且结合是可逆的。增加激动药的剂量,就能与拮抗药竞争结合部位,最终仍能使量效曲线的最大作用强度达到原来的高度。当竞争性拮抗药的浓度逐渐增加时,激动药量效曲线逐渐平行右移,但最大效应不变。

竞争性拮抗药与受体的亲和力通常用 pA_2 表示。在实验系统中加入拮抗药后,若 2 倍浓度的激动药所产生的效应恰好等于未加入拮抗药时激动药引起的效应,则所加入拮抗药浓度(mol/L)的负对数称为 pA_2 值。pA_2 值的大小反映竞争性拮抗药对相应激动药的拮抗程度,pA_2 越大,拮抗作用越强。pA_2 还可用于判断激动药的性质,如两种激动药被同一拮抗药拮抗,且两者 pA_2 相近,则说明这两种激动药是作用于同一受体。

2.非竞争性拮抗药 指拮抗药与受体结合是相对不可逆的,它能引起受体构型的改变,从而干扰激动药与受体的正常结合,而激动药不能竞争性对抗这种干扰。因此,增大激动药的剂量也不能使量效曲线的最大作用强度达到原来的水平。随着此类拮抗药剂量的增加,激动药量效曲线逐渐下移。

【受体的调节】

受体虽是遗传获得的蛋白,但并不是固定不变的,其数量、亲和力及效应力经常受到各种生理及药理因素的影响。

受体的调节是维持机体内环境稳定的一个重要因素,其调节方式有脱敏和增敏两种类型。受体脱敏是指长期使用受体激动药后,受体对激动药的敏感性和反应性下降的现象。如连续应用 β 肾上腺素受体激动药治疗哮喘时,扩张支气管的作用减弱。若仅对一种类型的激动药反应性下降,而对其他类型受体激动药的反应性不变,则称之为激动药特异性脱敏或同源脱敏;若对一种类型受体激动药脱敏,对其他类型受体激动药也不敏感,则称之为激动药非特异性脱敏或异源脱敏。前者可能与受体磷酸化或受体内移有关,后者则可能是由于所影响的受体具有相同的反馈调节机制或信号转导通路。

受体增敏与脱敏相反,是指受体激动药水平降低或长期使用受体拮抗药,会导致受体对激动药的敏感性和反应性增高,如长期应用β肾上腺素受体阻断药普萘洛尔后,突然停药可致"反跳"现象,是由于β受体的敏感性增高所致。

若受体脱敏和增敏仅涉及受体密度变化,称为受体下调和上调。

【受体与临床用药】

药物作用于受体对指导临床合理用药有重要的意义。

1.选择药物 一般情况下,可根据疾病过程中所涉及受体的具体情况,以及药物作用的特异性选择药物。如哮喘可用β肾上腺素受体激动药治疗,由于支气管上分布的是 β_2 亚型,因此选择 β_2 亚型受体的激动药(如沙丁胺醇)则可避免异丙肾上腺素因兴奋 β_1 所产生的心脏兴奋作用。同样,在应用β肾上腺素受体阻断药治疗高血压、心律失常和心绞痛时,如上述患者伴有支气管哮喘,则应禁用β肾上腺素受体阻断药如普萘洛尔,因为它同时可阻断支气管上的 β_2 受体而诱发或加重哮喘,甚至可导致呼吸困难而致死。

药物作用于受体所产生的效应或不良反应,与药物对受体的选择性不强有关。如氯丙嗪除了阻断多巴胺受体以外,还对乙酰胆碱受体、肾上腺素受体和5-羟色胺受体有阻断作用,因此除了发挥抗精神分裂症的治疗作用外,还会引起直立性低血压、鼻塞、口干、便秘、淡漠、反应迟钝等不良反应。

2.受体调节 受体调节可影响药物作用,临床用药过程中应注意受体的调节变化对药效学的影响。长期大量应用受体激动药或阻断药,可引起受体的下调或上调,机体对药物的敏感性发生改变,出现耐受性等。长期应用受体阻断药会引起受体上调和增敏,一旦停药则可使低浓度的激动药产生较强反应;与此相反,受体激动药应用剂量过大或时间过久会引起受体下调和脱敏,可产生耐受性。临床长期应用此类药物时应密切观察监护,根据受体调节变化及时调整用药方案,一般不宜突然停药。

长期用药后突然停药所致的停药反应较为多见,其发生与药物-受体作用后的受体调节密切相关,如抗高血压药、β受体阻断药、镇静催眠药、阿片类镇痛药、肾上腺皮质激素等。

3.内源性配体水平 体内内源性配体水平高低可影响阻断该类配体受体药物的作用。如普萘洛尔减慢心率的作用与体内儿茶酚胺的基础水平有关,对内源性儿茶酚胺高的患者作用明显,反之,作用不明显。对部分激动药,这方面的影响更需注意。因此,在应用涉及内源性配体的受体拮抗药时必须考虑内源性配体水平,当内源性配体浓度过高时可适当加大拮抗药剂量,而在病情好转、内源性配体浓度有所减低后,拮抗药剂量也应及时加以调整。

拟内源性配体作用的受体激动药因反馈性调节作用,也可影响内源性配体水平,而影响药物作用。如儿茶酚胺类除作用于突触后膜受体发挥作用外,还可同时作用于突触前膜受体而减少内源性配体的释放。这种负反馈调节在连续用药时可能导致药物疗效的降低,也可能与某些药物的依赖性有关。因此,在应用该类药物时,应注意受体的正常反馈调节对药效的影响。

4.受体基因多态性 受体基因遗传多态性可影响药物与受体的结合,进而影响药物作用。如β受体有 β_1、β_2 和 β_3 三种亚型,其中基因多态性导致 β_1 受体氨基端第49位氨基酸发生改变时,可降低患者对β受体阻断药的敏感性;μ阿片受体为阿片类药物的主要作用部位,当其基因多态性导致该受体第 40 位氨基酸发生变化后,对吗啡的耐受性大大提高。因此,受体基因遗传多态性可引起药物的疗效或毒性发生改变,在临床个体化用药时应予注意。

近年来,基于肿瘤患者癌组织某些受体的基因多态性而采取的肿瘤靶向治疗已取得了突破性进展。如吉非替尼等酪氨酸激酶抑制剂(TKIs)是根据肺癌患者癌组织表皮生长因子受体(EGFR)的基因突变(19Del/L858R、T790M 等),选用 TKIs 靶向治疗,可使非小细胞肺癌患者客观缓解率和无进展生存期均明显优于化疗。EGFR 突变的肺癌患者应优先选择分子靶向治疗,已成为肺癌诊疗共识。

5.联合用药 对作用于同一受体或不同受体(或亚型)的激动药与阻断药联合应用,需根据用药目的进行具体分析。传统观点认为,有相同作用的同类药物合用,其作用可相加或相互增强,称为协同作用;反之,称为拮抗作用。部分激动药的发现,使该观点有了进一步发展。

(1)激动药与激动药:一般情况下,不将作用于同一受体或受体亚型的激动药合用,因为合用后疗效得不到增强,有时反而降低。

(2)激动药与拮抗药:不能将作用于同一受体或受体亚型的激动药与拮抗药合用,因为它们的效应可相互抵消。在激动药中毒时,可以利用阻断同一受体的阻断药消除激动药的毒性。有时也可以用对受体无选择性的激动药(如肾上腺素可激动 α 及 β 受体)与对某一亚型受体的阻断药(如酚妥拉明对 α 受体有阻断作用)合用,以增加疗效。

(3)完全激动药与部分激动药:作用于同一受体的完全激动药与部分激动药不得合用,因为部分激动药可抵消完全激动药的效应,如喷他佐辛与吗啡合用,反而减弱吗啡的镇痛效应。

综上所述,临床联合用药时必须考虑药物对受体作用的特点,以免出现意外的药物协同或阻断而导致治疗失败。

第四节 影响药物作用的因素

药物在机体内产生的药理作用和效应是药物和机体相互作用的结果。药物方面的因素除了药物的性质、质量、纯度以外,药物剂型、剂量、给药途径、时间、疗程,合并用药与药物相互作用等,都对药物作用产生影响;机体方面的因素主要涉及患者年龄、性别、种族,患者病理、精神状况及遗传因素等。这两方面的变异,可能出现同样剂量的某一药物在不同患者体内达不到相等的血药浓度,相等的血药浓度也不一定都能达到等同的药效。差异可能很大,甚至出现质的差异,这种随人而异的药物反应称为个体差异。因此,临床用药时,应对各种可能影响药物作用的因素加以考虑,根据患者具体情况,选择合适药物,采用合理治疗,做到用药个体化。

一、药物方面的因素

(一)药物剂型和给药途径

同一药物可有不同剂型适用于不同给药途径,如供口服给药的有片剂、胶囊、口服液;供注射用的有水剂、乳剂、油剂;还有控制释放速度的控释剂。一般来说,相同剂型的同一药物,剂量不同,效应不同。同一药物剂型不同,采用的给药途径不同,所引起的药物效应也会不同。这是由于不同给药途径药物的吸收速度不同,一般规律是静脉注射>(快于)吸入>肌内注射>皮下注射>口服>直肠给药>贴片给药;而同一药物给药途径不同,剂型吸收程度也不同,如口服剂生物利用度的顺序为溶液剂>混悬剂>胶囊剂>片剂>包衣片剂。因此对于同一药物的不同剂型,要达到相同的疗效,必须采用不同的药物剂量。

如果给药途径不同,有些药物甚至可能会产生不同的作用和用途,如硫酸镁,肌内注射时,可以产生镇静、解痉和降低颅内压的作用,口服则产生导泻、利胆的作用。

(二)给药时间、次数和疗程

根据不同药物选择合理的用药时间对增强药效和减少不良反应非常重要。一般情况下,饭前用药吸收好、作用快,如促消化药、胃黏膜保护药、降血糖药等。饭后用药吸收较差,作用慢,但有利于维生素 B_2、螺内酯、苯妥英钠等药物的吸收,减少一些药物对胃肠道黏膜的刺激、损伤,如阿司匹林、硫酸亚铁、抗酸药等。胰岛素宜饭前注射;催眠药宜在睡前服用。

给药次数应根据药物的消除速率、病情需要而定。对 $t_{1/2}$ 短的药物,给药次数相应增加,对于消除慢或毒性大的药物应规定每日的用量和疗程。肝、肾功能减低时,应适当减少给药次数以防止蓄积中毒。

多数情况下,患者需要在一定时间内连续用药才能治愈疾病。疗程应根据疾病性质和病情而定。抗菌药一般在症状控制后仍需再使用一段时间;长期应用糖皮质激素、β受体阻断剂,不宜突然停药,应逐步减量停药,以免产生"反跳"或"停药综合征"。

(三)药物相互作用

同时使用两种或两种以上的药物时,其中一种药物作用受到另一种药物的影响而发生明显的改变,称为药物相互作用。药物相互作用一般均发生在体内,少数发生在体外。药物相互作用有以下 3 种方式:

1.药动学方面相互作用 药动学方面相互作用是指一种药物的体内过程被另一种药物改变,从而影响该药的血液和靶位浓度,改变其药物作用强度。主要包括以下几个环节:

(1)影响吸收:改变胃肠道 pH 可影响弱酸性或弱碱性药物的解离度,服用抗酸药可减少弱酸性药物,如阿司匹林、氨苄西林、磺胺类等药物的吸收;抗胃酸分泌的 H_2 受体阻断药及奥美拉唑等可减少胃酸的分泌,影响酸性药物的吸收;药物在吸收过程中,有些可发生吸附或络合作用,如钙、镁、铝等离子能与四环素形成可溶性络合物,影响吸收;西沙必利等可以增强胃肠蠕动,促使胃中的药物迅速进入肠道,导致同时服用的其他药物在肠道吸收提前,而抗胆碱药抑制胃肠蠕动,使同时服用的其他药物在胃内滞留,延缓吸收。

(2)影响分布与转运:药物与血浆蛋白的结合可出现竞争性抑制。临床上许多药物与血浆蛋白有较高的结合率,如阿司匹林、保泰松等,当与其他高血浆蛋白结合率的药物合用时,可将与之结合的药物游离出来。如口服降糖药和抗凝药与上述药物合用时,有可能使前者游离血药浓度大幅升高,出现低血糖反应或出血。

(3)影响生物转化:肝药酶诱导剂可加速一些主要经肝转化的药物清除,减弱药效;而肝药酶抑制剂可减慢主要经肝转化的药物清除,增强药效和延长作用时间。

(4)影响排泄：许多药物在体内主要由肾脏排泄，当两种或两种以上可通过肾小管主动分泌的药物联用时，就可发生竞争性抑制，使药效时间延长。如丙磺舒与青霉素或头孢菌素类药合用时，就会减少后者的分泌，排泄减少，从而起到增效作用。某些药物由肾小球滤过或肾小管分泌而进入肾小管内，改变尿液的 pH，可影响药物的再吸收。临床上碱化尿液可加速弱酸性药物的排泄，用于弱酸性药物中毒的治疗。

2.药效学方面的相互作用　药效学相互作用是指联合用药后，不影响药物在体液中的浓度，但改变药理作用。其包括协同作用和拮抗作用两种情况。

(1)生理性拮抗或协同：两种或两种以上药理作用相似的药物联合应用可产生协同作用；而作用相反的两种药物合用可产生拮抗作用。

(2)在受体水平的协同或拮抗：一个药物的使用可能影响另一个药物与相应受体的相互作用。

3.在体外的相互作用　在药物未进入机体之前发生的相互作用，可使药物性质发生改变，通常有以下两种情况：

(1)配伍禁忌：向静脉输液瓶内加入一种或多种药物，可发生化学或物理的相互作用，从而改变药物的性质。

(2)固体成分中所用赋形剂不同对药物生物利用度的影响：如以乳糖为赋形剂的苯妥英钠胶囊的生物利用度明显大于以硫酸钙为赋形剂的生物利用度。

二、机体方面的因素

(一)年龄

年龄对药物作用的影响主要表现在：①新生儿和老年人体内药物代谢和肾脏排泄功能较低，大部分药物可能会有较强和更持久的作用；②药物效应靶点的敏感性发生改变；③老年人的特殊生理因素（如心血管反射减弱）和病理因素（如体温过低）；④机体组成发生变化，新生儿体液占体重的比例较大，老年人脂肪在机体所占比例较大，导致药物分布容积发生相应的改变；⑤老年人常需服用更多的药物，发生药物相互作用的概率相应增加。

新生儿体内的药物结合代谢能力相对缺乏会导致严重的后果。如胆红素与白蛋白结合位点被药物置换后引起核黄疸；氯霉素引起"灰婴"综合征是由于肝脏的结合代谢能力低下导致氯霉素在组织中蓄积而产生的毒性反应。

经体表面积标准化后，新生儿肾小球滤过率和肾小管最大分泌率均仅为成人的 20%，故主要经肾清除的药物在新生儿中的半衰期比成人长。肾小球滤过能力大约从 20 岁开始缓慢减弱，到 50 岁和 75 岁时分别降低 25% 和 50%。肾小球滤过能力的衰退引起药物的肾脏清除率降低。

肝微粒体酶活性随着年龄的增长而缓慢降低，同时由于脂肪在机体的构成比例随着年龄增长而增加，脂溶性药物的分布容积会增加，导致一些药物的半衰期随着年龄增长而延长，如催眠药地西泮。

老年人药物作用靶点的敏感性升高或降低导致药物反应性发生相应改变。如地西泮在老年人中更易引起精神错乱,降压药物在老年人中因心血管反射减弱常引起体位性低血压。

(二)性别

女性体重一般轻于男性,在使用治疗指数低的药物时,为维持相同效应,女性所用剂量可能较小。女性脂肪比例比男性高而水比例比男性低,可影响药物的分布和作用。妇女在月经期、妊娠期和哺乳期的用药应特别慎重。月经期需要避免服用剧泻药和抗凝血药,以免盆腔充血,月经增多。妊娠期内应避免使用药物,特别是胎儿器官发育期内严禁使用锂盐、乙醇、华法林、性激素、苯妥英钠等致畸药物。在哺乳期应注意药物可通过乳腺随乳汁排泄而影响婴儿发育。此外,产前还应禁用抗凝血药、抗血小板药及影响子宫肌肉收缩的药物。

(三)心理因素

患者的精神状态与药物效应之间存在着密切的关系。一个患者服药后的效应实际是由多种因素引起的,包括药理学效应、非特异性药物效应、非特异性医疗效应和疾病的自然恢复4个因素。其中非特异性药物效应和非特异性医疗效应是安慰剂的绝对效应。安慰剂是由淀粉、乳糖等制成的无药理活性而外形形似药物的制剂。安慰剂效应主要由患者的心理因素引起,它来自患者对药物和医师的信赖。患者对医护人员信任,患者情绪乐观会对药物疗效产生正面影响;反之医患关系紧张,患者情绪悲观会对药效产生负面影响。研究表明,即使给予患者不具药理活性的安慰剂,也可对头痛、失眠、心绞痛、术后疼痛、感冒咳嗽、神经官能症等症状获得30%～50%的改善。临床用药时,应鼓励患者以乐观的态度,正确对待疾病、积极治疗,不仅能减轻疾病痛苦的主观感受,还能提高机体对疾病的抵御能力,有利于疾病的治疗。

(四)遗传因素

遗传是药物代谢和效应的决定因素。基因是决定药物代谢酶、药物转运蛋白和受体活性及功能表达的结构基础,是药物代谢与反应的决定因素。现在已形成一个独立的药理学分支——遗传药理学。遗传异常主要表现在对药物体内转化的异常,可分为快代谢型(EM)及慢代谢型(PM)。前者使药物快速灭活,后者使药物灭活较缓慢,因此影响血浆药物浓度及效应强弱。又如6-磷酸葡萄糖脱氢酶(6-GPD)缺乏者对伯氨喹、磺胺药、砜类等药物易发生溶血反应。这两种遗传异常的人在我国都不鲜见,这些遗传异常只有在受到药物激发时方才出现,故不是遗传性疾病。

(五)疾病状态

疾病本身能导致药物代谢动力学和药物效应动力学的改变。疾病的严重程度固然与药物疗效有关,同时存在的其他疾病也会影响药物的疗效。肝肾功能不足时分别影响经肝转化及自肾排泄药物的清除率,可以适当延长给药间隔及(或)减少剂量加以解决。神经功能抑制时,如巴比妥类中毒时能耐受较大剂量中枢兴奋药而不致惊厥,惊厥时却能耐受较大剂量苯巴比妥。此外要注意患者有无潜在性疾病影响药物疗效,如氯丙嗪诱发癫痫,非甾体抗炎药激活溃疡病,氢氯噻嗪加重糖尿病,抗M胆碱药诱发青光眼等。

(六)长期用药引起的机体的反应性变化

长期反复用药引起生物机体(包括病原体)对药物反应发生变化,主要表现为耐受性、耐药性和药物依赖性。

1.耐受性　连续用药后机体对药物的反应强度降低,需增加剂量才能维持药效。有的药物在应用几次很低剂量后就可迅速产生耐受性,称为急性耐受性。

2.耐药性　病原体及肿瘤细胞等对化学治疗药物敏感性降低称为耐药性,也称抗药性。

3.药物依赖性　长期应用某种药物后,机体对这种药物产生生理性或精神性依赖和需求。生理依赖性也称躯体依赖性,即停药后患者产生身体戒断症状。精神依赖性,即停药后患者只表现主观不适,无客观症状和体征。

三、合理用药原则

在临床用药物治疗疾病时,根据患者的具体情况正确选择药物类别、药物种类、药物剂型和药物配伍,是为了合理用药。从理论上说,合理用药是要求充分发挥药物的疗效而避免或减少可能发生的不良反应,遵循"有效、安全、经济"的原则,以下几条原则可供临床用药参考:

1.明确诊断　对疾病的正确诊断是合理用药的基础,使用药物前首先要明确诊断,再考虑选择用药。选药不仅要针对适应证,还要排除禁忌证。

2.严格掌握适应证　明确诊断后根据患者病情和药物适应证、药理作用特点选药,尽量避免多种药物联合应用,即多种药物合用以防漏诊或误诊,这样不仅浪费而且容易发生相互作用。

3.确定药物剂量和疗程　根据病情和疗法确定适当的用药剂量和疗程。如肾上腺皮质激素有不同疗法,使用剂量和疗程均不同。

4.用药个体化　根据患者具体情况设计给药方案,做到用药必须个体化,并根据病情变化随时调整治疗方案。

5.对因、对症治疗并举　在采用对因治疗的同时要采用对症支持疗法。这在细菌感染及癌肿化学治疗中尤其不应忽视。

第二章　药品的注册与管理

第一节　药品注册管理概述

一、药物研究开发内容与特点

药物研发是针对药物的合成、提取、制剂、应用等技术进行全方位的科学研究,明确药物的活性结构、药理、药效、毒理及临床机理,围绕药物服务于临床而必备的安全性、有效性、质量可控性等进行的系统研究工作,其涉及药物化学、生物化学、药理学、药动学、药剂学、药物分析学、制药工艺学、临床药理、临床医学等诸多学科,需要相关科学家和科技工作者的共同努力。

药物研发主要分为活性药物筛选、临床前研究、临床研究三阶段。其中活性药物筛选是要通过各种方法寻找具有药理活性作用的化合物。临床前研究包括原料药的制备、药物制剂、药理、毒理、药物动力学等药学及动物有效性和安全性研究。临床研究分为Ⅰ、Ⅱ、Ⅲ、Ⅳ期临床试验,以全面考察药物使用于人体后的药理、药效及安全情况,确定药品是否有临床价值。

药物研发是复杂的系统工程,涉及多学科的知识、技术综合运用,需要各方面技术人才协作共同努力。药物研发过程的复杂性决定了新药研究具有高投入、高风险、高回报、研发周期长的特点。纵观国际新药研发的状况,研制一个新药往往历时十多年,耗资十多亿美元,而成功率仅万分之一甚至更低,大部分研究都以失败告终。2012 年全球上市的创新药物总数仅有33 个。但新药一旦研发成功,获准上市,一般会给研发者带来较好的市场回报。如美国辉瑞公司研发的苯磺酸氨氯地平(降压药,商品名"络活喜")1990 年上市,2004 年销售额 45 亿美元;其公司另一产品阿托伐他汀钙(降胆固醇药,商品名"立普妥")于 1997 年上市,2008 年销售额高达 138 亿美元。均被称为药品中的"重磅炸弹"。

二、药品注册与药品注册管理

药品是特殊商品,用于预防、诊断、治疗人的疾病,药品与人的生命高度关联。为维护人民的健康权,世界各国政府都采取措施严格控制药品的上市许可,保证用药安全、有效。

药品注册是各国通用药品管理模式,采用法定程序控制药品市场准入。药品注册是指政府药品行政主管部门根据药品注册申请人的申请,按照法定程序要求,对申请中提出的拟上市药品的安全性、有效性、质量可控性进行系统评价,决定是否同意其申请的审批过程。

药品注册是由国家药品监管部门实施药品上市前的技术评估和临床价值评估的必要的行政审批过程,是法律层面的政府行政许可行为,即基于申请人的申请,行政管理部门经过对申请的审查而决定是否准许或者认可申请人所申请的活动或资格的行政行为。药品注册成功,药品行政管理部门发放药品批准文件,我国的药品批准文件包括新药证书、药品批准文号或进口药品注册证或医药产品注册证、药品补充申请批件等。

为保障药品注册工作规范和质量,管理立法是药品注册管理常规思路,通过法律、法规明确药品注册范围、注册审批机构,规定申请和审批程序(临床、上市、上市后监测)和申请者必须提交的研究资料,制定各项试验研究指南,推行药品研制中必须执行相关过程质量管理规范(GLP 和 GCP)等,保证上市药品的安全性、有效性和质量可控。

三、国内外药品注册管理的发展及现状

世界各国对药品注册管理的认识都基于长期实践,并在管理失误带来的痛苦中不断提高与完善。20 世纪上半叶,由于各国政府没有强制要求确认药品上市前的安全性、有效性,大量劣质药、无效药品,甚至有毒药品充斥市场,造成诸多"药害"事件。如分娩妇女使用氯仿导致死亡;1937 年美国的磺胺酏剂使用者肾衰竭,107 人死亡;特别是 1960 年前后,欧洲的"反应停"事件震惊世界,造成畸胎 1 万多例,给无数家庭带来无尽的痛苦,引起民众对政府药品管理部门公信力的质疑。"反应停"事件促使各国政府实施药品上市前的立法审批,强化新药注册审批制度,确证新药的安全性、有效性和质量可控性。经过漫长的医药改革,各国药品注册管理的水平不断提高,不仅极大地推动了新药研发,而且也促进了药品国际贸易的良性发展。

(一)我国药品注册管理的发展

新中国成立以来,我国政府一直重视药品注册监管,随着政府行政部门行政职责的调整,我国的药品注册管理经历了从分散到集中的管理模式,逐步走上科学化、法制化道路。

上世纪 60~80 年代,对药品注册管理,我国先后制定了《药品新产品管理办法》(试行)(1965 年)、《药政管理条例(试行)》(1978 年)、《新药管理办法(试行)》(1979 年)等一系列管理规定。1984 年我国颁布了《药品管理法》,第一次从法律的层面确定药品管理实施注册审批制度。1985 年 7 月卫生部出台的《新药审批办法》、《新生物制品审批办法》、《进口药品管理办法》等细化了相应的管理要求。

1998 年国家药品监督管理局成立,主管全国的药品监管工作,我国更注重药品监督管理的法律、法规建设,相继修订或发布系列药品注册管理相关法律法规,如《药品管理法》、《新药审批办法》、《进口药品管理办法》、《仿制药品审批办法》、《药品注册工作程序》、《药物非临床研究质量管理规范》、《药物临床试验质量管理规范》等,以及诸多药物临床指导原则。组建药品审评委员会、临床药理基地。药品注册管理框架逐步规范。

随着我国 2001 年 12 月正式加入世界贸易组织(WHO),为更好的与国际接轨,国家药品监督管理局于 2002 年 10 月发布了《药品注册管理办法(试行)》,整合了相关药品注册的行政规章,结合 WHO 的《与贸易有关的知识产权协议》规定,进一步规范了我国药品注册监督管

理的程序与要求,强化了在中国境内申请药物临床试验、药品生产和进口药品的监督管理。并在实践中探索和总结,不断改进。国家食品药品监督管理局于 2005 年 4 月和 2007 年 10 月两次修订发布《药品注册管理办法》,配套药品注册管理的行政规章、注册管理技术要求以及药物研究技术指导原则、技术审评原则等,我国药品注册管理法规体系已经形成,并日渐完善。

近年来,我国启动了系列药品注册管理改革、创新工作。一是为提高国内仿制药质量,国家食品药品监督管理总局(CFDA)开展了仿制药的一致性评价工作,要求以原研药品作为参比制剂,确保新批准的仿制药质量和疗效与原研药品的一致性;对已经批准上市的仿制药,按照一致性原则,分期分批进行质量一致性评价。二是在十省市试点尝试药品上市许可持有人制度,允许药品研发机构和科研人员申请注册新药,允许药品上市许可持有人与生产企业相分离,有利于充分调动研发者的积极性,促进药品创新,优化资源配置。三是为提高注册审批效率,简化注册程序。如自 2015 年 12 月 1 日起将仿制药生物等效性试验由审批改为备案;将现由省级药监部门受理、国家总局审评审批的药品注册申请,调整为国家总局网上集中受理等。这些药品注册管理上的改革充分体现我国药监部门实事求是、与时俱进的科学思路,有助于我国药品注册管理水平稳步提高,以保证上市药品的质量。

(二)美国药品注册管理的建立及发展

20 世纪初,美国的药品管理属于事后管理,侧重于假药、劣药及毒药的销售控制和处罚。1906 年 6 月 30 日,美国国会通过并颁布了《食品、药品和化妆品法》(FDCA),又称《纯净食品药品法案》,针对各州间药品贸易,规定禁止掺假和贴假标签。1938 年,美国对《食品、药品和化妆品法》进行了修订,要求药品注册时必须向美国食品药品监督管理局(FDA)提供新药安全性证明。此间出现的"药害"事件促成了该法案的修订,且修订法帮助 FDA 阻止了"沙利度胺"在美国上市,使美国民众在上世纪 60 年代避免了"反应停"事件影响。1962 年,美国再次修订《食品、药品和化妆品法》(Kefauver-Harris 修订案),明确药品上市前,生产企业必须向 FDA 提供药品安全性和有效性证明。

1979 年,美国国会通过了《药物非临床研究质量管理规范》,以求提高新药实验室研究与检验工作的质量,确保实验数据和结果的真实性和可靠性。要求申请药品注册而进行的非临床试验必须在经 FDA 认证的 GLP 试验机构进行,否则不予受理审批申请。同期,还颁布了《药物临床试验质量管理规范》,规定药物临床试验应取得伦理委员会的批准并获得受试者的知情同意书。1990 年欧盟、美国、日本三方发起建立了"人用药品注册技术规范国际协调会议"(ICH),目标在于通过国际协调,统一三方成员国人用药物注册技术要求,完善新药研究开发技术标准,缩短研发周期,节约资源与经费,提高新药研发、注册、上市效率。目前,越来越多的国家在新药注册管理上使用 ICH 出台的技术指导原则,以提高新药上市管控水平,便于药品的国际贸易。

目前,美国新药申请分为三类:创新药物及其制剂的申请(NDA)、仿制药的申请(ANDA)和非处方药(OTC)的申请。FDA 的药品评审研究中心(CDER)负责新药品种审批工作。设置四条特殊审批通道:快速通道、突破性疗法通道、优先审评、加速批准,采用不同审批方式以加快药物审批速度,便于创新药品尽快上市。

新药注册必须通过两个审批阶段:①申请人完成临床前研究,向 FDA 提交临床试验申请,提供相关研究数据资料。若 FDA 在提交申请后 30 天内没有驳回申请,该新药临床试验申请即被视为有效,申请人可进行人体试验。②申请人完成Ⅰ～Ⅲ期临床试验,向 FDA 递交新药上市申请,提交新药相关动物试验、临床试验、生产方法等资料。FDA 进行归档审评,评估新药的安全性和有效性,进行生产现场 GMP 检查、标签说明书审核等。

仿制药的上市申请,按简化新药申请(ANDA)的注册程序。ANDA 一般不需要递交临床前(动物试验)和临床(人体试验)资料来确定其有效性和安全性,但必须提交仿制药与 FDA 确定的参比药品(RLD)的生物等效性对比研究资料。CDER 需要对申报药品的生物等效性试验、药学资料、适应证等进行技术性审评,并对药品生产现场进行 GMP 检查。

对于非处方药申请,鉴于 FDA 制定了非处方药特别要求并发布在联邦法典上,凡符合其要求的非处方药,不须 FDA 批准即可上市。若不符合其特别要求,需报 FDA 审批。

(三)欧盟药品注册管理的建立及发展

欧洲药品管理局(EMA)是欧盟的一个非集权实体,于 1995 年 1 月 1 日开始正式运作,主要负责欧盟市场药品的上市审批,评估药品科学研究,监督药品在欧盟的安全性和有效性,协调、检查、监督各成员国的 GAP、GLP、GCP、GMP 等工作。

欧洲药品管理局和 27 个成员国的法规共同组成了欧盟的药品法规体系,为欧盟各国的药品上市许可提供了立法和执法的依据。1965 年 1 月 26 日,欧盟颁布实施了针对药品上市许可的第一个规定:65/65/EEC 指令,重点规范药品的生产和流通。2001 年 11 月颁布的 2001/83/EC 法令整合了欧共体成立之初到 2001 年间欧盟所有人用药品的相关指令,希望避免各成员国药品管理法规差异对医药行业发展的影响。2004 年欧盟颁布法规 EC/726/2004,是 2001/83/EC 指令的修订版,扩大了集中审批程序的范围,细化了药品上市许可的相关规定。随着欧盟经济一体化的发展,欧盟陆续颁布 2003/63/EC、2004/27/EC、2004/24/EC 和 2011/62/EU 法令等,均基于 2001/83/法令进行修订和扩展。

目前,欧盟的药品注册分为集中审批程序(CP)和非集中审批程序(DP)。集中审批程序针对整个欧盟市场,非集中审批程序包括:各成员国自主的审批程序(INP)、各成员国之间的互认可程序(MRP)。

药品的集中审批程序(CP)由欧洲药品管理局(EMA)负责审批。通过该程序的药品可以在任何成员国上市。经集中审批程序获得批准是保证药品进入全欧洲市场的有效捷径。而一旦经集中审批程序不能获准上市,则该药很难通过其他审批程序获得某成员国的上市许可。欧盟理事会(EC)明确规定,含新活性成分的药品和生物制品必须强制进行集中审批程序申请,其他药品则可选择审批程序。

成员国审批程序(INP)是指欧盟成员国各自的药品管理部门按照各自国家药品注册法规与技术要求,实施药品注册审批的过程。通过该程序获准上市的药品仅限于在审批成员国内销售。

互认可程序是经成员国审批程序获准上市的药品寻求在其他成员国上市许可的注册审批程序,主要适用于常用药品。要求申请人向各成员国所提交的申报资料和文件完全一致,而由成员国各自的药品管理部门负责审批。药品一旦在某成员国获准上市,则在其他成员国也可获得上市许可。

第二节　新药的研发与注册

一、新药的概念与分类

(一)新药的概念

新药是指化学结构、药品组分和药理作用不同于现有药品的药物。根据《药品管理法》及《药品注册管理办法》,新药是指未曾在中国境内上市销售的药品。对已上市药品改变剂型、改变给药途径、增加新适应证的药品,亦属于新药范畴。

(二)新药的分类

根据《中华人民共和国药品管理法》和《新药审批办法》第六条的相关规定,新药按审批管理的要求分为以下几类:

1.中药

第一类:

(1)中药材的人工制成品。

(2)新发现的中药材及其制剂。

(3)中药材中提取的有效成分及其制剂。

(4)复方中提取的有效成分。

第二类:

(1)中药注射剂。

(2)中药材新的药用部位及其制剂。

(3)中药材、天然药物中提取的有效部位及其制剂。

(4)中药材以人工方法在动物体内的制取物及其制剂。

(5)复方中提取的有效部位群。

第三类:

(1)新的中药复方制剂。

(2)以中药疗效为主的中药和化学药品的复方制剂。

(3)从国外引种或引进养殖的习用进口药材及其制剂。

第四类:

(1)改变剂型或改变给药途径的制剂。

(2)国内异地引种或野生变家养的动植物药材。

第五类:增加新主治疾病的药品。

2.化学药品

第一类(首创的原料药及其制剂):

(1)通过合成或半合成的方法制成的原料药及其制剂。

(2)天然物质中提取的或通过发酵提取的有效单体及其制剂。

(3)国外已有药用研究报道,尚未获一国药品管理当局批准上市的化合物。

第二类:

(1)已在国外获准生产上市,但未载入药典,我国也未进口的药品。

(2)用拆分、合成的方法首次制得的某一已知药物中的光学异构体及其制剂。

(3)国外尚未上市的由口服、外用或其他途径改变为注射途径给药者。

(4)由局部用药改为全身给药者(如口服、吸入等制剂)。

第三类:

(1)由化学药品新组成的复方制剂。

(2)由化学药品与中药新组成的复方制剂并以化学药品发挥主要作用者。

(3)由已上市的多组分药物制备为较少组分的原料药及其制剂。

(4)由动物或其组织、器官提取的新的多组分生化药品。

第四类:

(1)国外药典收载的原料药及制剂。

(2)我国已进口的原料药和(或)制剂(已有进口原料制成的制剂,若在国内研制其原料及制剂,亦在此列)。

(3)用拆分或合成方法制得的某一已知药物中国外已获准上市的光学异构体及制剂。

(4)改变已知盐类药物的酸根、碱基(或金属元素)制成的原料药及其制剂。此种改变应不改变其药理作用,仅改变其理化性质(如溶解度、稳定性等),以适应储存、制剂制造或临床用药的需要。

(5)国外已上市的复方制剂及改变剂型的药品。

(6)用进口原料药制成的制剂。

(7)改变剂型的药品。

(8)改变给药途径的药品(不包括第二类新药之第(3)项)。

第五类:已上市药品增加新的适应证者。

(1)需延长用药周期和(或)增加剂量者。

(2)未改变或减少用药用期和(或)降低剂量者。

(3)国外已获准此适应证者。

3.生物制品　新生物制品的审批按《新生物制品审批办法》实施。

第七条在新药审批过程中,新药的类别由于在国外获准上市、载入国外药典或在我国获准进口注册等原因而发生变化,如国家药品监督管理局业已受理该药之申请,则维持原受理类别,但申报资料的要求按照变化后的情况办理,不同单位审批同一品种应维持同一类别。

二、新药的研发过程

(一)新药的研究与开发(R&D)

新药的研究与开发是促进药学事业发展的直接动力,也是提升药品质量的有效手段。药物的研究与开发可分为以下几种:

1.研究和开发新原料药。新的原料药可以是新化学实体、新分子实体,还可以是新活性实体。其成果就是我们所谓的"创新药",这是药物研究开发的重点,也是世界被医药公司抢占药品市场的关键。

2.利用现有的化合物或天然药物用作药物。

3.改进现有的药物,包括构型、给药途径、剂型等。

4.将已上市的药物作为先导物,依据分子的多样性、互补性和相似性,基于临床副作用观察,进一步研究开发。如新的适应证、新的用法用量等。

5.研究新的复方制剂,包括中药材人工制成品、新的药用部位、新的有效部位等。

6.利用受体结构特点、酶或内源性活性物质、代谢及生物转化等发现或改进生物制品。

7.新工艺、新辅料、新包装材料的研究开发。

(二)新药的临床前研究

新药的临床前研究一般是由制药公司进行的实验室和动物研究,其主要目的是决定药物是否可以相对安全地用于人体的临床研究及药物分子是否显示药理效应而值得进一步的商品化发展。倘若有迹象表明某物质是一个有希望的候选分子,主办者才着手进行各种试验研究,收集必要的数据资料,以确定药物不会在以人为对象的临床试验中让受试者受到不合理的风险。因此,临床前研究是保证首次试用于人类的第一道安全防线。

一般来说,有80%以上的候选药物分子在临床前研究阶段中被淘汰。虽然临床前实验研究的重要性远不及临床试验本身,但它是新药开发中不可缺少的环节,也是保证参加临床试验受试者安全的必要条件。因此,设计合理、严密的临床前研究设计是全部药品研发活动中提高效率不可忽视的关键因素。它可以减小临床试验失败的几率,大大缩短研发时间和减少资源的浪费。

1.药物临床前研究的内容　根据《药品注册管理办法》《新药审批办法》相关规定可以知道,药物的临床前研究可概括为如下三个方面:

(1)文献研究:立项的原因、目标及依据;药品的命名及命名依据。

(2)药学研究:药物的合成工艺、制备工艺、剂型、质量标准、检验方法等;对于中药制剂,还包括原药材的来源、加工及炮制;生物制品还包括菌毒种、细胞株、生物组织等起始原材料的来源、质量标准、保存条件、生物学特征、遗传稳定性及免疫学的研究等。

(3)药理毒理研究:主要有一般药理学实验、药效学实验、毒理学实验、致突变实验、生殖实验、致癌实验、依赖性实验、非临床药代动力学实验等。其中,安全性评价研究必须执行《药物非临床研究质量管理规范》(GLP)。

2.药物临床前研究的要求　《药品注册管理办法》规定,药物研究机构应当具有与试验研究项目相适应的人员、场地、设备、仪器和管理制度,并保证所有实验数据和资料的真实性;所用实验动物、试剂和原材料应当符合国家有关规定和要求。

如果申请人委托其他机构进行药物研究或者进行单项试验、检测、样品的试制等的,应当与被委托方签订合同,并在申请注册时予以说明。申请人对申报资料中的药物研究数据的真实性负责。单独申请注册药物制剂的,研究用原料药必须具有药品批准文号、《进口药品注册证》或者《医药产品注册证》,且必须通过合法的途径获得。研究用原料药不具有药品批准文号、《进口药品注册证》或者《医药产品注册证》的，必须经 SFDA 批准。

药品注册申报资料中有境外药物研究机构提供的药物试验研究资料的，必须附有境外药物研究机构出具的其所提供资料的项目、页码的情况说明和证明该机构已在境外合法登记的经公证的证明文件。SFDA 根据审查需要，组织进行现场核查。

(三)《药物非临床研究质量管理规范》(GLP)

药物非临床研究质量管理规范(GLP)，又称良好药品实验研究规范，是指导科研机构研制安全、有效的药物的指令性文件。它旨在通过严格控制化学品安全性评价试验的各个环节，即严格控制可能影响实验结果准确性的各种主客观因素，降低试验误差，确保研究实验的质量和实验数据的可靠，以及实验的安全性。

1973 年，丹麦制订了世界上首都 GLP，但影响不大。美国食品和药品管理局于 1976 年 1 月 19 日颁布了自己的 GLP，并于 1979 年 6 月 20 日生效。1983 年，美国环境保护署也颁布了自己的 GLP。此后，许多国家纷纷制定自己的强制性 GLP 规定。

中华人民共和国在多年沿用美国技术标准之后，于 1994 年参照美国 GLP 发布了《药物非临床研究质量管理规定(试行)》，并于 1999 年加以修订。2003 年制订了《药物非临床研究质量管理规范》(GLP)，并于 2003 年 9 月 1 日开正式实施。

1.GLP 的目的　为提高药物非临床研究的质量，确保实验资料的真实性、完整性和可靠性，保障人民用药安全。

2.GLP 的适用范围　适用于为申请药品注册而进行的非临床研究。

3.GLP 的主要内容　供试品和对照品的管理应符合下列要求：①实验用的供试品和对照品，应有专人保管；②有完善的接收、登记和分发的手续；③供试品和对照品的批号、稳定性、含量或浓度、纯度及其他理化性质应有记录。

研究过程中需要修改实验方案时，应经质量保证部门审查，机构负责人批准。变更的内容、理由及日期，应记入档案，并与原实验方案一起保存。研究工作结束后，专题负责人应及时写出总结报告，签名或盖章后交质量保证部门负责人审查和签署意见，机构负责人批准。批准日期作为实验结束日期。实验方案、标本、原始资料、文字记录、总结报告及其他资料的保存期，应在药物上市后至少五年。质量容易变化的标本，如组织器官、电镜标本、血液涂片等的保存期，应以能够进行质量评价为时限。国家食品药品监督管理局负责组织实施对非临床安全性评价研究机构的检查。凡为在中华人民共和国申请药品注册而进行的非临床研究，都应接受药品监督管理部门的监督检查。

本规范所涉及术语的定义如下：①非临床研究，是指为评价药物安全性，在实验室条件下，用实验系统进行的各种毒性试验，包括单次给药的毒性试验、反复给药的毒性试验、生殖毒性试验、遗传毒性试验、致癌试验、局部毒性试验、免疫原性试验、依赖性试验、毒代动力学试验及与评价药物安全性有关的其他试验。②供试品，是指供非临床研究的药品或拟开发为药品的物质。③对照品，是指非临床研究中与供试品作比较的物质。④原始资料，是指记载研究工作的原始观察记录和有关文书材料，包括工作记录、各种照片、缩微胶片、缩微复制品、计算机打印资料、磁性载体、自动化仪器记录材料等。⑤批号，是指用于识别"批"的一组数字或字母加数字，以保证供试品或对照品的可追溯性。

本规范自 2003 年 9 月 1 日起施行,原国家药品监督管理局 1999 年 10 月 14 日发布的《药品非临床研究质量管理规范(试行)》同时废止。

2003 年我国食品药品监督管理局第一次对全国药物临床前安全评价实验室进行了试点检查,包括国家药物安全评价监测中心(NCSED)在内的 4 家实验室通过了 SFDA 的首批认可,至 2009 年 1 月已经有超过 30 家单位获得了临床前安全评价 GLP 实验室的资格,大部分实验室都通过了复查。

(四)新药的临床研究

申请人完成临床前研究后,应当填写《药品注册申请表》申请进行药物的临床试验。

药物的临床试验(包括生物等效性试验),必须经过国家食品药品监督管理局批准,且必须执行《药物临床试验质量管理规范》(GCP)。药品监督管理部门应当对批准的临床试验进行监督检查。

1.新药的临床试验　新药的临床试验分为Ⅰ、Ⅱ、Ⅲ、Ⅳ期。在新药批准上市前,应当进行Ⅰ、Ⅱ、Ⅲ期临床试验。经批准后,在有些情况下可仅进行Ⅱ期和Ⅲ期临床试验或者仅进行Ⅲ期临床试验。各类新药视类别不同进行Ⅰ、Ⅱ、Ⅲ、Ⅳ期临床试验。某些类别的新药可仅进行生物等效性试验。

Ⅰ期临床试验:在开发新药过程中,经过(多次)动物实验证明该药的安全性和可靠性后,开始在少量目标人群进行试验。包括初步的临床药理学及人体安全性评价试验。它主要是观察人体对于新药的耐受程度和药物代谢动力学,为制定给药方案提供依据(20～30 例)。

Ⅱ期临床试验:在选定的适应证患者中,进行随机盲法对照临床试验。它主要观察新药的治疗效果和不良反应,对新药有效性及安全性做出初步评价,推荐临床给药剂量(其病例数一般在 100 人左右)。

Ⅲ期临床试验:即扩大的多中心临床试验,可获得更多的药物安全性和疗效方面的资料,对药物的益处和风险进行评估,最终为药物注册申请的审查提供充分的依据。遵循随机对照原则,进一步评价有效性、安全性(一般需要几百人甚至上千人)。

Ⅳ期临床试验:即新药上市后监测。继续进行大规模与长期的追踪评估,在广泛使用条件下考察药品的疗效和不良反应(注意罕见不良反应)(2000 例以上)。

生物等效性试验,是指用生物利用度研究的方法,以药代动力学参数为指标,比较同一种药物的相同或者不同剂型的制剂,在相同的试验条件下,其活性成分吸收程度和速度有无统计学差异的人体试验。

药物临床试验的受试例数应当符合临床试验的目的和相关统计学的要求,并且不得少于《药品注册管理办法》附件规定的最低临床试验病例数。罕见病、特殊病种等情况,要求减少临床试验病例数或者免做临床试验的,应当在申请临床试验时提出,并经国家食品药品监督管理局审查批准。

在菌毒种选种阶段制备的疫苗或者其他特殊药物,确无合适的动物模型且实验室无法评价其疗效的,在保证受试者安全的前提下,可以向国家食品药品监督管理局申请进行临床试验。

根据《新药审批办法》的规定,研制单位和临床研究单位进行新药临床研究,均须符合国家药品监督管理局《药品临床试验管理规范》(GCP)的有关规定。

药物临床试验应当在批准后 3 年内实施。逾期未实施的,原批准证明文件自行废止;仍需进行临床试验的,应当重新申请。

临床研究期间若发生严重不良事件,承担临床研究的单位须立即采取必要措施保护受试者安全,并在 24h 内向当地省级药品监督管理部门和国家食品药品监督管理局报告。

临床试验有下列情形之一的,国家食品药品监督管理局可以责令申请人修改试验方案、暂停或者终止临床试验。①伦理委员会未履行职责的;②不能有效保证受试者安全的;③未按照规定时限报告严重不良事件的;④有证据证明临床试验用药物无效的;⑤临床试验用药物出现质量问题的;⑥临床试验中弄虚作假的;⑦其他违反《药物临床试验质量管理规范》的情形。

临床试验中出现大范围、非预期的不良反应或者严重不良事件,有证据证明临床试验用药物存在严重质量问题时,国家食品药品监督管理局或者省、自治区、直辖市药品监督管理部门可以采取紧急控制措施,责令暂停或者终止临床试验,申请人和临床试验单位必须立即停止临床试验。

境外申请人在中国进行国际多中心药物临床试验的,应当按照本办法向国家食品药品监督管理局提出申请,并按下列要求办理:①临床试验用药物应当是已在境外注册的药品或者已进入Ⅱ期或者Ⅲ期临床试验的药物;国家食品药品监督管理局不受理境外申请人提出的尚未在境外注册的预防用疫苗类药物的国际多中心药物临床试验申请;②国家食品药品监督管理局在批准进行国际多中心药物临床试验的同时,可以要求申请人在中国首先进行Ⅰ期临床试验;③在中国进行国际多中心药物临床试验时,在任何国家发现与该药物有关的严重不良反应和非预期不良反应,申请人应当按照有关规定及时报告国家食品药品监督管理局;④临床试验结束后,申请人应当将完整的临床试验报告报送国家食品药品监督管理局;⑤国际多中心药物临床试验取得的数据用于在中国进行药品注册申请的,应当符合本办法有关临床试验的规定并提交国际多中心临床试验的全部研究资料。

2.《药物临床试验质量管理规范》(GCP) 临床试验是新药研发过程的重要环节,对新药在上市前的安全性和有效性最后评价起着关键作用。美国、日本和欧洲的许多国家在 20 世纪七八十年代先后制定并实施了 GCP。我国 2001 年新修订发布的《药品管理法》明确规定:药物的临床试验必须严格按照 GCP 进行。那么,什么是 GCP 呢?

GCP 是英文"good clinical practice"的缩写,在我国翻译为"药物临床试验质量管理规范"。它是国家食品药品监督管理部门对临床试验全过程所做的标准化、规范化管理的规定,包括方案设计、组织实施、监查、稽查、记录、分析总结和报告。

(1)GCP 的目的:保证临床试验过程的规范可靠,结果科学可信,同时保障受试者的权益和生命安全。简而言之,GCP 是为保证临床试验数据的质量、保护受试者的安全和权益而制定的进行临床试验的准则。

(2)GCP 的适用范围:适用于为申请药品注册而进行的临床研究。

(3)GCP 的主要内容:我国 GCP 制定的指导原则如下:①既要符合国际 GCP 的基本原则,又要符合我国的法律法规;②既要考虑与国际标准接轨,又要考虑我国的国情,并要切实可行,能够作为近期努力的目标。

进行药物临床试验必须有充分的科学依据。在进行人体试验前,必须周密考虑该试验的目的及要解决的问题,应权衡对受试者和公众健康预期的受益及风险,预期的受益应超过可能出现的损害。选择临床试验方法必须符合科学和伦理要求。

临床试验用药品由申办者准备和提供。进行临床试验前,申办者必须提供试验药物的临床前研究资料,包括处方组成、制造工艺和质量检验结果。所提供的临床前资料必须符合进行相应各期临床试验的要求,同时还应提供试验药物已完成和其他地区正在进行与临床试验有关的有效性和安全性资料。临床试验药物的制备,应当符合《药品生产质量管理规范》。

药物临床试验机构的设施与条件应满足安全有效地进行临床试验的需要。所有研究者都应具备承担该项临床试验的专业特长、资格和能力,并经过培训。临床试验开始前,研究者和申办者应就试验方案、试验的监查、稽查和标准操作规程以及试验中的职责分工等达成书面协议。

在药物临床试验的过程中,必须对受试者的个人权益给予充分的保障,并确保试验的科学性和可靠性。受试者的权益、安全和健康必须高于对科学和社会利益的考虑。伦理委员会与知情同意书是保障受试者权益的主要措施。

研究者应保证将数据真实、准确、完整、及时、合法地载入病历和病例报告表。研究者应保存临床试验资料至临床试验终止后五年。申办者应保存临床试验资料至试验药物被批准上市后五年。

数据管理的目的在于把试验数据迅速、完整、无误地纳入报告,所有涉及数据管理的各种步骤均需记录在案,以便对数据质量及试验实施进行检查。用适当的程序保证数据库的保密性,应具有计算机数据库的维护和支持程序。

临床试验用药品不得销售。

申办者负责对临床试验用药品作适当的包装与标签,并标明为临床试验专用。在双盲临床试验中,试验药物与对照药品或安慰剂在外形、气味、包装、标签和其他特征上均应一致。

临床试验用药品的使用记录应包括数量、装运、递送、接受、分配、应用后剩余药物的回收与销毁等方面的信息。

临床试验中相关所有观察结果和发现都应加以核实,在数据处理的每一阶段必须进行质量控制,以保证数据完整、准确、真实、可靠。

多中心试验是由多位研究者按同一个试验方案在不同地点和单位同时进行的临床试验,各中心同期开始与结束试验。多中心试验由一位主要研究者总负责,并作为临床试验各中心间的协调研究者。

本规范涉及术语的定义如下:①临床试验,是指任何在人体(患者或健康志愿者)进行药物的系统性研究,以证实或揭示试验药物的作用、不良反应和(或)试验药物的吸收、分布、代谢和排泄,目的是确定试验药物的疗效与安全性。②试验方案,叙述试验的背景、理论基础和目的,试验设计、方法和组织,包括统计学考虑、试验执行和完成的条件。试验方案必须由参加试验的主要研究者、研究机构和申办者签章并注明日期。③临床试验用药品,用于临床试验中的试验药物、对照药品或安慰剂。④不良事件,患者或临床试验受试者接受一种药品后出现的不良医学事件,但并不一定与治疗有因果关系。⑤严重不良事件,临床试验过程中发生需住院治疗、延长住院时间、伤残、影响工作能力、危及生命或死亡、导致先天畸形等事件。⑥设盲：临床试验中使一方或多方不知道受试者治疗分配的程序。单盲是指受试者不知治疗分配，双盲是指受试者和研究者不知治疗分配，三盲是指受试者、研究者和监查员或数据分析者均不知治疗分配。

本规范自 2003 年 9 月 1 日起施行，原国家药品监督管理局 1999 年 9 月 1 日发布的《药品临床试验管理规范》同时废止。

三、新药注册的申报与审批

申请人完成药物临床试验后，应当填写《药品注册申请表》，向所在地省、自治区、直辖市药品监督管理部门报送申请生产的申报资料，并同时向中国药品生物制品检定所报送制备标准品的原材料及有关标准物质的研究资料。

药品注册，是指国家食品药品监督管理局根据药品注册申请人的申请，依照法定程序，对拟上市销售的药品的安全性、有效性、质量可控性等进行系统评价，并决定是否同意其申请的审批过程。

（一）药品注册的分类

药品注册分类分为中药、天然药物注册分类和化学药品注册分类及生物制品注册分类。

1.中药、天然药物注册分类

（1）"未在国内上市销售的从植物、动物、矿物等物质中提取的有效成分及其制剂"是指国家药品标准中未收载的从植物、动物、矿物等物质中提取得到的天然的单一成分及其制剂，其单一成分得含量应当占总提取物得 90％以上。

（2）"新发现药材及其制剂"是指未被国家药品标准或省、自治区、直辖市地方药材规范（通称"法定标准"）收载的药材及其制剂。

（3）"新的中药材代用品"是指替代国家药品标准中药成分制剂处方中的毒性药材或处于濒危状态药材的未被法定标准收载的药用物质。

（4）"药材新的药用部位及其制剂"是指具有法定标准药材的原动、植物新的药用部位及其制剂。

（5）"未在国内上市销售的从植物、动物、矿物等物质中提取的有效部位及其制剂"是指国家药品标准中未收载的从植物、动物、矿物等物质中提取的一类或数类成分组成的有效部位及其制剂，其有效部位含量应占提取物的 50％以上。

（6）"未在国内上市销售的中药、天然药物复方制剂"包括以下几类：①传统中药复方制剂：应在传统医药理论指导下组方，以传统工艺制成，处方中药材必须具有法定标准。②现代中药复方制剂：应在传统医药理论指导下组方，以非传统工艺制成。③天然药物复方制剂：应在现在医药理论指导下组方，其适应证用现代医学术语表述。④中药、天然药物和化学药品组成的复方制剂：包括中药、化学药品、天然药物，以及中药、天然药物和化学药品三者组成的复方制剂。

（7）"改变国内已上市销售中药、天然药物给药途径的制剂"包括：不同给药途径之间相互改变的制剂及局部给药改为全身给药的制剂。

(8)"改变国内已上市销售中药、天然药物剂型的制剂"是指在给药途径不变的情况下改变剂型的制剂。

(9)"已有国家标准的中药、天然药物"是指我国已批准上市销售的中药或天然药物的注册申请。

注册分类第(1)项～第(8)项的品种为新药,注册分类第(9)项的品种为已有国家标准的药品。

2.化学药品注册分类

(1)未在国内外上市销售的药品:①通过合成或者半合成的方法制得的原料药及其制剂;②天然物质中提取或者通过发酵提取的新的有效单体及其制剂;③用拆分或者合成等方法制得的已知药物中的光学异构体及其制剂;④由已上市销售的多组分药物制备为较少组分的药物;⑤新的复方制剂。

(2)改变给药途径且尚未在国内外上市销售的制剂。

(3)已在国外上市销售但尚未在国内上市销售的药品:①已在国外上市销售的原料药及其制剂;②已在国外上市销售的复方制剂;③改变给药途径并已在国外上市销售的制剂。

(4)改变已上市销售盐类药物的酸根、碱基(或者金属元素),但不改变其药理作用的原料药及其制剂。

(5)改变国内已上市销售药品的剂型,但不改变给药途径的制剂。

(6)已有国家药品标准的原料药或者制剂。

注册分类第(1)项～第(5)项的品种为新药,注册分类第(6)项的品种为已有国家标准的药品。对监测期内的新药,如生产工艺确有重大改进,经国家食品药品监督管理局批准后,仍可按照该新药原注册分类申报。

申请注册已有国家标准的药品,应根据品种的工艺、处方进行全面的质量研究,按国家标准与已上市产品进行质量对比研究。无法按照国家标准与已上市产品进行对比研究的,按照新药的要求进行质量研究,必要时对国家药品标准项目进行增订和(或)修订。

3.治疗用生物制品注册分类

(1)未在国内外上市销售的生物制品。

(2)单克隆抗体。

(3)基因治疗、体细胞治疗及其制品。

(4)变态反应原制品。

(5)由人的、动物的组织或者体液提取的,通过发酵制备的具有生物活性的多组分制品。

(6)由已上市销售生物制品组成新的复方制品。

(7)已在国外上市销售但尚未在国内上市销售的生物制品。

(8)含未经批准菌种制备的微生态制品。

(9)与已上市销售制品结构不完全相同且国内外均未上市销售的制品(包括氨基酸位点突变、缺失,因表达系统不同而产生、消除或者改变翻译后修饰,对产物进行化学修饰等)。

(10)与已上市销售制品制备方法不同的制品(如采用不同表达体系、宿主细胞等)。

(11)首次采用 DNA 重组技术制备的制品(如以重组技术替代合成技术、生物组织提取或者发酵技术等)。

(12)国内外尚未上市销售的由非注射途径改为注射途径给药,由局部用药改为全身给药的制品。

(13)改变已上市销售制品的剂型,但不改变给药途径的生物制品。

(14)改变给药途径的生物制品(不包括上述前 12 项)。

(15)已有国家药品标准的生物制品。

注册分类第(1)项～第(12)项的制品应当按新药要求进行临床试验。注册分类第(13)项～第(15)项的制品一般仅需进行Ⅲ期临床试验,临床试验例数不少于 200 例。

4.预防用生物制品注册分类

(1)未在国内外上市销售的疫苗。

(2)DNA 疫苗。

(3)已上市销售的疫苗和更新的佐剂。

(4)由非纯化或全细胞(如细菌、病毒等)疫苗改为纯化或者组分疫苗。

(5)采用未经国内批准的菌毒种生产的疫苗(流感疫苗、钩端螺旋体疫苗等除外)。

(6)已在国外上市销售但未在国内上市销售的疫苗。

(7)采用国内已上市销售的疫苗制备的结合疫苗或者联合疫苗。

(8)与已上市销售疫苗保护性抗原谱不同的重组疫苗。

(9)更换其他已批准表达体系或者已批准细胞基质生产的疫苗。

(10)改变灭活剂(方法)或者脱毒剂(方法)的疫苗。

(11)改变给药途径的疫苗。

(12)改变国内已上市销售疫苗的剂型,但不改变给药途径的疫苗。

(13)改变免疫剂量或者免疫程序的疫苗。

(14)扩大使用人群(增加年龄组)的疫苗。

(15)已有国家药品标准的疫苗。

注册分类第(1)项～第(9)项和第(14)项的疫苗按新药要求进行临床试验。

注册分类第(10)项的疫苗,提供证明其灭活或者脱毒后的安全性和有效性未发生变化的研究资料,可免做临床试验。

注册分类第(11)项的疫苗,一般应按新药要求进行临床试验,但由注射途径给药改为非注射途径的疫苗可免做Ⅰ期临床试验。

注册分类第(12)项和第(15)项的疫苗,一般仅需进行Ⅲ期临床试验。

注册分类第(13)项中改变免疫程序的疫苗,可免做Ⅰ期临床试验。

应用于婴幼儿的预防类制品,其中,Ⅰ期临床试验应当按照先成人、后儿童、最后婴幼儿的原则进行。

每期临床试验应当在设定的免疫程序完成后进行下一期的临床试验。

(二)新药注册的申报与审批

新药注册的申报与审批,分为临床试验申报和生产上市申报审批两个阶段,即"两报两批"。初审由省级药品监督管理部门负责,复审由国家药品监督管理局负责。

1.新药临床试验申请与审批　申请人完成临床前研究后,应当填写《药品注册申请表》,向所在地省、自治区、直辖市药品监督管理部门如实报送有关资料。省、自治区、直辖市药品监督管理部门应当对申报资料进行形式审查,符合要求的,出具药品注册申请受理通知书;不符合要求的,出具药品注册申请不予受理通知书,并说明理由。

省、自治区、直辖市药品监督管理部门应当自受理申请之日起 5 日内组织对药物研制情况及原始资料进行现场核查,对申报资料进行初步审查,提出审查意见。申请注册的药品属于生物制品的,还需抽取 3 个生产批号的检验用样品,并向药品检验所发出注册检验通知。

国家食品药品监督管理局药品审评中心收到申报资料后,应在规定的时间内组织药学、医学及其他技术人员对申报资料进行技术审评,必要时可以要求申请人补充资料,并说明理由。完成技术审评后,提出技术审评意见,连同有关资料报送国家食品药品监督管理局。国家食品药品监督管理局依据技术审评意见做出审批决定。符合规定的,发给《药物临床试验批件》;不符合规定的,发给《审批意见通知件》,并说明理由。

2.新药生产申请与审批　申请人完成药物临床试验后,应当填写《药品注册申请表》,向所在地省、自治区、直辖市药品监督管理部门报送申请生产的申报资料,并同时向中国药品生物制品检定所报送制备标准品的原材料及有关标准物质的研究资料。

省、自治区、直辖市药品监督管理部门应当对申报资料进行形式审查,符合要求的,出具药品注册申请受理通知书;不符合要求的,出具药品注册申请不予受理通知书,并说明理由。

申请人应当自收到生产现场检查通知之日起 6 个月内向国家食品药品监督管理局药品认证管理中心提出现场检查的申请。国家食品药品监督管理局药品认证管理中心在收到生产现场检查的申请后,应当在 30 日内组织对样品批量生产过程等进行现场检查,确认核定的生产工艺的可行性,同时抽取 1 批样品(生物制品抽取 3 批样品),送进行该药品标准复核的药品检验所检验,并在完成现场检查后 10 日内将生产现场检查报告送交国家食品药品监督管理局药品审评中心。

国家食品药品监督管理局药品审评中心依据技术审评意见、样品生产现场检查报告和样品检验结果,形成综合意见,连同有关资料报送国家食品药品监督管理局。国家食品药品监督管理局依据综合意见,做出审批决定。符合规定的,发给新药证书,申请人已持有《药品生产许可证》并具备生产条件的,同时发给药品批准文号;不符合规定的,发给《审批意见通知件》,并说明理由。

改变剂型但不改变给药途径,以及增加新适应证的注册申请获得批准后不发给新药证书;靶向制剂、缓释、控释制剂等特殊剂型除外。

四、新药监测期管理

SFDA 根据保护公众健康的要求,可以对批准生产的新药品种设立监测期(表 2-1)。监测期自新药批准生产之日起计算,最长不得超过 5 年。监测期内的新药,国家食品药品监督管理局不批准其他企业生产、改变剂型和进口。

　　药品生产企业对设立监测期的新药从获准生产之日起 2 年内未组织生产的,国家食品药品监督管理局可以批准其他药品生产企业提出的生产该新药的申请,并重新对该新药进行监测。

　　新药进入监测期之日起,国家食品药品监督管理局已经批准其他申请人进行药物临床试验的,可以按照药品注册申报与审批程序继续办理该申请,符合规定的,国家食品药品监督管理局批准该新药的生产或者进口,并对境内药品生产企业生产的该新药一起进行监测。

　　同时,新药进入监测期之日起,不再受理其他申请人的同品种注册申请。已经受理但尚未批准进行药物临床试验的其他申请人同品种申请予以退回;新药监测期满后,申请人可以提出仿制药申请或者进口药品申请。

　　进口药品注册申请首先获得批准后,已经批准境内申请人进行临床试验的,可以按照药品注册申报与审批程序继续办理其申请,符合规定的,国家食品药品监督管理局批准其进行生产;申请人也可以撤回该项申请,重新提出仿制药申请。对已经受理但尚未批准进行药物临床试验的其他同品种申请予以退回,申请人可以提出仿制药申请。

表 2-1　新药监测期期限表

期限	中药、天然药物	化学药品	治疗性生物制品	预防用生物制品
5 年	1 类	1 类中第 1～3 种情形	1 类	1 类
4 年	2、4、5、6 类	1 类中第 4～5 种情形 2 类 3 类第 1 种情形	2～12 类	2～8 类
3 年	7、8 类	3 类第 2、3 种情形 4、5 类	14 类(不包括 12)	9～11 类

五、药品技术转让与注册

　　药品技术转让,是指药品技术的所有者按照本规定的要求,将药品生产技术转让给受让方药品生产企业,由受让方药品生产企业申请药品注册的过程。

　　药品技术转让分为新药技术转让和药品生产技术转让。

(一)新药技术转让

属于下列情形之一的,可以在新药监测期届满前提出新药技术转让的注册申请。

1.持有《新药证书》的。

2.持有《新药证书》并取得药品批准文号的。

　　对于仅持有《新药证书》、尚未进入新药监测期的制剂或持有《新药证书》的原料药,自《新药证书》核发之日起,应当在按照《药品注册管理办法》附件六相应制剂的注册分类所设立的监测期届满前提出新药技术转让的申请。

　　对于仅持有《新药证书》,但未取得药品批准文号的新药技术转让,转让方应当为《新药证书》所有署名单位。

　　对于持有《新药证书》并取得药品批准文号的新药技术转让,转让方除《新药证书》所有署名单位外,还应当包括持有药品批准文号的药品生产企业。

　　新药技术转让申请,有助于提高药品质量,并有利于控制安全性风险的变更,应当按照相关的规定和技术指导原则进行研究,研究资料连同申报资料一并提交。

新药技术转让注册申请获得批准之日起,受让方应当继续完成转让方原药品批准证明文件中载明的有关要求,如药品不良反应监测和Ⅳ期临床试验等后续工作。

(二)药品生产技术转让

属于下列情形之一的,可以申请药品生产技术转让。

1.持有《新药证书》或持有《新药证书》并取得药品批准文号,其新药监测期已届满的;持有《新药证书》或持有《新药证书》并取得药品批准文号的制剂,不设监测期的;仅持有《新药证书》、尚未进入新药监测期的制剂或持有《新药证书》不设监测期的原料药,自《新药证书》核发之日起,按照《药品注册管理办法》附件六相应制剂的注册分类所设立的监测期已届满的。

2.未取得《新药证书》的品种,转让方与受让方应当均为符合法定条件的药品生产企业,其中一方持有另一方50%以上股权或股份,双方均为同一药品生产企业控股50%以上的子公司的。

3.已获得《进口药品注册证》的品种,其生产技术可以由原进口药品注册申请人转让给境内药品生产企业。

药品生产技术转让的转让方与受让方应当签订转让合同。

(三)药品技术转让注册申请的申报和审批

第十四条 药品技术转让的受让方应当为药品生产企业,其受让的品种剂型应当与《药品生产许可证》中载明的生产范围一致。

第十五条 药品技术转让时,转让方应当将转让品种所有规格一次性转让给同一个受让方。

第十六条 麻醉药品、第一类精神药品、第二类精神药品原料药和药品类易制毒化学品不得进行技术转让。

第二类精神药品制剂申请技术转让的,受让方应当取得相应品种的定点生产资格。

放射性药品申请技术转让的,受让方应当取得相应品种的《放射性药品生产许可证》。

第十七条 申请药品技术转让,应当填写《药品补充申请表》,按照补充申请的程序和规定以及本规定附件的要求,向受让方所在地省、自治区、直辖市药品监督管理部门报送有关资料和说明。

对于持有药品批准文号的,应当同时提交持有药品批准文号的药品生产企业提出注销所转让品种药品批准文号的申请。

对于同时持有《进口药品注册证》和用于境内分包装的《进口药品注册证(大包装)》的,应当同时提交转让方注销《进口药品注册证(大包装)》的申请。已经获得境内分包装批准证明文件的,还要提交境内分包装药品生产企业提出注销所转让品种境内分包装批准证明文件的申请。

对于已经获准药品委托生产的,应当同时提交药品监督管理部门同意终止委托生产的相关证明性文件。

第十八条 对于转让方和受让方位于不同省、自治区、直辖市的,转让方所在地省、自治区、直辖市药品监督管理部门应当提出审核意见。

第十九条 受让方所在地省、自治区、直辖市药品监督管理部门对药品技术转让的申报资料进行受理审查,组织对受让方药品生产企业进行生产现场检查,药品检验所应当对抽取的 3 批样品进行检验。

第二十条 国家食品药品监督管理局药品审评中心应当对申报药品技术转让的申报资料进行审评,作出技术审评意见,并依据样品生产现场检查报告和样品检验结果,形成综合意见。

第二十一条 国家食品药品监督管理局依据药品审评中心的综合意见,作出审批决定。符合规定的,发给《药品补充申请批件》及药品批准文号。

转让前已取得药品批准文号的,应同时注销转让方原药品批准文号。

转让前已取得用于境内分包装的《进口药品注册证(大包装)》、境内分包装批准证明文件的,应同时注销《进口药品注册证(大包装)》、境内分包装批准证明文件。

第二类精神药品制剂的技术转让获得批准后,转让方已经获得的该品种定点生产资格应当同时予以注销。

新药技术转让注册申请获得批准的,应当在《新药证书》原件上标注已批准技术转让的相关信息后予以返还;未获批准的,《新药证书》原件予以退还。

对于持有《进口药品注册证》进行技术转让获得批准的,应当在《进口药品注册证》原件上标注已批准技术转让的相关信息后予以返还。

需要进行临床试验的,发给《药物临床试验批件》;不符合规定的,发给《审批意见通知件》,并说明理由。

第二十二条 经审评需要进行临床试验的,其对照药品应当为转让方药品生产企业原有生产的、已上市销售的产品。转让方仅获得《新药证书》的,对照药品的选择应当按照《药品注册管理办法》的规定及有关技术指导原则执行。

第二十三条 完成临床试验后,受让方应当将临床试验资料报送国家食品药品监督管理局药品审评中心,同时报送所在地省、自治区、直辖市药品监督管理部门。省、自治区、直辖市药品监督管理部门应当组织对临床试验进行现场核查。

第二十四条 具有下列情形之一的,其药品技术转让注册申请不予受理,已经受理的不予批准:

(1)转让方或受让方相关合法登记失效,不能独立承担民事责任的。

(2)转让方和受让方不能提供有效批准证明文件的。

(3)在国家中药品种保护期内的。

(4)申报资料中,转让方名称等相关信息与《新药证书》或者药品批准文号持有者不一致,且不能提供相关批准证明文件的。

(5)转让方未按照药品批准证明文件等载明的有关要求,在规定时间内完成相关工作的。

(6)经国家食品药品监督管理局确认存在安全性问题的药品。

（7）国家食品药品监督管理局认为不予受理或者不予批准的其他情形。

药品技术转让产生纠纷的，应当由转让方和受让方自行协商解决或通过人民法院的司法途径解决。

第三节　药品管理

药品管理涉及药品研制、生产和临床使用的全过程，包括药品临床前实验研究、临床试验研究、药品评审、药品生产、药品进口、假药和劣药、处方药和非处方药分类管理，以及对麻醉药品、精神药品、医疗用毒性药品、放射性药品实行特殊管理等。《药品管理法》是我国药品管理的"基本法"，以此为根据，我国建立、健全了药品监督管理的一系列法律、行政法规和行政规章，对加强食品药品监督管理、维护人民健康、用药安全有效具有重大意义。

一、药品的特殊性

药品的特殊性是从它的商品特性角度而言。医药产业能够产生不可估量的社会效益，更能产生巨大的经济效益。但在药品的商业性凸显时，切不可忽略药品是一种特殊商品。与一般商品比较，它有许多特殊性。

1.与人的生命关联性　药品是用于预防、治疗或诊断人的疾病的特殊商品，与公众的生命健康密切相关。质量好的药品正确使用可以挽救人的生命、增进人的健康。质量差的或使用不当的药品可能因延误治疗或毒副作用损害人的健康甚至危及人的生命。对于人来说，没有什么是比生命更重要的，无论是在人的意识、国家意识中还是国家的宪法、法律中，生命和健康是最基本的人权。因此，药品与生命相关的特殊性是药品的首要特性。

2.医用专属性　专属性表现在对疾病的治疗，亦即患什么病，用什么药。处方药必须经医生开具处方、药师调剂后才能用于病人防治疾病；非处方药必须根据病情，患者自我诊断、自我治疗，合理选择药品，按照药品说明书、标签正确使用或在药师的指导下使用。药品不像一般商品，故彼此之间不可互相替代，不能滥用。

3.作用两重性　药品既有治疗作用，又具有不良反应。管理有方，用之得当，可以治病救人，造福人类；若失之管理，使用不当，则可致病，危及人体健康，甚至危及生命。

4.高质量性　药品是治病救人的物质，只有符合法定质量标准的合格药品才能保证疗效，低于或高于规定的质量标准都可能降低甚至失去药品的疗效或者加剧药品的不良反应。因此，低于规定标准的药品就是质量不合格的药品，绝对不允许降价处理或者使用；某些高于规定标准的药品也决不等于是高质量的药品，它有可能增加对人体的不良反应，而且疗效也不确定。因此，药品质量无等级之说，只有合格与不合格之分，合格者可以上市，不合格者不准出厂。

5.高专业性　一方面，药品的质量是否合格必须由药学专业技术人员利用其具备的药学知识，依照法定的药品标准、检测方法和检验仪器进行鉴别和判断，患者不具备鉴定药品的能力；另一方面，药品的正确合理使用一般需要具备医学和药学技能的执业医师、执业药师确认。

6.缺乏需求价格弹性 需求价格弹性是指人的需求对价格的敏感程度。对于患者来说药品属于必需品，为了治疗疾病、恢复健康、维持生命，患者不会因为药品的价格的上升而减少或停止购买、使用药品；相反，对于健康人群来说，药品是无用之物，他们不会因为药品的价格下降而购买、使用药品。一般来说，药品的价格变化不会明显的影响公众对药品的需求。

7.限时性 人们只有防病治病时才需要用药，但药品生产、经营部门平时就应有适当的药品储备，做到"药等病"，不能"病等药"。虽然有些药品需求少，效期短，但宁可到期报废，也要有所储备；有些药品即使无利可图，也必须保证生产、供应。

二、药品质量特征

药品质量特性是指能满足规定要求和需要的特征总和。具体地说是药品能满足预防、治疗、诊断人的疾病，有目的的调节人的生理功能的要求和需要的固有特性。

1.有效性 有效性是指在规定的适应证、用法和用量的条件下，能满足预防、治疗、诊断人的疾病，有目的的调节人的生理功能的要求。有效性是药品的基本特征。若对防治疾病无效，则不能成为药品。药品有效程度的表示方法：我国采用"痊愈""显效"和"有效"以区别之；国外采取"完全缓解""部分缓解"和"稳定"来加以区别。

2.安全性 安全性是指按规定的适应证和用法、用量使用的情况下，人体产生毒副反应的程度。大多数药品均有不同程度的毒副反应，因此有效性大于毒副反应，即受益大于风险或可解除、缓解毒副作用的药品才能够使用。假如某物质对防治、诊断疾病有效，但是对人体有致癌、致畸、致突变的严重损害，甚至致人死亡，则不能作为药品。安全性也是药品的基本特性。

3.稳定性 稳定性是指药品在规定的条件下保持其有效性、安全性的能力。规定的条件是指在规定的有效期内以及药品生产、贮存、运输和使用的要求。假如某物质不稳定，极易变质，虽然具有防治、诊断疾病的有效性和安全性，至少不能作为商品药。稳定性是药品的重要特性。

4.均一性 均一性是指药品的每个单位产品，就其中一种或多种特定性质而论，其组成和结构相同，因此都符合有效性、安全性的规定要求。如片剂的每一片药、注射剂的每一支（一瓶）、颗粒剂的每一袋药、胶囊剂的每一粒胶囊等产品中所含的有效成分和结构保持均一。由于人们用药剂量一般与药品的单位产品有着密切的关系，特别是有效成分在单位产品中含量很少的药品，若不均一，则可能因含量过小而无效，或因含量过大而中毒甚至致死。为此，要求生产企业生产出来的药品，按法定的标准和方法检验，其质量的均一性要在规定限度之内。均一性是药品的重要特征。

5.经济性 经济性主要是指药品在生产、流通过程中形成的价格水平。药品的经济性对药品价值的实现有较大影响，一个药再好，但是价格很高，不能满足大多数人用药治病的需要或者可持续求医用药的需要，它的好的质量品性未能发挥，也不能称其为好药。在我国，药品的经济性主要依赖于国家政策对药品价格的指导和市场需求的调节来实现。在医疗机构，药品的经济性主要表现在对医药成本及效果的控制上。

三、药品质量管理规范

为确保药品的有效性、安全性和质量可控性,参照国际有关规范,我国制定了药品质量管理有关规范,形成较为完备的药品质量管理体系。

(一)药物非临床研究质量管理规范

《药物非临床研究质量管理规范》(GLP)是由 CFDA 根据《药品管理法》制定并颁布的为提高药物非临床研究的质量,确保实验资料的真实性、完整性和可靠性,保障人民用药安全的法规性文件。该规范适用于为申请药品注册而进行的非临床研究。药物非临床安全性评价研究机构必须遵循本规范。

GLP 是关于非临床研究中试验设计、操作、记录、报告和监督等已一系列行为和实验室条件等质量管理的规范。具体内容为:为评价药物安全性,在实验室条件下,用实验系统进行的各种毒性试验,包括单次给药的毒性试验、反复给药的毒性试验、生殖毒性试验、遗传毒性试验、致癌试验、局部毒性试验、免疫原性试验、依赖性试验、毒代动力学试验及与评价药物安全性有关的其他试验。

GLP 宗旨是降低系统误差、避免偶发误差和杜绝过失误差,提高生物实验数据的质量和国际间安全性实验数据的相互利用率。因此,GLP 对药物非临床研究中可能影响实验结果准确性的各种主客观因素进行相关要求,包括:组织机构和人员、实验设施、仪器设备和实验材料、标准操作规程、研究工作的实施、资料档案和监督检查等。非临床安全性评价研究机构应设立独立的质量保证部门,科学、客观地对实验设施、GLP 软硬件运转状态、实验方案、试验操作、原始数据及总结报告书等是否符合 GLP 规范进行监督检查,对研究质量监控和稽查,以确保临床试验质量。

(二)药物临床试验质量管理规范

《药物临床试验质量管理规范》(GCP)是为保证药物临床试验过程规范,结果科学可靠,保护受试者的权益并保障其安全,由 CFDA 根据《药品管理法》《药品管理法实施条例》,参照国际公认原则,制定颁布的法规性文件。凡进行各期临床试验、人体生物利用度或生物等效性试验,均须按该规范执行。

临床试验指任何在人体(病人或健康志愿者)进行药物的系统性研究,以证实或揭示试验药物的作用、不良反应及/或试验药物的吸收、分布、代谢和排泄,目的是确定试验药物的疗效与安全性。药物临床试验质量管理规范是临床试验全过程的标准规定,包括方案设计、组织实施、监查、稽查、记录、分析总结和报告;GCP 规定,进行药物临床试验必须有充分的科学依据。在进行人体试验前,必须周密考虑该试验的目的及要解决的问题,应权衡对受试者和公众健康预期的受益及风险,预期的受益应超过可能出现的损害。选择临床试验方法必须符合科学和伦理要求。所有以人为对象的研究必须符合《世界医学大会赫尔辛基宣言》,即公正、尊重人格、力求使受试者最大限度受益和尽可能避免伤害。

GCP 保障受试者权益的措施主要体现在伦理委员会和知情同意书两方面。

1.伦理委员会 伦理委员会是由医学专业人员、法律专家及非医务人员组成的独立组织,其职责为核查临床试验方案及附件是否合乎道德,并为之提供公众保证,确保受试者的安全、健康和权益受到保护。该委员会的组成和一切活动不应受临床试验组织和实施者的干扰或影响。

(1)伦理委员会应有从事医药相关专业人员、非医药专业人员、法律专家及来自其他单位的人员,至少5人组成,并有不同性别的委员。伦理委员会的组成和工作不应受任何参与试验者的影响。

(2)试验方案需经伦理委员会审议同意并签署批准意见后方可实施。在试验进行期间,试验方案的任何修改均应经伦理委员会批准;试验中发生严重不良事件,应及时向伦理委员会报告。

(3)伦理委员会对临床试验方案的审查意见应在讨论后以投票方式做出决定,参与该临床试验的委员应当回避。因工作需要可邀请非委员的专家出席会议,但不投票。伦理委员会应建立工作程序,所有会议及其决议均应有书面记录,记录保存至临床试验结束后五年。

(4)伦理委员会应从保障受试者权益的角度严格按下列各项审议试验方案:①研究者的资格、经验、是否有充分的时间参加临床试验,人员配备及设备条件等是否符合试验要求;②试验方案是否充分考虑了伦理原则,包括研究目的、受试者及其他人员可能遭受的风险和受益及试验设计的科学性;③受试者入选的方法,向受试者(或其家属、监护人、法定代理人)提供有关本试验的信息资料是否完整易懂,获取知情同意书的方法是否适当;④受试者因参加临床试验而受到损害甚至发生死亡时,给予的治疗和/或保险措施;⑤对试验方案提出的修正意见是否可接受;⑥定期审查临床试验进行中受试者的风险程度。

2.知情同意书 知情同意书是每位受试者表示自愿参加某一试验的文件证明。研究者需向受试者说明试验性质、试验目的、可能的受益和风险、可供选用的其他治疗方法以及符合《赫尔辛基宣言》规定的受试者的权利和义务等,使受试者充分了解后表达其同意。

(1)研究者或其指定的代表必须向受试者说明有关临床试验的详细情况:①受试者参加试验应是自愿的,而且有权在试验的任何阶段随时退出试验而不会遭到歧视或报复,其医疗待遇与权益不会受到影响;②必须使受试者了解,参加试验及在试验中的个人资料均属保密。必要时,药品监督管理部门、伦理委员会或申办者,按规定可以查阅参加试验的受试者资料;③试验目的、试验的过程与期限、检查操作、受试者预期可能的受益和风险,告知受试者可能被分配到试验的不同组别;④必须给受试者充分的时间以便考虑是否愿意参加试验,对无能力表达同意的受试者,应向其法定代理人提供上述介绍与说明。知情同意过程应采用受试者或法定代理人能理解的语言和文字。试验期间,受试者可随时了解与其有关的信息资料;⑤如发生与试验相关的损害时,受试者可以获得治疗和相应的补偿。

(2)经充分和详细解释试验的情况后获得知情同意书:①由受试者或其法定代理人在知情同意书上签字并注明日期,执行知情同意过程的研究者也需在知情同意书上签署姓名和日期;②对无行为能力的受试者,如果伦理委员会原则上同意、研究者认为受试者参加试验符合其本身利益时,则这些病人也可以进入试验,同时应经其法定监护人同意并签名及注明日期;③儿童作为受试者,必须征得其法定监护人的知情同意并签署知情同意书,当儿童能做出同意参加研究的决定时,还必须征得其本人同意;④在紧急情况下,无法取得本人及其合法代表人的知情同意书,如缺乏已被证实有效的治疗方法,而试验药物有望挽救生命,恢复健康或减轻病痛,可考虑作为受试者,但需要在试验方案和有关文件中清楚说明接受这些受试者的方法,并事先取得伦理委员会同意;⑤如发现涉及试验药物的重要新资料则必须将知情同意书作书面修改送伦理委员会批准后,再次取得受试者同意。

(三)药品生产质量管理规范

《药品生产质量管理规范》(GMP)GMP 是基于对药品生产过程监督管理,保证生产的药品符合国家药品标准,药品质量均一,避免发生药品混淆或污染等情况制定的根本措施和生产规范。GMP 适用于药品制剂生产的全过程、原料药生产中影响成品质量的关键工序,是药品生产和质量管理的基本准则。

(四)药品经营质量管理规范

《药品经营质量管理规范》(GSP)为加强药品经营质量管理,保证人民用药安全有效,依据《药品管理法》等有关法律、法规,我国制定并颁布了 GSP。该规范是药品经营质量管理的基本准则,适用于我国境内经营药品的专营或兼营企业。GSP 规定,药品经营企业应在药品的购进、储运和销售等环节实行质量管理,建立包括组织结构、职责制度、过程管理和设施设备等方面的质量体系,并使之有效运行。

四、药品的分类管理

药品分类管理是国际通行的管理办法。它是根据药品的安全性、有效性原则,依其品种、规格、适应证、剂量及给药途径等的不同,将药品分为处方药和非处方药并作出相应的管理规定,其核心是加强处方药的管理,规范非处方药的管理,减少不合理用药的发生,切实保证人民用药的安全有效。

药品分类管理是国际上普遍认可与采用的管理模式。20 世纪 30～40 年代美国率先创建药品分类管理制度。50 年代以后,世界主要发达国家也相继实施药品分类管理。为了加强药品的监督管理,保障人民用药的安全有效、使用方便,合理利用医疗卫生与药品资源,推动医疗保险制度的改革,提高人民自我保健意识,促进医药行业与国际接轨。我国根据药品品种、规格、适应证、剂量及给药途径不同,对药品分别按处方药与非处方药进行管理。

1.处方药 必须凭执业医师或执业助理医师的处方方可调配、购买和使用的药品。主要包括:刚上市的新药;具有依赖性潜力或者易导致滥用的药品;因药物的毒性或者其他潜在风险,患者自行使用不安全的药品;用药方法有特殊要求,必须在医药卫生专业人员指导下使用的药品;注射剂、上市不满 5 年的由新活性成分组成的新药;其他不适合按非处方药管理的药品。

2.非处方药(OTC) 由国家药品监督管理部门公布,不需凭执业医师或执业助理医师处方,消费者可自行判断、购买和使用的药品。主要包括:药品成分毒性低,无依赖性的药品;适应证或者功能主治适于自我判断,病症不严重的药品;疗效易于观察的药品;用药方法无特殊要求,可以自我使用的药品;具有良好的安全性记录的药品。

非处方药品种目录由 CFDA 公布。根据药品的安全性,非处方药分为甲、乙两类,规定甲类非处方药仅在药店销售,乙类非处方药不仅可在药店出售,还可在超市等处销售。我国《处方药与非处方药分类管理办法》规定,非处方药标签和说明书除符合规定外,用语应当科学、易懂,便于消费者自行判断、选择和使用。非处方药的标签和说明书必须经 CFDA 批准。

第三章　治疗药物的监测

第一节　治疗药物监测的基础

一、血药浓度与药效

(一)血药浓度与其作用部位浓度的关系

药物进入机体后到达作用部位,与药物受体形成可逆性的结合而产生药理作用。对大多数药物而言,药理作用的强弱和持续时间与其在作用部位的浓度呈正比,但实际工作中由于技术上的困难,要直接测定局部的药物浓度,采集样本的难度大。此外,还受到医学伦理道德规范的限制,因此直接采集人体组织样品不具备临床可行性。目前还不能直接测定药物受体部位的药物浓度,只能通过测定血液中的药物浓度间接了解药物在作用部位的浓度。因此,测定血液中的药物浓度可作为判断药物在受体部位浓度的间接指标。

血液中的药物有两种形式,一是与血浆蛋白结合的结合型药物,另一是游离型药物。由于只有游离型的药物才能通过细胞膜到达作用部位,产生药物疗效,因此测定游离型药物浓度才能较好的了解药物在作用部位的浓度。然而由于测定技术上的困难,目前普遍以血浆药物总浓度作为药物在作用部位浓度的检测指标。一般情况下,药物的总浓度及其变化能够反映出药理作用的强弱及持续时间的长短,但是在以下药物血浆蛋白结合率发生变化的情况下,药物总浓度的变化与游离型药物浓度变化并不平行:①与血浆蛋白结合率高的药物,如抗心律失常药丙吡胺,其蛋白结合率依血药浓度而异,为 35％～95％,呈现明显的浓度依赖性,表现为非线性动力学。但是该药的游离型浓度为线性动力学,游离型药物浓度与该药的抗心律失常作用的相关性明显优于总药物浓度;②疾病改变了药物血浆蛋白结合率,如在肝硬化病人体内,奎尼丁的游离型药物浓度可增加 3 倍,但是总药物浓度变化并不明显。鉴于以上原因,说明血中游离型药物浓度与药理效应关系更为密切,因此克服游离型药物浓度测定上的困难,对真实反映血药浓度与药理效应之间的关系极为重要。

(二)药物剂量-浓度-效应间的关系

研究表明,相同的药物剂量给药后,在不同的种群之间其血药浓度各异,即使在同种群体不同个体之间也会产生很大的血药浓度差异。有人对 42 例癫痫病人每天服用 300mg 苯妥英钠后同一时间的血药浓度进行了研究,发现苯妥英钠在有效血药浓度范围($10\sim20\mu g/mL$)内的有 11 例(26.2%),低于治疗浓度($10\mu g/mL$)的 23 例(54.8%),高于治疗浓度($20\mu g/mL$)的 8 例(19%,包括超过中毒浓度 $30\mu g/mL$ 的 3 例)。由此可见,服用药物剂量虽然相同,但对不同个体可表现为无效、有效或中毒等效应间的差异。相比之下,虽然不同个体尤其是不同种属间服用的药物剂量相差很大,但是只要产生的血药浓度相同,其药理效应就极为相似。如保泰松对兔和人的剂量分别为 $300mg/kg$ 及 $10mg/kg$,两者相差 30 倍,但 $10\sim20\mu g/mL$ 是其产生抗炎作用的共同有效血药浓度。因此,与剂量相比,血药浓度和药理效应的相关性更强。

(三)有效血药浓度范围

有效血药浓度范围是指最小有效浓度(MEC)与最小中毒浓度(MTC)之间的血药浓度,临床上常将此范围称为药物治疗窗。一个好的药物治疗方案是给予合理剂量后,在给药间隔内的血药谷浓度与峰浓度维持在治疗窗内,从而可以达到最佳疗效并且避免中毒反应。如果给药后血药浓度低于 MEC 则达不到疗效,超出 MTC 则发生药物中毒。如苯妥英钠的有效血药浓度范围是 $10\sim20\mu g/mL$,在此治疗窗内时有抗癫痫及抗心律失常作用,当血药浓度低于 $10\mu g/mL$ 时无药理效应,达 $20\sim30\mu g/mL$ 时出现眼球震颤,达 $30\sim40\mu g/mL$ 时出现运动失调,超过 $40\mu g/mL$ 时出现精神异常甚至死亡。因此,有效血药浓度范围在 TDM 中是判断无效、有效和中毒的重要标志。

(四)目标浓度

血药浓度与药理效应之间的相关可能因某些因素如衰老、疾病、合并用药等而产生变异,致使有效浓度范围在某个病人体内与一般人明显不同。为了避免机械地生搬硬套有效浓度所导致的个体病人治疗失误,近年来有人提出目标浓度这一概念。所谓目标浓度指的是根据具体病情和药物治疗的目标效应为具体病人设定的血药浓度目标值,目标浓度的设立必须考虑治疗指征、个体病人的生理病理状况、病人的用药史等。目标浓度注重血药浓度与药理效应之间相关关系的个体化。与有效浓度范围不同,目标浓度既没有绝对的上下限也不是大量数据的统计结果。

二、血药浓度与药效的相关模式

(一)血药浓度与药效呈直接关系

在多剂量给药达到稳态的情况下,血液中药物浓度与作用部位浓度达平衡状态,这时可以用纯粹的药效学模型来描述血药浓度—药效关系。例如对数线性模型,该模型提示在 $20\%\sim80\%$ 最大效应范围内,效应强度和血药浓度的对数呈近似的线性关系,即:

$$E = A\lg C + B \tag{3-1}$$

式(3-1)中 E 为药物效应强度,C 为血药浓度,A 为直线斜率,B 为常数。

(二)药效滞后于血药浓度

药理效应和血药浓度之间的关系不一定都符合上述式(3-1),某些药物的药理效应滞后于血药浓度的升高,即所谓滞后现象。某些药物在单剂量给药的情况下,药理效应滞后于血药浓度最为常见,这种滞后现象常由下述原因所致:

1.**药物向效应部位分布需要一定的平衡时间** 如果效应部位处于血管分布较少、血流慢、流量小的周边室,药物从中央室进入周边室作用部位就需要经过一定的时间才能使药物浓度趋向平衡。在这种情况下,就会出现药理效应滞后于药物浓度的现象。例如地高辛静脉给药后血药浓度一开始便处于峰值状态,而地高辛向心肌的分布一般需要 6h 左右才能达到平衡,此时血药浓度已经下降,但是地高辛却在血药浓度较低时呈现最大药理效应。

2.**药物的间接作用** 很多药物到达效应部位很快,但起效很慢,这是由于药物需通过间接作用于某一活性介质才能起作用,这个过程需要一定的时间。所以血药浓度的变化和药理效应的变化在时间上就可能不一致。在临床用药时,应根据药物作用机制来分析药效滞后于血药浓度的原因,如华法林的抗凝血效应,华法林可抑制凝血酶原复合物的合成,使其体内浓度降低而产生抗凝作用,但华法林不影响凝血酶原复合物的分解,而这种分解过程速度很慢,所以通常在给药后数日华法林才呈现出最大抗凝作用。

三、影响血药浓度的因素

在 TDM 中影响血药浓度的因素有很多,主要来自于药物本身和机体两方面。药物本身因素主要包括药物的理化性质、药剂学因素、药物活性代谢产物、手性药物对映体等;机体因素包括年龄、性别等生理因素和病理因素,还包括遗传、各种生活习惯如吸烟、饮酒等。在 TDM 时一定要考虑上述因素对血药浓度的影响。

(一)药物本身因素

1.**药物的理化性质** 药物的理化性质如脂溶性、解离度、相对分子质量等均可影响药物的吸收,从而影响血药浓度。①脂溶性:脂溶性药物可溶于生物膜的类脂质中而扩散,故较易被吸收。水溶性药物单纯经被动扩散不易被吸收,但如果能经主动转运机制吸收,如经转运体转运,则易被吸收而使血药浓度升高。如临床上口服的水溶性-内酰胺类抗生素头孢氨苄吸收良好,血中很快可以测到其浓度,因其化学结构决定头孢氨苄可经胃肠道肽转运体 1(PEPT1)转运体主动转运而易被吸收。②解离度:对弱酸性或弱碱性药物而言,由于受到胃肠道内 pH 的影响,药物以非解离型(分子型)和解离型(离子型)两种形式存在。两者所占的比例由药物的解离常数 pK_a 和吸收部位的 pH 所决定。弱酸性药物在碱性环境下解离度大,不易被吸收,血药浓度较低,因此临床上如遇口服弱酸性药物中毒,应该采用弱碱性药物洗胃,防止弱酸性药物吸收入血。如口服弱酸性药物苯巴比妥过量引起中毒时,应该用碳酸氢钠洗胃,减少药物的吸收,从而防止其血药浓度升高而解救中毒。③相对分子质量:相对分子质量大的水溶性药物不易被吸收,相对分子质量小的水溶性药物可以自由通过生物膜的膜孔扩散而被吸收入血,因此血药浓度较高。相对分子质量大的药物,即使是脂溶性的,其吸收也受限。

2.**药剂学因素** 药物的剂型对药物的吸收有很大影响。固体制剂的崩解和溶出速度直接影响药物的吸收而影响血药浓度。剂型不同,给药部位和吸收途径会有很大差异,直接影响药物的生物利用度。缓释剂和控释剂可调控药物吸收的程度和速度。缓释剂利用无药理活性的基质或包衣阻止药物迅速溶出以达到非恒速缓慢释放的效果,而控释剂可以控制药物按零级动力学恒速或近恒速释放,以保持恒速吸收。各种剂型中的药物吸收和生物利用度取决于剂型释放药物的速度与数量。一般认为,口服剂型生物利用度高低的顺序依次为:溶液剂>混悬剂>颗粒剂>胶囊剂>片剂>包衣片。因此,了解剂型因素对血药浓度的影响对 TDM 具有重要的临床意义。

3.**药物活性代谢产物**　许多药物在体内可形成具有药理活性的代谢产物,且有些原形药物主要通过其活性代谢产物来发挥药理作用。在活性代谢产物浓度较高、活性较强或心、肝、肾衰竭时,对原形药物监测的同时还应重视活性代谢产物的监测,因为有时可能出现明显的毒性反应甚至不可预测的药物效果。例如,抗心律失常药阿普林定、奎尼丁的活性代谢产物可达到与原形药相同的药效甚至超过原形药;有些药物如胺碘酮、维拉帕米、普鲁卡因胺、利多卡因、恩卡尼的活性代谢产物血药浓度可与原形药浓度相同甚至达到更高的水平。普鲁卡因胺的活性代谢产物乙酰卡尼半衰期较长,且主要通过肾代谢。普鲁卡因胺给药 2 天以上,此时即使普鲁卡因胺血浆浓度低于治疗浓度,仍能产生明显的抗心律失常作用。这说明乙酰卡尼的抗心律失常作用不可忽视。因此,上述情况下仅测原形药的血药浓度不能反映药物效应的真实情况,还应同时测定其活性代谢产物的血药浓度。

一般认为,对活性代谢产物的 TDM 应考虑以下三方面:①活性代谢产物药理活性与原形药的关系,是相加、协同还是拮抗作用,两者的作用强度比值如何;②活性代谢产物与原形药的药代动力学是否有差异;③肝、肾等疾病时活性代谢产物是否有蓄积,蓄积程度如何。

4.**手性药物对映体**　同一手性药物的不同对映体之间不仅具有不同的药理活性,而且具有不同的药动学特性。绝大多数合成的手性药物在临床以消旋体形式给药,即从立体化学角度看,实际上给予的不是单一物质,而是左旋体与右旋体各半的混合物。如果对各个对映体不分别加以监测,则有可能对测定数据的解释产生偏差而影响临床药物治疗。如妥卡尼的两个对映体的肾清除率明显不同,R-对映体为 S-对映体的 1.54 倍。又如,环己巴比妥的 S 型对映体有药理活性,但其清除率仅为非活性对映体 R 型环己巴比妥的 1/3,故 S 型具有较高的血浆浓度和较长半衰期。如给予临床常用的消旋体 R,S-环己巴比妥后,测定消旋体浓度不能反映药物活性部分的血药浓度与效应之间的相关性。维拉帕米静脉给药,其左旋体的总体清除率为右旋体的 2 倍,口服给药时左旋体的首关代谢明显高于消旋体,左旋体的口服清除率比右旋体大 4~5 倍。现已发现,即使增加口服量,使其产生的消旋维拉帕米浓度与静脉注射相同,口服给药的抗心律失常作用亦较静脉注射时低 2~3 倍,这是由于口服给药时有活性的左旋体的生物利用度较无活性的右旋体低的缘故。这种药物效应对给药途径的依赖性亦见于其他一些手性药物。

（二）机体因素

1.生理因素

(1)年龄:新生儿由于机体器官功能尚未发育健全,特别是肝、肾功能未发育完善,使药物的体内过程与成人有很大的差异。如新生儿的血浆蛋白结合率低,苯妥英钠在新生儿血浆的游离药物浓度可达成人的 2 倍,极易导致中毒;又如老年人的肾排泄功能下降,用氨基糖苷类抗生素庆大霉素时,由于肾清除率低下,容易导致血药浓度升高产生中毒。

(2)性别:某些 CYP 酶活性在不同性别可表现出明显差异。如临床上口服美托洛尔时,女性血药浓度明显高于男性。这是由于美托洛尔经 CYP2D6 代谢,女性 CYP2D6 活性较低所致。而临床上口服甲泼尼龙时,女性血药浓度则较男性明显降低。这是因为甲泼尼龙主要经CYP3A4 代谢,而女性 CYP3A4 活性明显较男性强所致。

2.病理因素　疾病状态可以使药物的吸收、分布、代谢和排泄发生明显改变而影响血药浓度。在诸多的疾病中,肝、肾功能障碍以及充血性心力衰竭等疾病对药代动力学的影响较大。如非洛地平、戈洛帕米、尼卡地平、硝苯地平、尼莫地平、尼索地平及尼群地平等药物的肝清除率在肝硬化病人明显降低,血药浓度升高。肝硬化时肝血流量下降,利多卡因的肝清除率明显降低,血药浓度明显升高,AUC 及 C_{max} 明显增加,半衰期显著延长,加大了药物中毒的危险性。又如,主要经肾排泄的庆大霉素在肾功能降低 1/6 时其血药浓度可增加 3 倍,消除半衰期可延长近 6 倍,此时极易产生药物毒性反应。因此,在某些疾病状态下采取血药浓度监测对临床安全合理用药、减少不良反应有着十分重要的临床意义。

3.遗传因素　不同种族或同种族不同个体之间的 CYP 酶活性由于先天性差异,会导致个体代谢药物的能力不同,血药浓度差异明显。如奥美拉唑经 CYP2C19 代谢,消化性溃疡病病人口服奥美拉唑后,CYP2C19 弱代谢者的血药浓度是强代谢者的数倍。白种人用地西泮的剂量为中国人 2 倍的原因是由于白种人代谢地西泮的能力高于中国人,因此服用同剂量的地西泮时,中国人的血药浓度高于白种人。

4.时辰因素　由于生物节律的影响,药物在一天的不同时辰给予,其血药浓度以及药物在体内的存留时间可有明显差异。口服茶碱时,09:00 给药比 21:00 给药的血药浓度高。因为09:00 给药时,胃液 pH 高,酸度低,弱碱性的茶碱解离度低,多以电中性分子的形式存在,故吸收多,血药浓度高。而 21:00 给药时,胃液 pH 低,酸度高,茶碱解离度高,多以荷电离子的形式存在,故吸收少,血药浓度低。

5.生活习惯

(1)吸烟:吸烟对 CYP 酶有诱导作用,吸烟者服用地西泮或茶碱时,由于 CYP450 酶被吸烟所诱导,可使血药浓度降低。

(2)饮酒:长期少量饮酒可诱导 CYP 酶,提高肝药物代谢能力,因此此时服用某些药物时,可使血药浓度降低。但暴饮导致的酒精中毒,可损害肝,使肝代谢药物的能力降低。

(3)食物:某些食物对某些药物代谢有明显的影响。如高蛋白饮食能显著缩短茶碱在哮喘儿童体内的半衰期,而高糖类饮食则显著延长茶碱的半衰期,使 AUC 增大。一般来说,高蛋白糖类饮食可加快药物代谢。伊曲康唑和酮康唑在酸性条件下易吸收,但酸性的可口可乐服药后可使伊曲康唑和酮康唑的生物利用度显著增高。葡萄柚汁可明显抑制 CYP3A4,故以葡萄柚汁服用 CYP3A4 底物药物时,可引起后者血药浓度、AUC 显著增加。饮用葡萄柚汁能使抗焦虑药丁螺环酮的峰浓度增加 43 倍,AUC 增加 9.2 倍;使辛伐他汀峰浓度增加 12 倍,曲线下面积增加 13.5 倍。更有甚者,有报道,过敏性鼻炎患者服用特非那定时饮用葡萄柚汁,可导致特非那定中毒死亡。

第二节 治疗药物监测的指征

开展 TDM 工作,药物必修具备系列客观条件,包括:①药物的治疗作用和毒性反应必须与血药浓度呈一定相关性;②在较长时间内保持其治疗作用的药物,而非一次性或短暂性给药;③药物疗效判断困难或指标不明显;④已具有可供参考的药物治疗浓度范围和药物动力学的参数;⑤已建立了灵敏、准确和特异的血药浓度测定方法,可迅速获得结果,并据此可调整给药方案。

具备下列性质的药物则通常需要进行 TDM:

1.治疗指数窄,毒性反应强的药物。该类药物的有效剂量与中毒剂量接近,用药剂量不易掌握,易发生毒性反应。如地高辛、茶碱、苯妥英钠、奎尼丁。

2.个体间血药浓度差异大的药物。有些药物按同一剂量给药后,个体间血药浓度差异较大,表现在临床治疗上疗效差异大。如三环类抗抑郁药。

3.具有非线性药动学特征的药物,尤其是非线性发生在治疗浓度范围内。体内对该类药物的消除能力有一定的饱和性,当达到饱和时,剂量稍有增加,其血药浓度急剧增加,半衰期延长,极易发生毒性反应。比较典型的药物有苯妥英钠、茶碱、水杨酸盐类、甲氨蝶呤等。

4.肝肾及胃肠道功能障碍。肝功能损害导致主要经肝代谢的药物消除减慢(如利多卡因、茶碱等),而肾功能障碍时则导致主要经肾排泄的药物排泄量减少(如氨基苷类抗生素)。上述两种情况均可使血药浓度增加,易发生毒性反应。当胃肠道功能障碍时,使药物吸收不良,影响治疗方案的确定。

5.判断患者用药的依从性。考察是否因长期用药后肝药酶的诱导(抑制)作用对药效产生了影响,考察是否有其他原因不明的药效变化。

6.判断药物毒性反应。当药物的中毒症状与疾病本身的表征类似,临床无明确的判断标准时。如地高辛可用于治疗室上性心律失常,而其毒性反应也可为室上性心律失常;苯妥英钠的毒性反应可引起抽搐,与癫痫的发作不易区分。

7.合并用药产生相互作用。药物的相互作用可改变药物的体内动力学过程,影响药物的疗效,需要通过 TDM 进行剂量调整。

各个医疗机构所用的药物品种不同,TDM 的具体药物种类亦不同,临床常需监测的药物见表3-1。

表 3-1 临床常监测的药物

类别	药物
抗生素	庆大霉素、妥布霉素、卡那霉素、阿米卡星、万古霉素
强心苷类	地高辛、洋地黄毒苷
抗心律不齐药	胺碘酮、利多卡因、奎尼丁、普鲁卡因胺、丙吡胺
抗癫痫药	苯妥英钠、卡马西平、苯巴比妥、丙戊酸钠

类别	药物
平喘药	茶碱
三环类抗抑郁药	阿米替林、去甲替林、丙米嗪、地昔帕明
抗躁狂药	碳酸锂
抗肿瘤药	甲氨蝶呤
免疫抑制剂	环孢素、他克莫司

在下列情况下不需要进行 TDM：

(1)当药物的治疗浓度范围较大，安全性好，不需要个体化给药时。如 β-内酰胺类抗生素。

(2)当药效可用临床指标定量测出时。如抗凝剂、抗高血压药物、治疗糖尿病药物等。

(3)血药浓度不能预测药理效应时。

(4)因疾病的治疗疗程原因，患者在治疗期间不能受益于 TDM 时。

第三节　治疗药物监测的临床意义

TDM 的临床应用范围很广，不仅涉及指导临床安全合理用药、个体化给药方案的制订、药物过量中毒的诊断、根据 TDM 的结果确定合理的给药间隔、进行药物遗传学监测等方面，还可以根据 TDM 来判断病人的用药依从性。此外，还可将 TDM 的结果作为法律、医疗差错、医疗纠纷的鉴定依据。

一、指导临床合理用药

开展 TDM，根据血药浓度及病人药代动力学参数变化调整给药方案，对指导临床合理用药、提高临床治疗水平、减少或避免药物毒性反应具有重要的临床意义。如在 20 世纪 60 年代以前对抗心律失常药物普鲁卡因胺采用固定剂量给药，即每天 2～3g，分 3～4 次给药，此种给药方案经常导致临床不良反应或中毒。70 年代开展 TDM 以来，改变了传统经验模式，即不再开固定剂量处方，而是根据 TDM 调整给药方案，使普鲁卡因胺在预防和治疗严重室性心律失常方面变得更加安全和有效。又如按常规剂量、经验给予氨茶碱的血药浓度大多高于或低于治疗水平，只有 12％处于治疗浓度范围，通过 TDM 调整给药剂量后，可使 95％病人的血药浓度在治疗浓度范围，提高了疗效和安全性。有人报道，通过 TDM 及给药个体化，可使老年心力衰竭病人的地高辛中毒率由 44％下降到 5％以下。

二、给药个体化

药物剂量和所产生的药理作用存在很大的个体差异，并非所有的病人在根据教科书或药品说明书中规定的剂量后都能产生相同的疗效,因此,理想的给药方案是实现给药个体化。给药个体化的目的就是有的放矢的调整个体病人给药方案,从而达到理想的治疗效果,避免药物毒性反应。因此,必须掌握药物的有效血药浓度范围和病人的个体化资料,通过测定体液中的药物浓度,计算出各种药动学参数,然后根据病人的具体情况设计出针对个人的给药方案。

三、药物过量中毒的诊断

TDM 可为药物过量中毒的诊断和治疗提供客观的监测依据,这对于只靠临床观察不易及时确诊的病例显得尤为重要。如早期使用对乙酰半胱氨酸可保护肝,但其氧化代谢产物有肝毒性,可导致急性肝坏死甚至死亡。服用中毒剂量的对乙酰氨基酚的初期中毒症状并不明显,通常在用药 3 天后才出现,而此时进行治疗已延误时机。因此,为了及时诊断和治疗,在服用对乙酰氨基酚的早期应该进行 TDM。相似的例子可见导致神经和肾损害的锂中毒。锂中毒的早期症状也不明显,易被临床忽略,因此在应用锂治疗的初期,建议进行 TDM。

四、确定合理的给药间隔

根据药动学理论设计合理的给药间隔时间,是 TDM 的一项重要工作。常规的每日 3 次给予氨茶碱的给药间隔,往往因考虑上下班或交接班的方便而被护士将给药时间定在 8:00、11:30 和 17:00 前,此时血药浓度常低于治疗浓度,不能很好地控制哮喘。而每隔 8h 的给药间隔则可使血药浓度维持在治疗浓度范围,较好地控制哮喘。

五、药物遗传学监测

从遗传学角度讲,个体的药物代谢酶、转运体、靶蛋白或受体蛋白的遗传多态性是导致药物疗效和不良反应差异的真正原因。鉴于此,在临床药物治疗中,除了对生物样品进行 TDM 以外,在有条件的医院,还应该提倡和强调进行药物遗传学监测。所谓药物遗传学监测,是指通过药物代谢酶表型分型或基因分型来筛选个体的遗传多态性。基本方法是运用药物探针测定药物的代谢产物,从生化水平上衡量个体药物遗传学的差异,将药物在个体的代谢过程分为慢代谢型、中间代谢型、快代谢型和极快代谢型。

与传统的 TDM 相比,药物遗传学监测在给予病人药物之前就可预测到个体对该药的反应,其优点如下:①取样多样化,对病人的创伤较小。如可利用唾液、发根或颊拭子等生物样品。②可随时取样,不需要等待稳态条件。③举一反三,即测定一个药物可预测多个遗传特性与其相关的药物。④可解释药物产生个体差异的分子机制。⑤对个体的监测结果可以用于此个体一生。

药物遗传监测的结果可以改变“千人一药,千人一量”的传统给药方法而达到“对症下药,量体裁衣”,即对有药物遗传特性的个体病人采用特异的治疗药物,避免了在药物治疗中给个体病人毫无疗效的药物,同时不仅避免了药物的浪费,还提高了病人对药物治疗的依从性。但药物遗传学监测不能取代传统的 TDM。只有将两者有机地结合起来才能使临床药物治疗真正达到合理、有效、经济的目标,并能使鉴别和处理个体病人变得容易。例如,临床观察到某个体与群体有药效学差异,在需要调整治疗药物给药方案时,传统的 TDM 是证明个体获得有效治疗浓度范围的唯一方法,而药物遗传学监测可以解释该药物对该病人无效的原因。

随着全国医疗保健进入个体化治疗时代,除了采用传统的 TDM 检测病人血药浓度是否在治疗窗外,临床还应前瞻性地用病人的特异性遗传信息来监测药物治疗,即不仅对特殊个体采用最佳治疗药物,而且在治疗全过程均确保最有效、最安全的剂量。

目前,药物遗传学监测技术也有了较大的发展和进步,高通量基因芯片检测技术以及人源化基因操作动物模型的飞速发展推动了 TDM 以及药物遗传学监测的研究。2004 年 12 月,美国 FDA 批准了第一个采用基因芯片技术对 CYP2D6 的基因变异进行筛查和基因分型的实验室遗传学检测方法。通过该检测,可以评估病人对受体阻断剂、抗抑郁药、抗精神病药和抗肿瘤化疗药物等的代谢能力,这些药物均与 CYP2D6 相关,从而更确切地掌握个体病人临床用药量。

六、判断病人的用药依从性

依从性决定了病人是否按医嘱用药。病人不按医嘱用药是治疗失败的原因之一。有人统计,大约有 60% 的病人不严格按医嘱用药。TDM 是判断病人是否按医嘱用药的重要手段。通过 TDM 的结果,可有理有据的劝说病人按医嘱用药,从而提高治疗效果。

七、法律、医疗差错、医疗纠纷的鉴定依据

在与用药有关的法律、医疗差错、医疗纠纷中,进行 TDM 可提供有价值的鉴定依据。据统计,TDM 工作开展较好的医疗机构中,由用药导致的医疗纠纷也减少。

第四节　治疗药物监测评价与应用

一、TDM 的过程

TDM 的一般过程包括申请、样品采集、测定、分析数据及结果、调整给药方案、资料归档及分析。

1.首先根据患者的临床表征和所用药物,确定是否需要进行 TDM。提出 TDM 申请,并填写 TDM 申请单。该申请单除包括所要进行 TDM 的药物外,还应详细填写患者的疾病情况及用药情况。

2.按照有关生物样本采集的要求采集样本,及时将样本送至检测部门。

3.及时对样本进行处理和测定,不需或不能即刻测定的样品应妥善保存,避免稳定性因素对结果产生影响。

4.对所获得的数据参照患者个人信息、临床诊断和用药信息、其他实验室检查信息,药物

治疗浓度范围进行分析判断。对于较多数据结果可采用药动学公式或软件进行处理,给出有关的药动学参数,分析结果。

5.根据 TDM 检测数据结果和患者的临床表征,对结果进行解释,制定个体化给药方案。

6.对资料进行归档,定期进行分析。

二、TDM 方法评价

TDM 的实施过程对结果判断及制定合理给药方案有重要影响。大量的临床实践和基础研究,对于许多需要监测的药物都已确定了其治疗浓度范围。具备 TDM 的医疗机构应确定本院纳入检测的药物范围,制定科学合理的工作流程和完善的规章制度,建立快速可靠的生物样品检测方法。影响 TDM 结果准确性的因素包括:试验人员素质、科学的管理手段、明确的操作规程、可靠的检测方法和先进的仪器设备。质量控制系统是通过对影响实验结果的因素进行分析,研究有关的实验误差,制定的控制或消除实验误差的系统措施。具体的质量控制方法可以分为室间质量控制和室内质量控制。

1.生物样品检测方法　在进行 TDM 时,测定生物样本中药物浓度与常规体内药物分析所测定生物样本的方法学要求基本是相同的。要求分析方法具有较好的分离能力;方法学的稳定性及准确性较好;分析周期短、灵敏度高。

2.样品时效　TDM 时,应对目标药物在生物样品中的稳定性规律有充分了解,以确定样品采集后送样时间限制、接受样品至开始样品处理检测时间限制,以保证样品的可靠性。

3.样品采集　在准确的时间正确地采集样本,才能获得可用的数据。例如多剂量给药经过 7 个半衰期,达到稳态,后续给药前采集血样,可测得稳态谷浓度,如庆大霉素谷浓度过高,超过 2mg/L 时,容易引发毒性反应。

4.数据分析　数据分析应由具备相应专业知识背景的人员进行,并采用可靠的药动学和统计学软件,选择适宜的方法进行分析。

5.方案调整　根据样品测定和数据分析结果,及时调整给药方案,按调整方案给药后对患者再次进行监测,观察调整效果,动态地控制血药浓度在目标浓度范围内,并获得可接受的治疗结果。

6.实验室质量控制　实验室质量控制包括室内质量控制和室间质量控制。

在保障仪器、试剂、人员、方法、流程控制的前提下,对每批所监测的生物样品测定设质控样品,一般为高、中、低三个浓度值。质控样品可反映该批样品测试的准确性。目前,我国的 TDM 实验室的室内质量控制仍以制作质量控制图来完成,并根据质量控制点在图上的分布情况,来判定测定结果的准确性。

室间质量控制的目的是比较不同 TDM 实验室测定结果的准确性。1991 年,原卫生部临床检验中心制订了 TDM 室间质量评估。向不同的参加室间质量控制的 TDM 实验室发放质控血清样品,要求在规定的时间内完成测试,并将结果反馈给原卫生部临床检验中心。检验中心对各实验室的反馈结果进行统计学分析和评价。通过该项活动,考核不同分析方法的可靠性,以及 TDM 实验室的工作质量。

7.患者资料　TDM 工作除了以检测数据为依据外，还需要获得足够的患者基本资料，充分考虑影响其血药浓度的因素，对 TDM 结果给予合理的解释和利用，进行个体化给药。应掌握的基本资料包括：性别、年龄、身高、体重、原发疾病、肝肾功能、给药剂量、末次服药时间、采血时间、合并用药、患者的依从性、遗传因素、药剂学因素等。

三、TDM 临床应用

1.初始给药方案制定步骤　首先应确切进行疾病诊断，再选择合适的治疗药物，按下列步骤设计给药方案：①根据有关资料或自己的用药经验，选定药物治疗的目标浓度，如平均稳态血药浓度、$C_{(ss)max}$ 或 $C_{(ss)min}$；②查阅资料，获得相关的药动学参数，如 kaa、k、V、Cl、$t_{1/2}$ 等；③根据给药途径与前述的给药方案制定方法确定的初步给药方案。如静脉滴注给药，首先计算保持在治疗浓度范围内的最大给药间期 $t_{max}=2.303/k \cdot lg(C_{(ss)max}/C_{(ss)min})$；其次是计算可给予的最大维持量 $X_{max}=V/F(C_{ss}max-C_{(ss)min})$；第三是根据最大给药间期 t_{max} 和最大维持量 X_{max} 计算给药速率 $=X_{max}/t_{max}$；第四是计算负荷剂量 $X_0=V/F \cdot C_{(ss)max}$。如此完成一次给药方案的制定。

按拟定方案给药，观察给药后临床疗效，并在适宜的时间采集血样，测定血药浓度，以测定浓度为指标，结合临床疗效观察结果，判断给药方案的合理性，对不合理的方案进行调整。

2.调整个体化给药方案的方法　一般情况下以血药浓度测定结果，参考各类药物治疗浓度范围，再结合临床治疗反应，当超出治疗浓度范围时，可按峰-谷浓度法调整给药剂量或给药间隔。

峰-谷浓度法的一般思路是：如果峰浓度过高，而谷浓度在治疗范围内，则通过减少剂量，而给药间隔不变的方法进行调整；如果峰浓度在治疗范围内，而谷浓度过高，则剂量不变，通过延长给药间隔进行调整。

按调整方案给药并经 5 个 $t_{1/2}$ 后，于适宜的时间再采集血样，测定血药峰-谷浓度，如在期望值内，则按此方案给药，如仍不在期望值内，可按峰-谷浓度法再次进行方案调整。如此反复，直至血药峰-谷浓度均在治疗范围之内，获得针对监护对象的安全、有效的个体给药方案。

3.药物基因组学在个体化给药方案设计的应用　药物体内过程表现的个体差异，使临床以相同给药方法获得不一致的血药浓度水平，产生不一致的治疗效果，重要的原因之一是遗传多态性，为此，在充分研究遗传因素与药物体内过程相关性的基础上，根据基因分型结果，预测某些药物在特定个体的体内过程，以此为依据制定个体化给药方案，这应该是个体化给药方案制定的重要发展方向之一。

4.应用实例——地高辛治疗药物监测

(1)体内过程：地高辛是强心苷类药物，临床用于治疗慢性心力衰竭和心房颤动等疾病。地高辛口服给药的生物利用度因剂型不同而有差别，口服主要经小肠上部吸收，吸收不完全，也不规则，片剂的生物利用度为 50%～85%，糖浆剂的生物利用度为 70%～85%，软胶囊的生物利用度较高 90%～100%。口服起效时间 0.5～2 小时。地高辛消除半衰期平均为 36 小时。吸收后广泛分布到各组织，部分经胆道吸收入血，形成肠肝循环。血浆蛋白结合率低，为 20%

～25％，表观分布容积为 6～10L/kg，主要以原形由肾排除，尿中排出量为用量的 50％～70％。地高辛的治疗浓度范围较窄，需监测血药浓度。

（2）影响血药浓度的因素

①功能对血药浓度的影响：当肾功能下降时，表观分布容积减少，使地高辛的血药浓度升高。

②合并用药的影响：地高辛与利尿剂（呋塞米、噻嗪类）合用，使机体对地高辛的敏感性增强，易发生地高辛中毒。红霉素、克拉霉素通过抑制肠道菌群，使地高辛的代谢减少，血药浓度增加，其中克拉霉素对地高辛的肾脏排泄具有抑制作用。血管紧张素转换酶抑制剂能增加地高辛血药浓度，普罗帕酮、胺碘酮能降低地高辛的清除率，增加其血药浓度。

③运动对血药浓度的影响：运动可降低地高辛的血药浓度。有研究表明，在采取样品前休息 2 小时，地高辛的血药浓度比运动时增加 25％。

④地高辛样免疫活性物质的影响：心功能不全的患者体内存在地高辛样免疫活性物质，在采用 RIA 和 FPIA 方法测定地高辛时，对地高辛的浓度产生干扰，可能出现假阳性结果。

（3）治疗浓度范围：采用地高辛开始治疗时，治疗浓度范围为 $0.8～2.0\mu g/L$。很多研究结果证实，当其浓度超过 $2.0\mu g/L$ 时，易发生中毒。该治疗浓度范围也适合于新生儿和儿童，心房颤动的患者对于相对高的血药浓度耐受性较好。地高辛的血药浓度是患者临床疗效及其耐受性的唯一指标。

（4）样品采集：口服地高辛后，最好在 7～14 天采集血样。须根据血药浓度与药效间的关系选择一个合适的样品采集时间，一般情况下，服药后 12～24 小时，药效强度与血药浓度达到一个相对稳定的比值，因此可在给药后 12 小时或 24 小时采集样品。有研究表明，运动可降低地高辛的血药浓度，在采集样品前，患者应适当休息（2 小时以上）。

（5）样品分析测定：测定地高辛血药浓度的方法有放射免疫法、酶免疫法、荧光偏振免疫法和色谱法等，其中放射免疫法和荧光偏振免疫法为常用方法。

①放射免疫法：RIA 法是测定地高辛常采用的一种方法，该法的灵敏度高，准确性好。通常试剂盒的最低检测限为 0.2～0.4ng/mL，低于有效血药浓度下限。有研究表明，不同试剂盒在治疗浓度范围内的测定精密度在 5％～15％。RIA 法的缺点是专属性差，采用该方法测定地高辛时，内源性的地高辛结构类似物和地高辛的代谢物对测定干扰较大，为解决干扰问题，现采用固相提取的方法对样品进行前处理。

②荧光偏振免疫法：荧光偏振免疫法灵敏度高、重现性好，现在有血药浓度专用的荧光偏振免疫分析仪（TDx）可用于地高辛 TDM，采用该方法测定地高辛时，具有测定速度快、操作方便、取样量少、测定精度和灵敏度高、抗干扰能力强等特点。

第五节　治疗药物监测的流程

目前，在我国有条件的医院中，TDM 已经作为临床药物治疗的常规手段。TDM 流程可分为：申请、采样、测定、数据处理及结果分析五个步骤。

一、申请

临床医生和临床药师根据患者的疾病特征及使用药物,确定患者是否需要进行 TDM。由医生提出 TDM 申请并填写申请单,至少应包括下述内容:①患者的基本信息,如姓名、开立科室、门诊号或住院号等;②提出申请的医师姓名;③测定样本的类型;④申请的检测项目;⑤样本采集时间和实验室收到样本的时间;⑥患者的临床资料,包括性别、年龄、初步诊断等。设计完善的申请单应包含足够的信息以利于药师对检测结果进行解释。

二、采样

临床医生提出 TDM 申请后,护士根据医嘱按照有关要求采集样本,并将其尽快送交TDM 实验室,以保证药物在生物样本中的稳定性。不能及时送检时一般视样品的种类和药物的性质放入 2～8℃冰箱冷藏;如需较长距离运送,应将密封的标本装入聚乙烯塑料袋,放入冷藏箱内运输。TDM 中应用最多的是血液样本,包括全血、血浆、血清,其次是尿液样本。在特定情况下,TDM 也可采用其他体液样本,如唾液、脑脊液等。

三、测定

TDM 实验室收到样本后,应按要求对样本进行验收,对于不合格的样本予以拒收,对于符合要求的样本应在规定时间内按照标准操作规程进行处理、测定。

四、数据处理

TDM 实验室对获得的药物浓度数据进行分析判断,必要时采用药代动力学公式或软件进行处理,给出有关的药代动力学参数。

五、结果分析

临床药师根据 TDM 结果和患者的临床表现,进行解释,并与临床医生一起制订个体化给药方案。TDM 的结果分析是非常重要的环节,正确地解释 TDM 的结果,才能正确地指导临床用药。

第二篇　西药篇

第四章　神经精神药物合理应用的一般原则

　　合理用药是指以现代的、系统的医药知识,在了解疾病和药物的基础上,安全、有效、适时、简便、经济地使用药物。世界卫生组织(WHO)制定的合理用药标准有五条:合适的药物,以合适的价格保证药物供应,正确地调剂处方,药物剂量、用药途径和用药时间合适,药物质量安全有效。

　　合理用药的目的是在药物治疗中获得最大疗效和最大安全性。因此合理用药首先必须在合理诊断的基础上,针对发病机制和临床表现选择合适的药物。其次,在药物治疗中要充分考虑药物的疗效、不良反应和影响药物作用的各种因素,优化给药方案,减少不良反应的发生。同时,要按照每位患者的具体情况,选择适当的药物剂量、剂型、给药时间、疗程等。在用药过程中,应密切观察药效及不良反应,及时调整给药方案。

一、神经精神药物选用的一般原则

　　1.药物的选择　选择药物的首要标准是安全有效,选用的药物应达到消除或祛除病因、减轻症状、治疗并发症及预防发病的治疗目的。神经精神系统疾病的治疗,除了物理疗法、心理疗法等方法外,药物治疗起着关键性的作用。根据患者疾病特点选用安全有效的药物,力求最大限度地发挥药物疗效,降低不良反应及疾病复发的可能。

　　对于抑郁症患者,三环类抗抑郁药仍是临床上常选用的药物,丙咪嗪或去甲丙咪嗪均有明显的抗抑郁和激活作用,对迟缓性抑郁症很有效,阿米替林等的镇静作用较强,对激越性抑郁症患者效果好。三环类抗抑郁药对心脏有一定毒副作用,对有心室传导减慢或其他心脏病的患者最好采用麦普替林、舒必利等心脏不良反应较少的药物。

　　2.用药剂量的选择　药物使用剂量与其治疗效果密切相关,选择合适的用药剂量是保障疗效的关键,临床上常根据药动学参数确定药物的负荷量、给药速率、维持量和给药间隔,并根据疾病的发展状况及患者的实际情况,适时调整药物的使用剂量。神经精神系统疾病的药物治疗宜从小剂量开始,逐渐增加到有效剂量,加量速度应视药物特性和患者具体状况而定,应足疗程治疗。尽可能使用最小有效剂量,以减少药物不良反应,提高患者依从性。

　　如精神分裂症的临床治疗中主要分为急性期、巩固治疗期和维持治疗期。使用剂量达有效剂量后,一般4~6周内会获得明显疗效,此后仍应按相同剂量继续给药(一般4~6周),维持治疗剂量原则上应是能保持疗效的最低剂量,一般约为急性治疗剂量的20%~50%,由急性治疗阶段过渡到维持治疗阶段剂量应逐步减少。

3.给药途径的选择 选择给药途径,应根据患者生理病理状况、药物理化性质以及治疗目的选择合适的给药途径;所选给药途径应能使药物在靶器官的生物利用度最大化,同时还须考虑局部组织的耐受性。

剂型不同,给药途径不同,药物作用也不同。例如,硫酸镁给药途径不同,呈现不同药理作用,口服主要用于导泻和利胆,注射则主要用于抗惊厥和肌肉痉挛。

4.给药方案的设计与调整 明确诊断选用适宜的药物后,可根据已知的群体药动学参数、药效学参数,结合患者的年龄、体重、肝肾功能等基本情况,计算初始剂量和给药间隔。通常可根据药物的半衰期设计给药方案,可根据稳态血药浓度设计给药方案,也可通过血药浓度测定设计给药方案。在正确诊断、选择药物适宜的前提下,若初始给药方案没有获得预期的治疗效果,应根据患者的个体药效学和药动学参数,调整给药方案。

许多神经精神药物的有效血药浓度范围较窄,个体差异较大,如抗癫痫药卡马西平和苯妥英钠、抗抑郁药丙咪嗪和阿米替林、抗躁狂药碳酸锂等,临床治疗中常需定期进行治疗药物监测,以便及时调整个体化给药方案,力求最大限度地发挥药物的疗效,并将药物的副作用减至最低程度。

二、神经精神疾病的药物选用

(一)脑血管病的药物选用

脑血管病指各种血管源性脑病引起的脑功能障碍,包括缺血性脑血管病和出血性脑血管疾病。

1.脑血管病的药物治疗原则

(1)缺血性脑血管病要早期溶栓治疗,恢复血氧供应。要改善脑循环,降低脑代谢,减轻脑水肿。全身治疗要纠正高血糖,降低血黏度,维持水电解质平衡。要预防脑栓塞再发,阻止脑梗死进一步发展,预防并发症的发生。

(2)出血性脑血管疾病要控制脑水肿,降低颅内压。适度降低血压,防止进一步出血。控制体温。预防和及时治疗应激性上消化道出血、癫痫发作、泌尿道和呼吸道感染等。

2.脑血管病的药物选用

(1)溶栓应用纤溶酶原激活剂、尿激酶等药物。

(2)抗凝应用肝素、低分子肝素等药物。

(3)控制脑水肿、降低颅内压应用甘露醇、山梨醇、甘油果糖注射液,肾上腺皮质激素类药物也可减轻脑水肿。

(4)抗血管痉挛应用尼莫地平、氟桂利嗪等。

(5)抗血小板应用阿司匹林、氯吡格雷、双嘧达莫。

(二)帕金森病的药物选用

1.帕金森病的药物治疗原则

(1)给药从最小剂量开始,逐渐递增,尽量以较小剂量取得较好疗效。

(2)尽量采用单药治疗。

(3)根据症状改善情况和不良反应,适当调整剂量。

(4)停药时应逐渐减量。

2.帕金森病的药物选用

(1)以震颤为主的早期帕金森病,首选药物是单用抗胆碱药物或合用金刚烷胺。

(2)以行动困难或僵硬为主的早期帕金森病,应选用金刚烷胺或合用抗胆碱药。

(3)帕金森病的中晚期,应选用左旋多巴或其复方制剂;长期服用左旋多巴出现疗效减退,可合用多巴胺受体激动剂。

(4)治疗帕金森病精神症状,首选氯氮平。

(三)癫痫的药物选用

1.癫痫的药物治疗原则

(1)早期用药发作控制率较高,停药后复发率也较低,可以最大程度减少惊厥性脑损伤,防止智力减退。

(2)根据癫痫发作类型和综合征选用相应药物。

(3)尽可能单药治疗,便于判断疗效和不良反应,减少药物不良反应和药物相互作用,提高患者依从性,减轻患者经济负担。

(4)如两次单药治疗无法达到治疗目的,可考虑合理的多药联合治疗。采用多药治疗,要选择不同作用机制的药物,避免有类似不良反应、存在复杂相互作用和肝酶诱导的药物合用。

(5)给药从最小剂量开始,逐渐递增,直至发作控制或最大可耐受剂量。

(6)不宜频繁换药,必要时换用另一种药物,应在发作得到控制或达到最大可耐受剂量后,再逐渐减用原有药物。

(7)坚持连续服药,严格掌握停药指证,停药时应逐渐减量。

2.癫痫的药物选用

(1)全身性强直阵挛发作,一线药物是丙戊酸钠,二线药物是左乙拉西坦、托吡酯,也可选用苯妥英钠、苯巴比妥、扑米酮。苯妥英钠抗癫痫效果明显,镇静作用轻微;扑米酮适用于苯妥英钠、苯巴比妥不能控制的发作。

(2)复杂部分性发作,一线药物是卡马西平、丙戊酸钠、奥卡西平、拉莫三嗪,二线药物是左乙拉西坦、加巴喷丁、托吡酯、唑尼沙胺,也可用苯妥英钠、苯巴比妥。一般首用卡马西平。

(3)失神发作,一线药物是丙戊酸钠、拉莫三嗪,二线药物是托吡酯。丙戊酸对失神发作疗效好,但肝脏毒性较大。

(4)强直发作,一线药物是丙戊酸钠,二线药物是左乙拉西坦、氯硝西泮、拉莫三嗪、托吡酯,也可用苯巴比妥、苯妥英钠。

(5)失张力发作,一线药物是丙戊酸钠、拉莫三嗪,二线药物是左乙拉西坦、托吡酯、氯硝西泮,也可用苯巴比妥。

(6)肌阵挛发作,一线药物是丙戊酸钠、托吡酯,二线药物是左乙拉西坦、氯硝西泮、拉莫三嗪。

(7)癫痫持续状态,快速终止发作首选地西泮,也可用劳拉西泮、苯妥英钠、苯巴比妥、丙戊酸钠等;维持治疗可用苯巴比妥。可联合应用苯妥英钠和苯二氮䓬类药物,若两者联合应用疗效不佳,可应用苯巴比妥。

(8)难治性癫痫,可联合用药或用新型抗癫痫药物。

(四)精神分裂症的药物选用

1.精神分裂症的药物治疗原则

(1)根据临床症状、药物作用特点、药物不良反应、患者个体特征选用合适药物。

(2)原则上采用单一药物治疗,一般从小剂量开始。

(3)伴有抑郁、锥体外系反应时,可联合用药。

(4)症状控制后,仍要采用小剂量维持治疗。

2.精神分裂症的药物选用

(1)以兴奋症状为主要表现的精神分裂症,可选用控制兴奋和躁动较强的药物,如第一代抗精神病药物吩噻嗪类(氯丙嗪)、丁酰苯类(氟哌啶醇)或第二代抗精神病药物合用苯二氮䓬类药物,也可使用氯氮平。

(2)以幻觉、妄想症状为主要表现的精神分裂症,可选用第一代抗精神病药物吩噻嗪类(氯丙嗪、奋乃静、氟奋乃静等)或第二代抗精神病药物奥氮平、利培酮等。

(3)以淡漠退缩症状为主要表现的精神分裂症,可选用氯氮平、舒必利、氟奋乃静、利培酮、三氟拉嗪等。

(4)慢性精神分裂症宜选用对淡漠退缩状态疗效较好,有振奋、激活作用的药物,如舒必利、氟奋乃静、三氟拉嗪等。

(五)抑郁症的药物选用

1.抑郁症的药物治疗原则

(1)根据临床症状、药物耐受性、患者个体特征选用合适药物,坚持用药个体化原则。

(2)从小剂量开始用药,缓慢调整剂量,尽可能使用最低有效剂量,减少不良反应。

(3)尽可能单药治疗,联用抗抑郁药物并不比单用更有效,而且联用药物不良反应发生率更高。

(4)停药时逐渐减量,避免撤药综合征。

2.抑郁症的药物选用

(1)轻度慢性抑郁症可选用单胺氧化酶抑制剂。

(2)伴生物学特征的非典型抑郁症首选药物是单胺氧化酶抑制剂。

(3)失眠、焦虑症状为主要表现的抑郁症可选用三环类抗抑郁药物,也可合用苯二氮䓬类药物。

(4)抗抑郁药物中选择性 5-羟色胺再摄取抑制剂耐受性最好,安全性最高。

(六)焦虑症的药物选用

1.焦虑症的药物治疗原则　　多数抗焦虑药物都具有一定的精神依赖性,不可长期使用。

2.焦虑症的药物选用

(1)早期可选用起效快的苯二氮䓬类药物。

(2)迁延期首选三环类抗抑郁药物,治疗初期可短期合并使用苯二氮䓬类药物。

(3)广泛性焦虑可选用新型抗焦虑药物。

第五章　中枢兴奋剂

中枢兴奋剂是一类作用于中枢神经系统,能提高中枢神经系统活动、觉醒和警觉水平的药物。本类药物主要是选择性地作用于大脑皮层、延髓中枢或脊髓中枢等部位,提高中枢神经系统的功能活动,使人清醒、注意力集中。代表药物包括哌甲酯、苯丙胺、匹莫林、甲氯芬酯、咖啡因等。目前中枢兴奋剂主要用于治疗儿童注意缺陷与多动障碍(ADHD)、发作性睡病和催眠药物过量中毒的抢救。

第一节　药理机制

中枢兴奋剂对多种神经递质系统有明显的影响,其中枢兴奋的机制也十分复杂,目前这类药物急性中枢兴奋的机制有 3 点较明确:抑制单胺氧化酶(MAOIs),减少 NE 和 DA 的破坏等;阻断神经元对多巴胺(DA)和去甲肾上腺素(NE)再摄取;促进儿茶酚胺类神经末梢释放 NE 和 DA(苯丙胺类以此途径为主)。在这三者中,以后者最为主要。总的结果是增加神经元突触间隙中 DA 和 NE 的有效浓度。增加 DA 和 NE 可以振奋精神,增加精力和自制力,改善注意力,激活运动。

从神经信息的传递过程来看,神经元之间的传递依靠神经递质,而神经元内部的传递靠第二信使。根据现有的资料,多巴胺(DA)这种递质与醒觉有关,凡能促进这种递质传递的药物都有提神的作用。多巴胺从一个神经元释放到突触间隙中,与突触后膜(下一个神经元的细胞膜)上的 DA 受体结合后,会使该神经元内的 ATP 转变为第二信使 cAMP,然后发挥作用,进一步激活细胞的各种功能。所以,凡能增加 DA 的活性或其释放量的药物,如苯丙胺或哌甲酯(利他林),就能够起到提神的作用。又因为 cAMP 是由磷酸二酯酶灭活的,凡能抑制这种酶活动的药物,便能增加 cAMP 的活性,从而增加神经细胞的活性,有些药物(如咖啡因)之所以有振奋作用,其机制便在于此。

中枢兴奋剂治疗 ADHD 作用:ADHD 的病理机制可能就在于神经元突触间隙中 NE 太少,神经元之间的信息传递不理想,结果导致患者在应该控制自己的场合却控制不住自己。而中枢兴奋剂能增加 NE 的作用,起到了治疗作用。中枢兴奋剂治疗 ADHD,对患者的作用有三:①对行为的作用:中枢兴奋剂能显著地减少 ADHD 患儿的攻击性、冲动性、吵闹和不服从命令等破坏性行为,减少躯体活动量。②对认知与学习的作用:中枢兴奋剂能提高注意力、促使患儿减少注意力分散、抵御无关刺激的干扰,使其集中注意于认知活动上,减少小动作,提高学习效率。③对社会交往的作用:中枢兴奋剂可以明显地增加患儿对父母和老师命令的服从性,促进亲子关系,增加交往过程中对他人行为的反应性,减少交往过程中的负性行为和攻击性行为。这样还可以改变父母、老师和同伴对儿童的态度,促使他们发展有利于患儿的行为。

中枢兴奋剂药理作用广泛,除上述的主要兴奋中枢神经系统以外,还对心血管系统有强烈的兴奋作用;抑制食欲和发热;可卡因还有强效局部麻痹和缩血管作用。苯丙胺类减肥的原因主要是抑制下丘脑神经肽-Y 的水平,降低食欲、减少摄食,另外增加体力活动也消耗体能,有降低体重作用。小剂量苯丙胺类可使收缩压、舒张压均升高,但因反射性心跳减慢,心输出量不变。苯丙胺类使平滑肌收缩,兴奋脑呼吸中枢,减轻多种镇静催眠药对中枢神经系统的抑制。

总的来讲,精神兴奋药的药理作用概括起来有以下特点:①能促使皮质兴奋,可解除嗜睡和疲劳感,但药物作用过后又可加重上述感觉。②可产生情绪高涨等欣快感。③久服可导致药物依赖及滥用。④有较多的副作用,如失眠、厌食、体重下降、血压上升等。

第二节 常用中枢兴奋药物

常用中枢兴奋剂有以下几种:哌甲酯、苯丙胺、匹莫林、甲氯芬酯与咖啡因等。前三种药品除了提神外,主要用以治疗注意缺陷/多动障碍,还可用于治疗抗精神病药的超量中毒,效果较好。甲氯芬酯在临床上应用已很长久,据称可以治疗脑外伤引起的昏迷、酒精中毒、遗尿,甚至是老年性精神障碍,实际上疗效并不很确切。咖啡因普遍存在于咖啡、茶叶等常用饮料中,通常用以提神。由于这些药物都有不同程度的依赖性,使用上应严格掌握。目前咖啡因和苯丙胺已基本不用。

一、哌甲酯

又称利他林,是人工合成的一种比较缓和的中枢神经兴奋药,能改善精神活动,解除轻度抑郁及疲劳感;能抑制儿童多动,使其注意力集中,减少活动量和对别人的干扰,顺从性增加;还能兴奋呼吸中枢,使机体对血液二氧化碳的反应更为敏感,有利于维持呼吸功能,用于对抗催眠药物中毒引起的中枢抑制和其他原因引起的呼吸抑制。在治疗量时,对心率和血压无明显影响,大剂量可致惊厥。

1.药代学 口服吸收完全。2 小时血药浓度达峰值,半衰期为 2 小时,作用可维持 4 小时左右,缓控释剂作用时间达 8~12 小时。在肝脏代谢,代谢产物没有活性,经肾排泄,酸性尿可促进排泄。

2.适应证 ①儿童注意缺陷/多动障碍,这是本药的主要用途,疗效优于苯丙胺,为首选药物之一,可使患儿趋于安静,精神集中。②发作性睡病。③儿童遗尿症,哌甲酯能刺激大脑皮层,使皮层处于较活跃水平,因而使患儿易被尿意唤醒。④椎管内麻醉寒战,寒战是椎管内麻醉常见并发症，会使机体耗氧增加，心肺负担加重并影响手术操作。机制可能是由于其兴奋高级神经中枢，加强了网状结构中抑制性神经元的功能，使脊髓与肌肉间 γ 环路的兴奋性降低，达到治疗寒战的目的，且避免了哌替啶抑制呼吸的不良反应。⑤兴奋呼吸及对抗因巴比妥类、水合氯醛等药物过量所引起的中枢抑制。

3.用法和用量　治疗儿童注意缺陷与多动障碍（ADHD）：口服，剂量为 0.5～1.5mg/（kg·d）。应从小剂量开始，逐渐加量。每日总量，12 岁以下不超过 20mg，12 岁以上为 30mg。最高 60mg/d。

对抗中枢抑制：口服，每次 10mg，一日 2～3 次。静注或肌注，每次 10mg，一日 2 次。用于镇静药过量解毒时，每次 20～50mg，每 30 分钟一次。

治疗小儿遗尿症：口服，6 岁以上儿童开始每次 5mg，一日 2 次，以后根据病情逐渐增加，每周递增 5mg，每日总量不超过 60mg。

治疗椎管内麻醉寒战：哌甲酯 20mg 缓慢静脉滴注。

治疗发作性睡病：口服成人一次 10mg，一日 2～3 次。

宜饭前 45 分钟服用，下午用药不宜迟于午后 4 时。尽量避免睡前给药，以免引起失眠。最高量不宜超过 60mg/d。

4.不良反应　不良反应较少，常见有眩晕、失眠、头痛、口渴、厌食、恶心、心悸、腹痛等。偶可出现荨麻疹等过敏反应、中毒性精神病和白细胞减少。大剂量可致血压升高、共济失调和惊厥。过量可引起中毒，会有焦虑、紧张、精神错乱、谵妄、幻觉等精神病样中毒症状，严重者可出现昏迷、惊厥甚至死亡。对于过量中毒者可洗胃，促进排泄，并视病情给予相应的对症治疗和支持疗法。长期应用可致精神依赖和成瘾。

5.药物相互作用　哌甲酯是一个相对比较安全的药物，不良反应少，药物相互作用也较少。①哌甲酯与抗癫痫药、抗凝药以及保泰松合用，可使血药浓度升高，出现毒性反应。②抗高血压药以及利尿性抗高血压药与本药并用，其效应可减弱，应作监测。③与 M 胆碱受体阻滞药合用可以增效。④中枢兴奋药，如苯丙胺、多沙普仑、咖啡因及肾上腺素受体激动药，与哌甲酯合用时作用相加，中枢兴奋明显时可诱发紧张、激动、失眠，甚至惊厥或心律失常。⑤曾有个案报道，合用哌甲酯和可乐定造成 3 例儿童猝死，为此有专家提出警告，但美国 FDA 调查后未能找出合用导致死亡的可能证据，不过提示二药合用时，当可乐定为高峰效应而哌甲酯效应下降时容易出现镇静、低血压和心动过缓；而当哌甲酯为高峰效应而可乐定效应下降时容易出现高血压和心动过速。

6.注意事项　①6 岁以下儿童尽量避免使用。②青光眼、癫痫、激动性抑郁、过度兴奋者、对本品过敏者禁用。③孕妇及哺乳期妇女禁用。④按期测血压，尤其是高血压患者。长期服药须定期复查红细胞、白细胞和血小板计数。⑤可抑制身高成长，小儿须记录成长发育情况，包括体重和身高，有异常务必停药。⑥长期使用可产生药物依赖性。

二、苯丙胺

苯丙胺为肾上腺素能药物，能增加儿茶酚胺的传出，抑制这类神经递质的再摄取，具有中枢兴奋作用,能兴奋大脑皮层、呼吸中枢及血管运动中枢,使精神活动增加。苯丙胺是唯一被FDA批准用于 6 岁以下儿童的中枢神经兴奋剂。另外,当儿童或青少年患者服用哌甲酯疗效不理想时,苯丙胺又是首选的一个中枢神经兴奋剂。

1.药动学　口服易吸收,具有高度脂溶性,能快速分布到机体组织,并穿过血脑脊液屏障。苯丙胺与血浆蛋白的结合变异性较大,平均分布容积(V_d)为 5L/kg,体内达峰时间为 2 小时,半衰期为 10～12 小时。经肝代谢,在体内经羟化酶转化为对位羟基苯丙胺,再经 DAβ-氧化酶转化为对位羟基苯丙醇胺。由肾脏排出,口服后 3 小时开始排泄,排泄速度较慢、碱性尿可延缓排泄,而酸化尿液则可加快其清除。

2.适应证　①儿童注意缺陷/多动障碍(ADHD)。②发作性睡眠症。③抑制食欲,作为减肥药,用于减肥治疗。④解救催眠药中毒。⑤治疗抑郁症,有研究报道苯丙胺与其他抗抑郁药物合用能起到增效作用。⑥有研究认为苯丙胺等一些中枢兴奋剂能改善艾滋病、抑郁障碍或肌强直性营养失调所致疲劳综合征。⑦遗尿症。⑧苯丙胺能减少可卡因的使用,可作为可卡因成瘾患者的替代法疗的药物。

3.用法和用量　口服每次 5～10mg,每日 1～3 次。极量:一次 20mg,一日 30mg。肌肉或皮下注射,每次 5～10mg,极量:一次 10mg,一日 20mg。禁止长期应用,以免发生积蓄作用。

4.不良反应　主要是其成瘾性及中毒反应。

(1)常见不良反应:有口干、恶心、呕吐、腹痛、头晕、出汗、失眠、疲乏、易激惹、好哭、紧张不安、震颤、心悸等。严重不良反应可出现定向力障碍、惊厥发作、血压升高、心律失常、幻觉、晕厥,过于严重可导致死亡。

(2)长期应用可产生耐受性和药物依赖。长期大量使用可引起苯丙胺样精神病,临床表现与偏执型精神分裂症相似,可出现精神激动、幻觉、妄想和思维联想障碍等症状,停药可恢复,但也有转为慢性者。剂量过大也会出现谵妄状态。

(3)急性苯丙胺中毒与处理:临床表现:以中枢神经系统表现为主,轻者有情绪紧张、激动不安、幻想、焦虑及谵妄。经过一阶段兴奋后,患者发生神志蒙眬和昏迷,呼吸浅表以至衰竭。心血管方面,有显著高血压或血压偏低、心动过速、期前收缩或其他心律失常,甚至晕厥和循环衰竭。有些中毒患者出现脑出血及其他部位出血症状。此外尚有腹胀、腹泻及呕吐等胃肠反应。尿液进行毒物分析示毒物存在。处理:减少毒物吸收,催吐、导泻,活性炭 50～80g 灌胃;促进毒物排泄,可口服或鼻饲氯化铵,静滴维生素 C;对抗中枢神经系统兴奋作用,可用氟哌啶醇等;防治呼吸心跳停止;对症支持治疗;必要时血液透析疗法。

5.药物相互作用　①苯丙胺与碱化尿的药物合用,苯丙胺的排泄可减慢,以致效应显著。②苯丙胺能使血糖升高,糖尿病患者使用胰岛素及其他降糖药剂量需调整。③苯丙胺与抗高血压药以及利尿性抗高血压药合用,降压作用可减弱。④苯丙胺与 β 肾上腺素受体阻断药合用,升压明显,可出现严重的心动过缓。⑤抗精神病药氟哌啶醇、吩噻嗪类药、噻吨类药、洛沙平等都有 α 肾上腺素受体阻断作用,与苯丙胺合用时效应减弱,同时苯丙胺的中枢兴奋作用也减弱。⑥苯丙胺与任何中枢兴奋药合用,相互增效。⑦苯丙胺与洋地黄、左旋多巴合用,可导致心律失常。⑧锂盐能拮抗苯丙胺的中枢兴奋作用。⑨苯丙胺能延长苯巴比妥和苯妥因等的胃肠道吸收,不应合用。⑩苯丙胺与甲状腺素合用,两者皆增效。

6.注意事项 ①有心血管疾病(高血压、冠心病等)、青光眼、甲状腺功能亢进、神经衰弱、焦虑不安等症的患者禁用。②老人及小儿忌用。③有攻击或严重抑郁自杀倾向者慎用。④不宜与单胺氧化酶抑制剂合用。⑤肝、肾功能不良者慎用。

三、匹莫林

药理作用和代谢与其他中枢兴奋药相似,但拟交感神经作用轻微。匹莫林的治疗作用和副作用均较哌甲酯温和,而且起效慢。它作用时间长,每天只需给药一次即可保持有效疗效,服用方便,且较少引起药物依赖。但由于匹莫林的肝脏毒性,现已经较少应用。

1.药动学 一般口服后2～4小时血药浓度达峰值。血药浓度达稳态需2～3天。半衰期为4～15.5小时。药效高峰时间为3～4周。停药后药效可维持1～3天。在肝内代谢,代谢产物主要经肾脏由尿中排泄,24小时可排出口服药的75%,其中50%为原形药。

2.适应证 作用机制尚未被阐明,可能通过多巴胺能机制发挥药效作用。临床上匹莫林主要用于治疗注意缺陷/多动障碍;轻度抑郁症及发作性睡病;过度脑力劳动所致的疲劳、记忆障碍等。也可用于遗传性过敏性皮炎。

3.用法与用量 治疗儿童注意缺陷/多动障碍:口服,6岁以上儿童开始时每晨一次服10～20mg,然后在第一周内每日增加20mg,直至达到预期的控制作用,一般每日不超过60mg。6岁以下儿童的安全性,尚无足够资料证实。为避免失眠,下午不服药。治疗过敏性皮炎:口服,开始每日20mg,每2～3日递增20mg,至止痒或每日80mg为止,每周用药6日,停药1日,共用2周。

4.不良反应 失眠为最常见的不良反应,多在治疗初期尚未出现疗效之前发生,大多数为一时性,继续用药或减量可自行消失;为避免失眠,通常午餐后不再服药。其他常见副作用有食欲减退,还可见眼球震颤、运动障碍、恶心、头昏、体重减轻、易激动等,这些副作用常在治疗初期易发生,多数为一过性,继续用药或减量可自行消失。偶见抑郁、萎靡、易激惹、皮疹、胃疼等。长期服用匹莫林,有可能发生严重肝脏毒性损害,约3%转氨酶升高,所以现在已较少应用,如需服用,应定期检测肝功能。

药物过量:中毒症状:恶心、呕吐、出汗、潮红、高热、瞳孔散大、头痛、震颤、抽搐、痉挛、反射亢进、激动、欣快、幻觉、谵妄、神志错乱、心血管系统可见心动过速、高血压。处理:误服大剂量应立即催吐、洗胃。静脉注射或静脉滴注高渗葡萄糖注射液以促进排泄。依病情给予对症治疗和支持疗法。

5.药物相互作用 ①匹莫林可降低惊厥发作的阈值,故合用抗癫痫药时需调整后者的用量。②匹莫林与其他中枢神经兴奋药合用时,作用可相互增强,易造成不安、失眠、心律失常乃至惊厥发作。

6.注意事项 ①6岁以下儿童不宜使用。②肝、肾功能损害者禁用,服药期间应定期监测肝功能。③可加剧多发性抽动与秽语综合征或重症精神病,故禁用。④可降低惊厥阈值,故癫痫患者慎用。⑤孕妇禁用。

四、咖啡因

咖啡因是从茶叶、咖啡果中提炼出来的一种生物碱,具有兴奋中枢神经系统、心脏和骨骼肌,舒张血管和利尿等作用,尤其是对大脑皮层有较强的兴奋作用,临床上用于治疗神经衰弱和昏迷复苏,它可以改善思维,提高对外界刺激的感受性,消除瞌睡。但是,大剂量或长期使用会对人体造成损害,特别是它有成瘾性,一旦停用会出现精神委顿、浑身困乏疲软等各种戒断症状。虽然其成瘾性较弱,戒断症状也不十分严重。但由于药物的耐受性而导致用药量不断增加时,咖啡因就不仅作用于大脑皮层,还能直接兴奋延髓,引起阵发性惊厥和骨骼震颤,损害肝、胃、肾、心等重要器官。还可导致吸食者下一代智能低下,肢体畸形。因此也被列入受国家管制的精神药品范围。

1.药理机制　咖啡因的药理作用与前几种药略有不同,主要在于抑制突触神经元内磷酸二酯酶对 cAMP 的降解作用,从而增加其有效浓度,而 cAMP 又能激活细胞内的酶系统,导致细胞生理功能的加强或减弱,从而影响机体的新陈代谢。

咖啡因对中枢神经系统各部位都有兴奋作用。首先兴奋大脑皮层,临床上应用小剂量咖啡因,可使人精神振奋、疲劳感减轻或消失,能提高工作效率,并使工作维持长久。随着药量增加可相继兴奋延髓和脊髓,咖啡因对延髓的呼吸中枢、血管运动中枢和迷走中枢都有直接兴奋作用。一般剂量口服时,对呼吸无明显作用。当巴比妥类或吗啡中毒,延髓被抑制时,注射给药可直接刺激呼吸中枢,使呼吸加快加深;兴奋血管运动中枢使血压上升;兴奋迷走神经中枢,使心跳减慢。大剂量的咖啡因可使整个中枢神经系统(包括脊髓)兴奋,反射亢进,甚至可引起惊厥、致死。

咖啡因还可使冠状动脉和肺、肾动脉扩张,可使心肌收缩力加强,心输出量增加。但使脑的小动脉收缩,脑血管阻力升高,脑血流量减少及脑脊液压力下降。对血管、支气管等平滑肌有松弛作用。咖啡因能抑制肾小管对钠离子的再吸收,增加肾血流量及提高肾小球滤过率,因而使尿量增加。还可使肌肉组织兴奋、活动增加及提高氧化过程。

2.药代学　此药口服易吸收,在摄取后 45 分钟内被胃和小肠完全吸收,迅速到达中枢神经系统。健康成人半衰期 3.5~6 小时。咖啡因在肝脏代谢,最终通过尿液排泄。

3.适应证　临床主要用于:①抢救各种原因引起的呼吸抑制和循环衰竭,对抗酒精、镇静剂、安眠药或抗组胺药等引起的轻度中枢抑制等。②与溴化物合用可调节大脑皮质兴奋过程与抑制过程而治疗神经官能症。③不同成分的咖啡因与水杨酸合用治疗感冒头痛;与麦角胺合用可治疗偏头痛。

4.用法与用量　口服,一次 0.1~0.3g,一日 3 次;极量一次 0.4g,一日 1.5g。安息香酸钠(苯甲酸钠)咖啡因,简称安钠咖(CNB),口服,一次 0.1~0.6g,一日 0.3~2.0g;极量,一次 0.8g,一日 3g。皮下或肌内注射,一次 0.25~0.5g,一日 0.5~1.0g,极量,一次 0.75g,一日 3g。枸橼酸咖啡因,口服一次 0.1~0.6g,一日 0.3~2g;极量一次 0.8g,一日 3g。

5.不良反应　咖啡因的毒性较低,一般剂量口服较安全。常见的不良反应为胃部不适、恶心、呕吐、腹部疼痛等,故多采用饭后服用。药物剂量过大,可以引起激动不安、耳鸣、眼花、头痛、失眠、神经过敏、兴奋、脸红、尿液增加、反射亢进、肌肉抽搐,甚至惊厥等中毒反应,应予注意。还可增加胃酸分泌,加重胃溃疡,有溃疡病史者不宜使用。

6.药物相互作用　①口服避孕药、美西泮、西咪替丁、部分喹诺酮类抗菌药能减慢咖啡因的体内清除,导致作用增强和不良反应的增加。②异烟肼和安宁能提高脑内咖啡因的浓度,促进其增效。

7.注意事项　①孕妇、哺乳期妇女、严重的肝肾疾病等患者禁用麦角胺咖啡因。②消化性溃疡病患者禁用。

五、氯酯醒

又称遗尿丁,主要作用于大脑皮质,它能促进脑细胞的氧化还原,调节神经细胞的代谢,增加对糖类的利用,对受抑制的中枢神经有兴奋作用,是一种有效的精神兴奋剂和消除疲倦的药物。

1.适应证　临床上用于外伤性昏迷、新生儿缺氧症、儿童遗尿症、意识障碍、老年性精神病、酒精中毒及某些中枢和周围神经症状。最近有报道,它对精神药物(尤其是氯氮平)引起的遗尿或尿失禁有一定的疗效。

2.用法与用量　口服,0.1～0.2g/次,3～4次/日,至少服1周。儿童0.01g/次,3次/日。静注或静滴,成人0.1～0.25g/次,3次/日。儿童60～100mg/次,2次/日,可注入脐静脉,临用前用5%葡萄糖注射液稀释成5%～10%溶液使用。肌注,成人昏迷状态0.25g/次,1次/2小时。新生儿缺氧症60mg/次,1次/2小时。

3.不良反应　主要有兴奋、失眠、倦怠、血管痛、头痛、血压变动等不良反应。精神过度兴奋或锥体外系症状患者忌用,高血压患者慎用。

六、氟马西尼

氟马西尼为苯并二氮拮抗剂,通过与苯并二氮杂显效剂争夺苯并二氮杂受体,抑制其中枢神经系统作用。

1.药代学　氟马西尼为一种亲脂性药物,血浆蛋白结合率约为50%,所结合的血浆蛋白中2/3为白蛋白。氟马西尼广泛分布于血管外,稳态时的平均分布容积(Vs)为0.95L/kg。氟马西尼主要在肝脏代谢。在血浆和尿中的主要代谢物为羧酸代谢物,该主要代谢物没有苯二氮草类受体激动剂或拮抗剂的活性。氟马西尼几乎完全(99%)通过非肾脏途径消除。药物消除半衰期为50～60分钟。

2.适应证　用于逆转苯二氮草类药物所致的中枢镇静作用:①终止用苯二氮草类药物诱导及维持的全身麻醉。②作为苯二氮草类药物过量时中枢作用的特效逆转剂。③用于鉴别诊断苯二氮草类、其他药物或脑损伤所致的不明原因的昏迷。

3.用法与用量　静注,可用无菌生理盐水或5%的葡萄糖注射液稀释后应用。急救时先用0.3mg,60分钟内未清醒时,可重复给予,极量为2mg。为防止再度嗜睡,可每小时静滴0.1～0.4mg。

4.不良反应　很少,偶见心悸、焦虑、恶心、呕吐、激动、多泪、焦虑和冷感、潮红等。孕妇及乳妇慎用。

5.药物相互作用 ①氟马西尼可阻滞佐匹克隆的镇静催眠作用。②氟马西尼与苯二氮䓬类药物合用,后者药代动力学不变。③酒精与氟马西尼无相互作用。

6.注意事项 ①不推荐用于长期接受苯二氮䓬类药物治疗的癫痫患者;②使用本品最初24小时内,避免操作危险的机器或驾驶机动车;③慎用于苯二氮䓬类的依赖性治疗和长期的苯二氮䓬类戒断综合征的治疗;④有严重抗抑郁药中毒症状者禁用;⑤对此药及苯二氮䓬类药物过敏者禁用。

七、莫达非尼

莫达非尼是第一个被 FDA 批准的"促觉醒药",被批准用于治疗发作性睡病相关的日间过度睡眠症。莫达非尼并不能预防和改变正常的睡眠发生,但能帮助白天思睡的患者获得更稳定的觉醒水平。它有良好的中枢兴奋作用,并且毒副作用较少。

1.药理机制 莫达非尼中枢兴奋作用与脑中抑制性递质 GABA 的减少有关,并受 5-羟色胺(5-HT)和去甲肾上腺素(NE)的调控。研究中发现,莫达非尼的中枢兴奋作用可能是通过增加下丘脑后端、海马和腹侧丘脑谷氨酰胺,从而减少 GABA 的生成,并促进神经细胞的解毒功能和能量代谢活动而起作用的。

2.药代学 莫达非尼口服后迅速完全吸收,约两小时血浆浓度达到峰值,食物可延缓药物的吸收。半衰期为 11～14 个小时,莫达非尼在肝脏由细胞色素 P450 系统的 CYP3A4/5 代谢,因此联合应用 CYP3A4 的诱导剂或抑制剂,会影响莫达非尼的血药浓度及作用周期。莫达非尼经肝脏代谢,主要代谢产物无治疗作用。药物清除率女性比男性快,这种差异的原因不详。

3.适应证 ①特发性嗜睡或发作性睡眠症。临床试验证明莫达非尼能治疗与发作性睡病有关的过度睡眠症状。②莫达非尼能治疗脑损伤,改善酒精性脑病综合征患者的认知功能。③莫达非尼能改善艾滋病、抑郁障碍或肌强直性营养失调所致疲劳综合征。

4.用法用量 口服治疗特发性嗜睡或发作性睡眠症。每日睡前 1.5 小时服 50～100mg,每 4～5 天增加 50mg,直至最适剂量(每日 200～400mg)。

5.不良反应 主要不良反应有恶心、神经过敏、焦虑,头痛等。

6.药物相互作用 ①莫达非尼是 CYP3A4/5 的诱导剂,它能降低经此酶代谢的药物浓度。②可能降低口服避孕药的疗效。③莫达非尼也可增加三环类抗抑郁药、氯丙嗪、地西泮、苯妥英、普萘洛尔药物的血药浓度。

7.注意事项 严重肝损害、肾功能不全、心脏疾病和老年患者慎用或禁用。

八、可乐定

是一种 α_2 受体激动剂,为一抗高血压药物。在低剂量时有刺激中枢神经系统抑制性神经元的作用,所以临床上还可以用于治疗儿童注意缺陷多动障碍、自伤行为、攻击行为和抽动障碍等一些少儿常见行为问题与障碍。

1.药代学 口服易吸收,儿童血浆半衰期 5.5 小时,易通过血脑屏障,50%原药及 20%结合型代谢产物从尿排泄。

2.适应证及用法 ①儿童注意缺陷多动障碍:日剂量范围 0.1～0.3mg,儿童每日用药 3～

4 次,青少年每日用药 2～3 次。用药从小剂量开始,缓慢加量。②抽动症:常用 0.0375～0.075mg/d,分 1～2 次口服,可逐渐加量,总量不超过 0.45mg/d。

3.不良反应　有嗜睡、头晕、易激惹、口干、便秘、眼和鼻黏膜干燥等。偶见直立性低血压、心动过速。

4.注意事项　长期服药可出现撤药反应。不可与 β-受体阻断剂并用,以免加重低血压。

第六章　治疗中枢神经系统退行性疾病药

第一节　抗帕金森病药

帕金森病又称震颤麻痹,是一种由锥体外系功能障碍引起的慢性、进行性中枢神经系统退行性疾病,因英国人 J. Parkinson 于 1817 年首先描述而得名。多发于老年人,基本临床症状为静止性震颤、肌强直和运动迟缓。主要病理改变为脑内多巴胺能神经元因变性、死亡而丧失功能,尤以黑质-纹状体最为显著。临床上按不同病因分为:原发性、老年性血管硬化、病毒性脑炎和化学药物中毒(如 Mn^{2+}、CO、抗精神病药物中毒)四类,它们均可引起类似帕金森病的症状,统称为帕金森综合征。

帕金森病的病因尚未完全清楚,人们已提出多种学说,如多巴胺(DA)学说、自由基损伤学说、兴奋性神经递质学说、线粒体功能障碍学说等。DA 学说得到普遍接受。在脑内黑质-纹状体处存在多巴胺和胆碱能神经元,分别对脊髓前角运动神经元发挥抑制和兴奋作用。生理条件下,两者处于动态平衡,共同参与机体运动的调节。当多巴胺能神经元受损时,DA 合成释放减少,造成多巴胺能神经功能减弱,而胆碱能神经通路的功能未受影响而处于相对优势状态,使得两者的平衡被打破,脊髓前角运动神经元的兴奋性增高,患者出现肌张力增高等帕金森病的症状。

传统的抗帕金森病药主要是拟多巴胺类药和抗胆碱药两类,前者通过直接补充 DA 的前体物或抑制 DA 降解而产生作用,后者则通过拮抗相对增高的胆碱能神经的活性而发挥治疗作用,最终是为了恢复脑内多巴胺能和胆碱能两类神经元功能的平衡。另一方面,"氧化应激-自由基学说"为帕金森病的治疗开拓了新的方向,如司来吉兰除选择性抑制 MAO-B 外,还具有一定的自由基清除剂的功能。此外,胚胎干细胞移植和基因干预治疗等方法也正在研究之中。

抗帕金森病药应用原则是:①以达到有效改善症状、提高工作能力和生活质量为目标。②早期诊断、早期治疗不仅可以改善症状,而且可能会达到延缓疾病进程的效果。③坚持"剂量滴定"以避免产生药物的急性副作用,力求实现"尽可能以小剂量达到满意临床效果"的用药原则。④坚持个体化特点,不同患者的用药选择需要综合考虑患者的疾病特点和疾病的严重程度、有无并发症、药物的副作用等因素,尽可能避免、推迟或减少药物的副作用和运动并发症。

首选药物原则:对于早发型患者,在不伴有智力减退的情况下,可有以下选择:①非麦角类

DR 激动剂;②MAO-B 抑制剂;③金刚烷胺;④复方左旋多巴;⑤复方左旋多巴＋儿茶酚-O-甲基转移酶(COMT)抑制剂。首选药物并非按照以上顺序,而是需根据不同患者的具体情况选择不同方案。若遵照美国、欧洲的治疗指南应首选非麦角类 DR 激动剂、MAO-B 抑制剂的方案;由于经济原因而使患者不能承受高价格的药物,则可首选金刚烷胺;因特殊工作的需要,达到显著改善运动症状的目的,已出现认知功能减退,则可首选复方左旋多巴的方案;也可小剂量应用非麦角类 DR 激动剂、MAO-B 抑制剂或金刚烷胺时,同时小剂量联合应用复方左旋多巴。对于震颤明显而其他抗帕金森病药疗效欠佳的情况下,可选用抗胆碱能药,如苯海索。对于晚发型或有伴智能减退的患者,一般首选复方左旋多巴治疗。伴随症状加重,药物疗效减退时可添加 DR 激动剂、MAO-B 抑制剂或 COMT 抑制剂。尽量不应用抗胆碱能药物,因其具有较多的副作用,故不用于老年男性患者。

一、拟多巴胺类药

左旋多巴

【体内过程】

口服后经小肠芳香族氨基酸转运载体迅速吸收,0.5～2h 达峰浓度。食物中的其他氨基酸可与左旋多巴竞争同一转运载体,而减少药物的吸收。胃排空延缓、胃液 pH 偏低和抗胆碱药等也可降低左旋多巴的吸收率。左旋多巴穿过血-脑屏障进入中枢时亦依赖于芳香族氨基酸转运载体。药物必须以原形进入脑内才能发挥疗效,但绝大部分的左旋多巴在肠黏膜、肝和其他外周组织被左旋芳香族氨基酸脱羧酶(AADC,亦称左旋氨基酸脱羧酶)代谢,脱羧生成DA。由于 DA 难以通过血脑屏障,故进入中枢神经系统的左旋多巴仅为用药量的 1%～3%。外周 DA 的形成不仅减弱了左旋多巴的疗效,而且成为左旋多巴不良反应的重要原因。若同时合用 AADC 抑制药,可减少外周 DA 生成,使左旋多巴更多地进入脑内,转化为 DA 而生效。DA 最终被 MAO 或儿茶酚氧位甲基转移酶(COMT)代谢为 DOPAC 和 HVA,并经肾排泄,半衰期为 1～3h。

【药理作用】

帕金森病患者脑内多巴胺能神经元发生退行性变,负责将酪氨酸转化为左旋多巴的酪氨酸羟化酶亦减少,但将左旋多巴转化为 DA 的能力仍存在。左旋多巴通过血-脑屏障,进入中枢神经系统后转变为 DA,补充纹状体中多巴胺的不足并使 DA 和 ACh 的浓度趋于平衡,而发挥抗帕金森病的作用。至于左旋多巴在中枢转变为 DA 的详细过程尚不十分清楚。

【临床应用】

1.抗帕金森病 约75%的帕金森病患者用药后可获较好疗效。其作用特点为:①疗效与黑质纹状体病损程度相关,轻症或较年轻患者疗效好,重症或年老体弱者疗效较差。②对肌肉僵直和运动困难的疗效好,对肌肉震颤的疗效差。③起效慢,用药 2～3 周出现体征改善,用药1～6 个月后疗效最强。长期服用左旋多巴可延长患者寿命,提高生活质量。

左旋多巴对其他原因引起的帕金森综合征也有效,但对抗精神病药如吩噻嗪类引起的锥体外系不良反应无效。

2.治疗肝性脑病　左旋多巴进入脑内可合成 NA,恢复中枢神经功能,使肝性脑病患者清醒,但不能改善肝功能。

【不良反应】

分为早期反应和长期反应两大类型。

1.早期反应　①胃肠道反应约 80% 的患者出现恶心、呕吐和食欲缺乏等,与 DA 兴奋延髓催吐化学感受区 D2 受体有关。还可引起腹胀、腹痛和腹泻等。偶见溃疡出血或穿孔。分次用药、剂量递增速度减慢、饭后服药、饭前 30min 服用抗组胺药赛克力嗪,可减轻上述症状。DA 受体阻断剂多潘立酮不能通过血-脑屏障,可用于对抗左旋多巴引起的外周不良反应;而甲氧氯普胺可通过血-脑屏障,则不能用于此目的。与外周芳香族氨基酸脱羧酶抑制剂(如卡比多巴)合用其胃肠道反应发生率低于 20%。②心血管反应约 30% 的患者出现直立性低血压,可能与外周组织中过多的 DA 作用于血管壁的 DA 受体或交感神经末梢突触前膜 DA 受体有关,导致血管扩张或 NA 释放减少。另外,DA 作用于心脏 β 受体,引起心动过速、心绞痛和心律失常等,一般仅见于老年人和心脏病患者,必要时可用 β 受体阻断剂处理。

2.长期反应　①精神症状临床表现多种多样,可出现抑郁、激动不安、失眠、焦虑、幻觉、夜间谵妄和精神错乱等。可能与 DA 作用于皮质下边缘系统有关。当左旋多巴与外周脱羧酶抑制剂合用时精神异常发生率较高。应减量或更换药物,必要时用抗精神病药奥氮平、利培酮、氯氮平处理。②运动障碍(亦称运动过多症)高龄患者出现头颈前后、左右不规则扭动,皱眉和伸舌等不自主运动;年轻患者出现舞蹈样异常运动。与服药后纹状体内 DA 浓度过高,DA 受体过度兴奋有关。服药 2 年以上者发生率可达 90%。③"开-关"现象多发生于初期疗效好且连续服药 1 年以上的患者。轻症患者表现为症状波动;严重者出现"开-关"现象,即突然发生的少动(肌强直性运动不能,即所谓"关"),此现象持续数分钟或数小时后,又突然自动恢复为良好状态但常伴有运动障碍(即所谓"开")。"开-关"现象的发作可每天数次或数天 1 次。为减轻症状波动,可合用 AADC 抑制药或加用 MAO 抑制药如司来吉兰等,也可调整左旋多巴的给药方案,如减量或停药 1~2 周。

【药物相互作用】

1.维生素 B₆　为多巴脱羧酶的辅酶,能加速左旋多巴在外周组织转化成 DA,不仅外周副作用增多,也导致其在中枢的疗效降低。

2.利血平　可耗竭黑质纹状体中的 DA,故达到降低左旋多巴的疗效。

3.抗精神病药　阻断中枢 DA 受体,除降低左旋多巴的疗效外,还可引起帕金森综合征。

4.非选择性单胺氧化酶抑制剂　如苯乙肼和异卡波肼减慢多巴胺的灭活,可增强其外周副作用,应禁止与左旋多巴合用。已用该类药物的患者应在停药 14 天后再用左旋多巴。

欧盟委员会最近批准一种新的、日用一次的治疗药物,用于遭受神经退行性、进展性运动障碍的帕金森病。该药旨在作为左旋多巴/多巴脱羧酶抑制剂(DDCIs)的辅助治疗药物,用于以合并药物治疗后病情得不到稳定的帕金森病及剂末运动症状波动的成年患者。

卡比多巴(α-甲基多巴肼)

卡比多巴作为 AADC 抑制药用于治疗帕金森病。卡比多巴是较强的 AADC 抑制药,因其不能通过血-脑屏障,与左旋多巴合用时,仅抑制外周左旋多巴的脱羧反应,减少外周 DA 生成,而且可使血中更多的左旋多巴进入中枢,增强疗效。本品与左旋多巴合用时,还可明显减轻后者诱发的不良反应,如症状波动等。妊娠妇女、青光眼、精神病患者禁用。

卡比多巴与左旋多巴组成的复方制剂称卡比多巴-左旋多巴,两者的混合比例为 $1:4$ 或 $1:10$。

苄丝肼(羟苄丝肼)

苄丝肼属 AADC 抑制药,其药理作用和临床应用类似卡比多巴。苄丝肼和左旋多巴组成的复方制剂称多巴丝肼。多巴丝肼临床上常用于治疗帕金森病、症状性帕金森综合征(脑炎后、动脉硬化性或中毒性),但不用于药物引起的帕金森综合征。苄丝肼与左旋多巴的混合比例为 $1:4$,必要时可加服维生素 B_6。禁用于 25 岁以下的患者。

司来吉兰(塞利吉林)

司来吉兰属选择性 MAO-B 抑制药。人体内 MAO 分为 A、B 两种,肠道内以 MAO-A 为主要,黑质-纹状体内以 MAO-B 为主,肝中两者所占的比例大致相等。肝和肠道中的 MAO 主要代谢食物中、肠道内和血液循环中的单胺(NE、5-HT、DA);黑质-纹状体的 MAO-B 主要代谢 DA。司来吉兰是 MAO-B 的选择性和不可逆性抑制药,易透过血-脑屏障,在中枢神经系统减慢黑质-纹状体 DA 的代谢速率,使该脑区 DA 浓度增加;与左旋多巴合用时,能增强疗效并减少左旋多巴用量,从而减少左旋多巴引起的外周不良反应。临床研究资料表明:两者合用更有利于缓解症状,延长患者寿命。由于司来吉兰使脑内 DA 含量持续性增加,可减少甚至消除长期单独使用左旋多巴出现的"开-关"现象。司来吉兰还能抑制黑质-纹状体的超氧阴离子和羟自由基生成,这一作用对于延迟帕金森病患者神经元变性和病情发展具有重要意义。近年来发现司来吉兰对外周 MAO-A 影响很小,故肠道和血液中的 DA 和酪胺仍可由 MAO-A 代谢,不会出现高血压危象。但是大剂量司来吉兰亦可抑制 MAO-A,应限制临床用量。不良反应中偶见兴奋、失眠、幻觉、恶心、低血压和运动障碍等。亨廷顿病或家族遗传性震颤患者禁用,精神病或癫痫患者慎用。禁与哌替啶或其他 MAO 抑制药合用。

硝替卡朋

硝替卡朋属选择性 COMT 抑制药。应用 AADC 抑制药治疗帕金森病时,左旋多巴代谢的其他途径(特别是 COMT 途径)代偿性激活,血浆中左旋多巴代谢产物 3-O-methyldopa(3-O-MD)浓度升高。已经确认,患者出现高浓度 3-O-MD 时,左旋多巴的疗效下降;其部分原因可能是 3-O-MD 与左旋多巴竞争共同的主动转运机制,最终导致左旋多巴由肠道吸收以及透过血-脑脊液屏障的量减少。应用选择性 COMT 抑制药既可延长左旋多巴有效血药浓度的时程,又可消除 3-O-MD 对左旋多巴转运的抑制作用,增加左旋多巴的口服吸收率和进入中枢神经系统的量。

硝替卡朋不易通过血-脑屏障,故其仅在外周发挥作用,与卡比多巴合用时,增加纹状体中左旋多巴和 DA 含量。

金刚烷胺(金刚胺)

金刚烷胺系合成类抗病毒药,在用于流感预防时偶然发现对帕金森病有效。疗效不及左旋多巴和溴隐亭,但优于胆碱受体阻断药。金刚烷胺的抗帕金森病作用涉及多个环节,包括促进纹状体中残存的多巴胺能神经元释放 DA、抑制 DA 再摄取、直接激动 DA 受体和较弱的抗胆碱作用。近年来研究认为,金刚烷胺的作用机制也与抑制 NMDA 受体有关。其抗帕金森病的特点为:用药后显效快,作用持续时间短,应用数天即可获得最大疗效,但连用 6～8 周后疗效逐渐减弱。长期用药时常见下肢皮肤出现网状青斑,可能与儿茶酚胺释放引起外周血管收缩有关。此外,可引起精神不安、失眠和运动失调等。偶致惊厥,癫痫患者禁用。

溴隐亭(溴麦角隐亭)

溴隐亭是一种半合成的麦角生物碱。溴隐亭是 D_2 样受体家族(D_2 受体、D_3 受体和 D_4 受体)的激动剂,对 D_1 样受体家族(D_1 受体和 D_5 受体)、外周 DA 受体和 α 受体也有较弱的激动作用。小剂量溴隐亭激动结节-漏斗通路的 D_2 受体,抑制催乳素和生长激素释放,临床用于治疗催乳素分泌过多引起的乳溢、闭经、经前期综合征,缓解周期性乳房痛和乳房结节的症状,也可治疗肢端肥大症和女性不孕症;大剂量溴隐亭激动黑质-纹状体通路的 D_2 受体,临床用于治疗帕金森病。左旋多巴对重症帕金森病的疗效常常不理想,因此溴隐亭主要用于左旋多巴疗效差或不能耐受者。

溴隐亭口服吸收快而好,健康志愿者的吸收半衰期为 0.2～0.5h,血浆蛋白结合率 96%,1～3h 内达到血浆峰浓度,服药后 1～2h 即发挥降低泌乳素作用,5～10h 达最大效应(血浆泌乳素降低 80% 以上),并维持 8～12h。药物主要在肝代谢,清除半衰期约 15h(8～20h)。

不良反应较多,消化系统常见食欲减低、恶心、呕吐、便秘,对消化性溃疡患者可诱发出血。用药初期,心血管系统常见直立性低血压;长期用药中,特别对于有雷诺现象病史者可出现无痛性手指血管痉挛,减少药量可缓解;也可诱发心律失常,一旦出现应立即停药。大剂量治疗时,可能会出现幻觉、意识精神错乱、视觉障碍、运动障碍等,这些副作用均为剂量依赖性,减量就可使症状得到控制。其他不良反应包括头痛、鼻塞、腹膜和胸膜纤维化、红斑性肢痛。

【药物相互作用】

1.左旋多巴 两药合用对治疗帕金森病有协同作用,可减少左旋多巴用量,减轻左旋多巴引起的"开-关"现象和不自主运动,并可防止症状的日内波动。

2.胰岛素 可增强胰岛素治疗糖尿病的疗效,合用可使血糖控制平稳。

3.大环内酯类 可增高溴隐亭的血药浓度,并可出现多巴胺过量征兆。

4.降压类药物 合用时易致低血压。

普拉克索、罗匹尼罗

普拉克索和罗匹尼罗为非麦角生物碱类 DA 受体激动药,是美国 FDA 最近批准用于治疗帕金森病的新型药物。据国外报道,这两个药物的临床应用广泛。普拉克索是 D_2 样受体家族的选择性激动药,其中对 D_2 受体的亲和力又明显高于 D_4 受体和 D_5 受体,分别为后两者的 7 倍。普拉克索对 D_1 样受体家族几乎没有作用。最近的研究资料显示,普拉克索亦通过其抗氧化作用对帕金森病患者发挥神经保护作用。罗匹尼罗是第一个用于临床的非麦角生物碱类 DA 受体激动药,对早期帕金森病单独应用即可产生满意效果;也可作为辅助用药与左旋多巴合用,使左旋多巴的疗效平稳,延长症状波动患者"开"的时间。

一般认为,患者对普拉克索和罗匹尼罗的耐受性较好。但是,它们仍然具有拟多巴胺类药共有的不良反应,如恶心、直立性低血压和运动功能障碍等。作为辅助用药可引起幻觉和精神错乱。已经证实,服用罗匹尼罗和普拉克索的患者在驾车时,可能出现突发性睡眠,酿成交通事故,故服药期间禁止从事驾驶和高警觉性工作。

二、中枢 M 受体阻断药

M 受体阻断药是最早用于治疗帕金森病的药物,因阿托品和东莨菪碱治疗帕金森病时的外周抗胆碱副作用大,主要使用中枢 M 受体阻断药。随着拟多巴胺类药物的发展,中枢 M 受体阻断药的临床应用逐渐居次要地位。本类药物可阻断中枢 M 受体,抑制黑质-纹状体通路中 ACh 的作用,对帕金森病的震颤和僵直有效,但对动作迟缓无效。其疗效不如左旋多巴,临床上主要用于早期轻症患者、不能耐受左旋多巴或禁用左旋多巴的患者、抗精神病药所致的帕金森综合征。此外,有报道认为本类药物可能加重帕金森病患者伴有的痴呆症状。因此,伴有明显痴呆症状的帕金森病患者应慎用本类药物。

苯海索(安坦)

口服易吸收,透过血-脑屏障进入中枢神经系统,口服 1h 起效,作用持续 6～12h,服量的 56％随尿排出,可分泌入乳汁。消除半衰期为 3.7h。抗震颤效果好,也能改善运动障碍和肌肉强直,外周抗胆碱作用为阿托品的 1/10～1/2。对少数不能使用左旋多巴或多巴胺受体激动药的帕金森病患者,可使用本药。临床上还用于药物引起的椎体外系疾患。不良反应与阿托品相同,如口干、视物模糊等,偶见心动过速、恶心、呕吐、尿潴留、便秘等,长期应用可出现嗜睡、抑郁、记忆力下降和幻觉等。青光眼、尿潴留和前列腺肥大的病人禁用。苯海索对帕金森病的疗效有限,不良反应较多,现已少用。

苯扎托品(苄托品)

作用近似阿托品,具有抗胆碱作用,有一定的中枢选择性。还有抗组胺和局部麻醉作用,对大脑皮质有抑制作用。用于治疗帕金森病和抗精神病药物引起的帕金森综合征。外周不良反应较轻。

帕金森病除了上述药物治疗以外还有非药物治疗的方法,主要包括:运动和康复,比如太极拳、探戈舞等。患者通过对这些协调性动作的练习,可帮助其肢体活动(僵硬)的恢复。对于出现冻结步态、转身困难、起身困难的中晚期患者则需要专业人员帮助其站立、行走、转身,做一些康复训练。

随着分子生物学技术的快速发展,基于精准医疗、基因诊断等技术,对于帕金森病也可能通过基因治疗的方法,彻底治愈疾病。当然,目前这种理想状态还是比较遥远的:如亨廷顿病,其异常基因已经发现很多年了,针对基因异常的治疗也有多年,但是至今仍没有特别乐观的结果。而帕金森病是一个多因素的疾病,其治疗还有很长的路要走,在目前的条件还是提倡多增加一些基础研究,多总结一些规律,提高患者个体化治疗效果,以期尽快治愈患者。

第二节　抗阿尔茨海默病药

一、抗阿尔茨海默病药物简介

(一)阿尔茨海默病的临床特点

阿尔茨海默病(AD)即老年痴呆症,是原发性的中枢神经系统退行性疾病,临床特点为进行性认知功能障碍、记忆力减退及行为异常。

(二)阿尔茨海默病的病理学变化及神经生化研究

本病发病机制尚未明了,但阿尔茨海默病患者尸检结果显示,其最具特征性的病理学变化为脑萎缩、海马及前脑基底部神经元丢失、细胞内 Tau 蛋白异常积聚形成神经原纤维缠结(NFT)、细胞外则出现 β-淀粉样肽(Aβ)积聚成老年斑(SP)。神经生化研究表明,在阿尔茨海默病发病相关的神经递质系统中,胆碱能系统的缺陷最为关键,如胆碱能神经元损毁死亡、Ach 合成释放及突触前 NAch 受体减少、乙酰胆碱酯酶(AchE)与胆碱乙酰转移酶(CAT)活力下降。

(三)抗阿尔茨海默病药物的作用机制及药理特点

从阿尔茨海默病发病的功能基础(中枢神经系统内 Ach 受体变性、胆碱能神经兴奋传递障碍及神经元减少等)出发,目前主要的抗阿尔茨海默病药为胆碱酯酶抑制药,如他克林、加兰他敏、多奈哌齐和利伐司替明。其他类型的抗阿尔茨海默病药物,如 M 受体激动剂、β-分泌酶抑制药、Aβ 疫苗、非固醇类抗炎药等还在研究开发或临床试验阶段,在此不再赘述。

胆碱酯酶抑制药可抑制乙酰胆碱酯酶的活性,来增加 Ach 的含量。其中他克林为第一代乙酰胆碱酯酶抑制药,不仅可以抑制血浆及组织中的乙酰胆碱酯酶,还可激动 M、N 型受体促进 Ach 释放,并促进脑组织对葡萄糖的利用等,是目前最有效的抗阿尔茨海默病药物。第二代乙酰胆碱酯酶抑制剂(加兰他敏、多奈哌齐、利伐司替明)对中枢的选择性高,如利伐司替明可选择性的作用于大脑皮质和海马的乙酰胆碱酯酶。

(四)研究进展

抗阿尔茨海默病治疗进展较快,在此着重介绍 NMDA 受体拮抗剂、非甾体抗炎药、雌激素替代疗法、抗氧化剂、基因治疗和免疫治疗。

NMDA 受体激活引发大量 Ca^{2+} 内流,研究人员认为这一过程与细胞学习记忆的基础长程增强效应有关。阿尔茨海默病患者离皮层途径和皮层锥体细胞(以谷氨酸为兴奋递质)神经元退化、神经纤维混乱,胞外增加的谷氨酸盐会激活 NMDA 受体,导致 Ca^{2+} 的细胞内聚集,引发更多神经元的死亡。NMDA 受体拮抗剂可阻止 NMDA 的激活。

阿尔茨海默病特征性病变为局部斑块导致炎症反应,非固醇类抗炎药可影响淀粉样蛋白形成或抑制环氧合酶来抑制炎症反应。近期研究结果表明,环氧合酶-2 可促进转基因动物模型淀粉样蛋白的形成,而非固醇类类抗炎药可明显减轻这个病理改变,流行病学调查也发现,长期合用非固醇类抗炎药阿尔茨海默病患病率降低,但是另有研究结果应用了选择性或非选择性环氧合酶-2 抑制剂,对阿尔茨海默病的治疗并无明显效果,所以非甾体抗炎药的作用尚无明确结论。

美国流行病学研究表明,雌激素替代疗法(ERT)可显著延缓阿尔茨海默病的发病,其机制尚不明了,可能与以下因素有关:①保护、修复神经元,防止其死亡;②减轻淀粉样蛋白的损伤;③对糖皮质激素反应性产生影响;④改善脑血流及抗氧化作用;⑤减少淀粉样蛋白沉积、促进神经元生长,通过抗氧化机制增加 apoE mRNA 含量,并借助 apoE 依赖机制来促进突触生长。

神经元衰老过程会产生大量自由基,严重损伤线粒体 DNA 及细胞核,且研究表明,淀粉样蛋白会与血管内皮细胞相互作用产生大量超氧化物自由基,从而引起各种退行性变化。研究中应用抗氧化剂后,可明显延缓病情进展。另外,α-硫辛酸可改善老年小鼠记忆,肌肽可调节产生的自由基、保护 NMDA 受体等,减轻缺氧、缺血和低压造成的脑损伤。

APP 经分解的 β 酶途径生成的多肽,随即被 γ 酶水解其跨膜部分生成 Aβ。抑制 β 酶和 γ 酶为治疗阿尔茨海默病的思路,并且实验证明,敲除 p 酶基因的小鼠无阿尔茨海默病症状,Aβ 沉积也减少;使用 γ 酶抑制剂可在不影响切口信号表达的情况下可减少 Aβ 的产生。

抗阿尔茨海默病疫苗有关的研究是现今的热点,美国研制的 AN-1729 可减少转基因小鼠老年斑的产生及相关细胞的萎缩。对 γ 酶采取不同位点切分,可造成肽段 C 端的变异——Aβ40 和 Aβ42,其中 Ap42 在老年斑中的聚集更多,而 Ap40 则占分解产物的 90%。研究结果显示,连续 6 周给予小鼠腹腔注射 Aβ42 可防止 Aβ 沉积,并延缓阿尔茨海默病的发病,减少胶质细胞增生及改善神经营养不良;使用了 Aβ40 免疫的帕金森病 APP 小鼠的 Aβ 负载量可大大减少。

二、阿尔茨海默病的动物模型和实验方法

抗阿尔茨海默病药物模型又名抗痴呆药模型包括老化致痴呆模型、慢性脑缺血致痴呆模型、APP 转基因小鼠、Aβ 致痴呆模型、胆碱能损伤致痴呆模型等。最后简要介绍抗阿尔茨海默病药物动物模型的评价方法。

(一)老化致痴呆模型

正常老化动物会出现与阿尔茨海默病相似的认知障碍及神经心理缺损,故可用来作为阿尔茨海默病模型。老化致痴呆模型分为三种:①自然条件下饲养 1 年以上的自然衰老大鼠;②持续 D-半乳糖皮下注射 60d 的致脑老化小鼠;③原始亲本为 AKR/J 小鼠的快速老化小鼠,分为 SAM-P(快速老化)亚系和 SAM-R(抗快速老化)亚系。

(二)慢性脑缺血致痴呆模型

将大鼠麻醉后仰卧固定,结扎颈总动脉远心端和近心端,并从中间剪断动脉,可致大鼠脑长期供血不足,此操作引起的大鼠行为缺失和脑组织病生理改变可模拟阿尔茨海默病。

(三)Ap 灌注模型

Ap 是老年斑的核心蛋白,可通过诱导钙超载、活性氧产生、神经元凋亡、突触功能障碍、炎症反应及加速 Tau 蛋白磷酸化来引起细胞毒作用。通过借助脑立体定位仪和微量注射器,向大鼠海马区注射 Aβ,来完成大鼠脑内神经炎性反应模型的塑造。

(四)APP 转基因小鼠

研究表明,阿尔茨海默病淀粉样蛋白沉积的形成与淀粉样前体蛋白(APP)的变异及非正常转化有关。参照胚胎学和分子遗传学的理论,借助于显微注射技术,将 APP 基因或其片段注射到小鼠受精卵,可培育出脑部高水平表达人 APP 的转基因小鼠,这种小鼠成年后即逐渐出现阿尔茨海默病的病理形态。

1.APPV717F 帕金森病 APP 转基因小鼠　此模型为将 PDGF(人血小板源生长因子)β 链启动子与第 717 位的缬氨酸被苯基丙氨酸取代的人 APP 基因相连构成重组体而培养的转基

因小鼠,其脑内 APP 水平为正常的几倍,且其皮质、海马的 Aβ 含量明显增高。

2.APP 瑞典突变转基因鼠 2576　此模型以人 prion 蛋白基因作为启动子,培育人 APP 第 695 位点 KM670/671NL 双突变的转基因小鼠,这种小鼠 APP 水平为正常鼠的 5~6 倍。

3.双重转基因模型　PS-1(P264L/P264L)小鼠中 PS-1 基因的 C 端和 N 端在全蛋白水平增加时蛋白片段减少,与 Tg2576 小鼠杂交。这种双重转基因模型可呈基因剂量依赖的方式加速淀粉沉积,且能突出地显示包含免疫反应性高磷酸化的 Tau 蛋白的斑块。

(五)胆碱能损伤致痴呆模型

1.穹窿-海马伞切断致痴呆大鼠模型　利用脑立体定位仪,对大鼠进行手术,切断胼胝体缘、扣带回及背侧穹窿-海马伞这一基底前胆碱能投射系统即隔.海马胆碱能投射系统。

2.基底前脑注射鹅膏蕈氨酸　同样借助脑立体定位仪对大鼠进行手术,在其基底前脑区注入兴奋性氨基酸鹅膏蕈氨酸,可引发胆碱能神经元过度兴奋最终致神经元死亡。

(六)评价抗阿尔茨海默病药动物模型的行为学方法

1.避暗法　避暗法采用明暗室相连的一种装置,暗室底部可通电,并与计时器相连。实验开始时将小鼠放于明室,计时器同时启动,当小鼠穿过两室相连的洞口进入暗室时会遭受电击同时计时停止。24h 后重新测试,比较前后进入暗室的动物数、小鼠从放入明室到进入暗室受电击的时间即潜伏期以及 5min 内电击的次数,并以此作为评价指标。

2.Morris 迷津实验　实验装置为一借助于摄影装置、可全面观察记录大鼠活动的圆形水桶,在圆桶上缘等距离选四个点作为大鼠的入水点,并以此四点将水面和水桶等分为四个象限。桶内有可调节位置和高度的透明站台,可放置于任一象限的中央,且台面应没于水面 2cm。每天将大鼠按四个入水点分别放入水池,记录大鼠自入水到四肢爬上站台的时间即潜伏期,并记录游泳轨迹以分析其寻找目标采用的策略。大鼠在站台上站立 10s 后将其拿下休息 30~60s 再进行下一次的训练,每只每天训练 4 次。经过 5~6d 的训练,大鼠可以以最佳方式找到站台。在实验的第 7d 改变站台所在的象限,除记录潜伏期和游泳轨迹外,还应记录大鼠在原站台所在象限逗留的时间。

3.八臂迷宫实验　实验装置为包含中央区的放射状等角度等长度的八臂迷宫,实验前将大鼠同时放入迷宫进行每天 1 次的适应,时间持续 10mm,共 2d。之后选择固定的 4 个臂放入食物,并让大鼠进行每天 1 次的训练。将大鼠放在迷宫中央,中央区四周关门 15s 后再开门,若大鼠进入有食物臂并摄食记为 1 次正确选择,否则记为 1 次错误选择,其中重新进入有食物臂为工作记忆错误,进入无食物臂则为参考记忆错误。以错误选择次数为评价标准,连续训练 5 次,若错误选择次数≤1,则训练成功。

第七章　抗精神失常药

第一节　抗精神药

精神分裂症是以思维、情感、行为之间不协调,精神活动与现实脱离为主要特征的一类常见的精神病。根据临床症状,将其分为两型,即Ⅰ型和Ⅱ型。前者以幻觉、妄想、思维紊乱等阳性症状为主;后者则以情感淡漠、意志缺失、主动性缺乏等阴性症状为主。抗精神病药又称神经安定药,主要用于治疗精神分裂症,对其他精神病的躁狂症状也有效。

【作用机制】

精神分裂症的发病机制有许多学说,其中脑内多巴胺(DA)系统功能亢进的学说得到了广泛的接受和认可,该学说以下述事实为基础:①精神分裂症患者应用 L-dopa 或促进 DA 释放的药物如苯丙胺可使病情恶化;②精神分裂症患者多巴胺 β-羟化酶活性较正常人低,故减少 DA 转化为 NA,实际增加 DA 含量;③减少 DA 的合成和储存,能改善病情;④Ⅰ型精神分裂症患者死亡后,其壳核和伏隔核 DA 受体(尤其是 D_2 亚型)数目显著增加,DA 代谢产物也增加;⑤应用氯丙嗪等多巴胺受体阻断药可缓解症状,且临床用量与受体阻断作用密切相关。此外,递质 ACh、NA 和 5-HT 增加及 GABA 功能不足等与发病也有一定关系。

DA 是一种重要的中枢神经递质,参与人类神经精神活动的调节,其功能紊乱(亢进或减弱)可导致严重的神经精神疾病。人类中枢神经系统主要存在 4 条 DA 通路:①中脑-边缘系统,主要调控情绪反应。②中脑-皮质系统,主要参与认知、思维、感觉、理解和推理能力的调控。抗精神分裂症药主要药效与中脑-边缘系统及中脑-皮质系统 D_2 受体阻断有关。③黑质-纹状体系统,是锥体外系运动功能的高级中枢。抗精神分裂症药的锥体外系副作用与该通路 D_2 受体阻断有关。④结节-漏斗系统,主要调控垂体激素的分泌,如抑制催乳素的分泌、促进促肾上腺皮质激素(ACTH)和生长激素(GH)的分泌等,应用抗精神病药物则可产生相反的作用,使催乳素分泌增加,ACTH 和 GH 分泌减少,这是其不良反应的基础。

中枢多巴胺受体可分为 D_1 和 D_2 亚型。目前已知中枢神经系统内有 5 种多巴胺受体(D_1、D_2、D_3、D_4 和 D_5)。D_1、D_5 在药理学特征上符合 D_1 亚型受体,称为 D_1 样受体,D_2、D_3、D_4 符合 D_2 亚型受体特征,因此称为 D_2 样受体。黑质-纹状体系统存在 D_1 样受体和 D_2 样受体,中脑-边缘系统和中脑-皮质系统主要存在 D_2 样受体,结节-漏斗系统主要存在 D_2 样受体中的 D_2 亚型。

【药物分类】

抗精神分裂症药大多是强效多巴胺受体阻断药,在发挥治疗作用的同时,大多药物可引起情绪冷漠、精神运动迟缓和运动障碍等不良反应。根据其化学结构及作用特点,将抗精神分裂症药分为以下几类:

1.典型抗精神分裂症药 通常称为第一代抗精神病药。这些药物化学结构各异,主要作用机制基本相同。

(1)吩噻嗪类:①二甲胺类,如氯丙嗪;②哌嗪类,如奋乃静、三氟拉嗪等;③哌啶类,如硫利达嗪。④苯甲酰胺类,如舒必利等。

(2)硫杂蒽类:如氯普噻吨、氟哌噻吨等。

(3)丁酰苯类:如氟哌啶醇、氟哌利多等。

2.非典型抗精神分裂症药 通常称为第二代抗精神病药。这些药物的机制与典型药物有较大区别。

(1)苯二氮䓬类:如氯氮平等。

(2)苯丙异噁唑类:如利培酮。

(3)二苯基丁酰哌啶类:如五氟利多等。

(4)其他类:如阿立哌唑等。

典型抗精神病药对阳性症状为主的Ⅰ型精神分裂症有效,但同时多有较严重的锥体外系不良反应。非典型抗精神病药不仅对阳性症状有效,对阴性症状为主的Ⅱ型精神分裂症也有效,还能改善患者的认知功能、情感症状等,具有引起急性锥体外系症状的危险性较小、催乳素水平升高的程度较轻、镇静作用较弱等优点。但是,非典型抗精神分裂症药物可能引起体重增加、糖脂代谢障碍等其他不良反应,新上市的阿立哌唑和齐拉西酮较少引起体重增加。

一、第一代抗精神病药物

(一)吩噻嗪类

氯丙嗪

氯丙嗪是第一个问世的吩噻嗪类抗精神分裂症药,由于其疗效确切,至今仍是临床常用药物之一。

【体内过程】

氯丙嗪口服或注射均易吸收,口服后 2～4h 血药浓度达峰值,出现镇静作用。服药后 1～3 周出现抗精神病作用。食物、胆碱受体阻断药可显著延缓其吸收。肌注吸收迅速,但因刺激性强应深部注射。吸收后约 90% 与血浆蛋白结合,可分布到全身各组织,以肺、肝、脑、脾和肾中较多。脑内浓度可达血浆浓度的 10 倍,其中以下丘脑、基底神经节、丘脑和海马等部位浓度最高。氯丙嗪主要在肝经 P_{450} 系统代谢为多种产物,主要经肾排泄,亦可通过乳汁分泌。由于其脂溶性高,易蓄积于脂肪组织,停药后数周乃至半年后,尿中仍可检出其代谢产物。不同个体口服相同剂量氯丙嗪后,血药浓度可相差 10 倍以上,所以给药剂量应个体化。由于老年患者对氯丙嗪的代谢与消除速率减慢,故应适当减量。

【药理作用与作用机制】

氯丙嗪为 DA 受体阻断药。对肾上腺素 α 受体、M 胆碱受体也有阻断作用,因此其药理作用广泛。

1.中枢神经系统

(1)抗精神病作用:正常人一次口服 100mg 氯丙嗪后,可出现安静、活动减少、感情淡漠、对周围事物不感兴趣、注意力降低,但理智正常。在安静环境下易入睡,但易被唤醒,醒后神志清楚。与巴比妥类催眠药不同,加大氯丙嗪的剂量也不引起麻醉。精神分裂症患者服药后,在不过分抑制情况下,可迅速控制兴奋躁动,大剂量连续用药可减少或消除幻觉、妄想、躁动及精神运动性兴奋,恢复理智,达到生活自理、产生良好的抗精神病作用。对抑郁无效,甚至可使之加剧。

氯丙嗪等吩噻嗪类药物的抗精神病作用主要是由于阻断了中脑-边缘系统和中脑-皮质系统的 D_2 样受体所致。此外,氯丙嗪对中枢胆碱受体、肾上腺素受体、组胺受体和 5-HT 受体也有一定的阻断作用,从而产生较强抗精神病作用。

由于氯丙嗪对中脑-边缘系统和中脑-皮质系统这两个通路的 D_2 样受体和黑质-纹状体通路的 D_2 样受体的亲和力几乎无差异,因此,在长期应用氯丙嗪的患者中,锥体外系反应的发生率较高。而阻断网状结构上行激活系统的 α 受体则与镇静安定作用有关。长期连续用药后,氯丙嗪的镇静作用可出现耐受性,而其抗精神病作用不出现耐受性。

(2)镇吐作用:氯丙嗪有较强的镇吐作用。小剂量时即可对抗 DA 受体激动剂阿扑吗啡引起的呕吐反应,这是由于氯丙嗪阻断了延脑第四脑室底部催吐化学感受区的 D_2 样受体;大剂量时又可直接抑制呕吐中枢,但不能对抗前庭刺激引起的呕吐。对顽固性呃逆也有效,其机制可能是氯丙嗪抑制位于延髓与催吐化学感受区旁的呃逆中枢调节部位。

(3)对体温调节的作用:氯丙嗪可抑制体温调节中枢,使体温调节失灵,机体体温可随环境温度变化而变化,在低温环境下体温下降至正常以下;在炎热天气,氯丙嗪使体温升高,这是其干扰了机体正常散热的结果。这与解热镇痛药不同,后者只降低发热体温而不降低正常体温。临床上用物理降温(冰袋、冰浴)配合氯丙嗪可出现镇静、嗜睡、体温降低至正常以下、基础代谢降低、器官功能活动减少、耗氧量减低而呈"人工冬眠"状态,用于低温麻醉。

(4)加强中枢抑制药的作用:氯丙嗪可加强全身麻醉药、镇静催眠药、镇痛药及乙醇等的作用,故上述药物与氯丙嗪联合应用时,应适当降低剂量。

2.自主神经系统　氯丙嗪阻断 α 受体,可翻转肾上腺素的升压效应,同时还能抑制血管运动中枢,引起血管扩张、血压下降,故肾上腺素不适合用于氯丙嗪引起的低血压。但反复应用后,其降压作用可产生耐受性而逐渐减弱,且有较多副作用,故不作为抗高血压药应用。氯丙嗪阻断 M 胆碱受体作用较弱,可引起口干、便秘、视力模糊等不良反应。

3.内分泌系统　氯丙嗪阻断结节-漏斗系统的 D_2 样受体,减少下丘脑催乳素抑制因子的释放,使催乳素分泌增加,引起乳房肿大及泌乳;抑制促性腺激素释放因子的释放,减少促卵泡激素和黄体生成素的释放,引起排卵延迟;抑制 ACTH 的释放,使糖皮质激素分泌减少;抑制垂体生长激素的分泌,可试用于巨人症的治疗。

【临床应用】

1. 精神分裂症 氯丙嗪能够显著缓解阳性症状,如进攻、亢进、幻觉、妄想等,但对抑郁、木僵等阴性症状疗效差。急性期时药物起效较快,临床主要用于 I 型精神分裂症(精神运动性兴奋和幻觉妄想为主)的治疗,尤其对急性患者效果显著,但不能根治,需长期用药,甚至终身治疗;对慢性精神分裂症患者疗效较差。对 II 型精神分裂症患者无效甚至加重病情。氯丙嗪对其他精神病伴有的兴奋、躁动、紧张、幻觉和妄想等症状也有显著疗效。对各种器质性精神病(如脑动脉硬化性精神病、感染中毒性精神病)和症状性精神病的兴奋、幻觉和幻想症状也有效,但剂量要小,控制症状后应立即停药。

2. 呕吐和顽固性呃逆 临床主要用于强心苷、吗啡、四环素等多种药物和疾病如尿毒症、恶性肿瘤、放射病等引起的呕吐。对顽固性呃逆也具有显著疗效;对晕动症引起的呕吐无效。

3. 低温麻醉与人工冬眠 氯丙嗪配合物理降温(冰袋、冰浴)可用于低温麻醉,减少组织耗氧量,有利于某些手术。氯丙嗪与哌替啶、异丙嗪合用,可使患者深睡,降低体温、基础代谢率及组织耗氧量,增强患者耐缺氧的能力,并使自主神经传导阻滞及中枢神经系统反应性降低,此种状态称为“人工冬眠”,有利于机体度过危险的缺氧缺能期,为进行其他有效的对因治疗争取时间,可用于严重感染性休克、创伤性休克、高热及甲状腺危象等的辅助治疗。

【不良反应】

氯丙嗪的安全范围虽然较大,但其药理作用广泛,临床用药时间长,所以不良反应较多。

1. 一般不良反应 中枢抑制症状(嗜睡、淡漠、无力等)、M 受体阻断症状(视力模糊、口干、便秘、无汗和眼内压升高等)、α 受体阻断症状(鼻塞、血压下降、体位性低血压及反射性心悸等)。青光眼患者禁用。本药局部刺激性较强,宜深部肌内注射。静脉注射可致血栓性静脉炎,应用生理盐水或葡萄糖溶液稀释后缓慢静注。为防止体位性低血压,注射氯丙嗪后应卧床休息 1~2h,然后缓慢起立。

2. 锥体外系反应 长期大量服用氯丙嗪可出现 3 种锥体外系反应:①药源性帕金森综合征,多见于中老年人,表现为肌张力增高、面容呆板、动作迟缓、肌肉震颤和流涎等。一般用药数周至数月发生。②静坐不能,青、中年人多见,表现为坐立不安、反复徘徊。③急性肌张力障碍,多见于青少年,出现在用药后 1~5 日,由于舌、面、颈及背部肌肉痉挛,引起强迫性张口、伸舌、斜颈、呼吸运动障碍及吞咽困难。上述反应是阻断黑质-纹状体通路的 D₂ 样受体,使纹状体中的 DA 功能减弱、胆碱功能占优势的结果。减少药量或停药后,症状可减轻或自行消除,也可用中枢性胆碱受体阻断药(苯海索)或促 DA 释放药(金刚烷胺)等缓解锥体外系反应。

此外,还可见迟发性运动障碍或称为迟发性多动症,仅见于长期用药的部分患者,表现为不自主、有节律的刻板运动,出现口-舌-颊三联症,如吸吮、舔舌、咀嚼及广泛性舞蹈样手足徐动症等。如早期发现及时停药可以恢复,但也有少数在停药后仍不恢复,其机制可能与氯丙嗪长期阻断突触后膜 DA 受体,使 DA 受体敏感性增加或反馈性促进突触前膜 DA 释放增加有关。此反应一旦发生,很难治疗,抗胆碱药可使症状加重,抗 DA 药反而可使此反应减轻。

3. 药源性精神异常 氯丙嗪本身可以引起精神异常,如意识障碍、萎靡、淡漠、兴奋、躁动、消极、抑郁、幻觉、妄想等,一旦发生应立即停药。

4. 惊厥与癫痫 少数患者用药过程中出现局部或全身抽搐,有惊厥或癫痫史者更易发生,应禁用,必要时加用抗癫痫药。

5.过敏反应　常见症状有皮疹、接触性皮炎、光敏性皮炎。少数患者出现肝损害、黄疸,也可出现粒细胞减少、溶血性贫血和再生障碍性贫血等。

6.内分泌紊乱　部分患者可见乳腺增大、泌乳、月经停止、阳痿。对儿童生长有轻度抑制作用。啮齿类动物服用本药可能诱发乳腺癌。乳腺增生症和乳腺癌患者禁用。

7.心血管系统反应　阻断α受体可致体位性低血压,可用去甲肾上腺素、间羟胺等药物治疗。也可致心动过速、心动过缓、心电图改变(ST-T 改变和 Q-T 间期延长)等。

8.急性中毒　一次吞服大量(1～2g)氯丙嗪可致急性中毒,患者出现昏睡、血压下降、心肌损害、心动过速、心电图异常(P-R 间期或 Q-T 间期延长,T 波低平或倒置),应立即对症处理,但禁用肾上腺素,以防血压进一步降低。

【药物相互作用及禁忌证】

氯丙嗪能够增强其他中枢神经抑制药如酒精、麻醉药、镇痛药、镇静催眠药、抗组胺药等的药理作用,联合用药时应调整剂量。与吗啡、哌替啶合用时可能引起低血压和呼吸抑制。此类药物能抑制 DA 受体激动药左旋多巴、溴隐停等药理作用,合用时可使其抗帕金森病作用减弱。氯丙嗪的去甲基代谢产物可拮抗胍乙啶的降压作用,可能是阻止后者被摄入神经末梢。与抗心律失常药胺碘酮、普鲁卡因胺等合用,与匹莫齐特、阿托西汀等合用,均可致心律失常的发生。肝药酶诱导剂如苯妥英钠、卡马西平等可加速氯丙嗪代谢,合用时应适当调整剂量。

氯丙嗪能降低惊厥阈,诱发癫痫,有癫痫及惊厥史者禁用。氯丙嗪能升高眼内压,青光眼患者禁用。乳腺增生症及乳腺癌患者禁用。昏迷(特别是应用中枢抑制药后)患者禁用。伴有心血管疾病的老年患者慎用,对冠心病患者易致猝死,应慎用。严重肝功能损害者禁用。

其他吩噻嗪类药物

吩噻嗪类药物还有奋乃静、氟奋乃静、三氟拉嗪和硫利达嗪(甲硫达嗪),与氯丙嗪相比,奋乃静、氟奋乃静和三氟拉嗪的抗精神病作用增强,锥体外系不良反应也增强,但镇静作用和心血管作用减弱,故较为常用。硫利达嗪的抗精神病作用不及氯丙嗪,但其锥体外系不良反应显著减轻。由于硫利达嗪可致 Q-T 间期延长,引起精神分裂症患者的心律失常和猝死,部分国家已停止使用。

(二)硫杂蒽类

硫杂蒽类,也称为噻吨类,是在氯丙嗪的基础上进行结构改造,将氯丙嗪 10 位氮原子换成碳原子,并通过双键与侧链相连,而得到的一类抗精神病药物。

氯普噻吨

氯普噻吨(氯丙硫蒽,泰尔登)的药理作用与机制均与氯丙嗪相似,抗精神分裂症、抗幻觉和妄想作用比氯丙嗪弱,但镇静作用较强。抗肾上腺素和抗胆碱作用较弱;镇吐作用强。化学结构与三环类抗抑郁药相似,有一定的抗焦虑和抗抑郁作用,临床适于治疗伴有焦虑或焦虑性抑郁的精神分裂症、焦虑性神经官能症、更年期抑郁症。不良反应与氯丙嗪相似而较轻,锥体外系反应也较少。偶见皮疹、接触性皮炎及迟发性运动障碍。罕见不良反应有粒细胞减少症、黄疸及乳腺肿大等。

硫杂蒽类药物还有氟哌噻吨、氯哌噻吨、哌普嗪、磺哌噻吨等。

（三）丁酰苯类

本类药物化学结构与吩噻嗪类完全不同，但药理作用与吩噻嗪类相似，是强效抗精神病药、抗焦虑药。

氟哌啶醇

氟哌啶醇（氟哌丁苯，氟哌醇）是第一个合成的丁酰苯类药物，是这类药物的代表药，属高效价抗精神病药。它能选择性阻断 D_2 样受体，药理作用及机制与氯丙嗪相似。其特点为抗精神病作用和镇吐作用较氯丙嗪强，而镇静作用较弱，降温作用不明显，其锥体外系反应发生率高、程度严重。α 受体和 M 受体阻断作用轻，对心血管系统的副作用较小。

临床主要用于治疗各种急慢性精神分裂症及躁狂症，对氯丙嗪无效的患者仍有效，也可用于治疗呕吐及顽固性呃逆、焦虑性神经官能症等。口服吸收快，$2\sim6h$ 血药浓度达峰值，血浆 $t_{1/2}$ 为 21h，作用可持续 3 日，在肝内代谢，单剂口服后约 40% 由尿排出，胆汁也可排泄少量。

因有致畸报道，孕妇忌用，哺乳期妇女不宜服用；大剂量引起心律失常，心功能不全者禁用；基底神经节病变者禁用。

丁酰苯类药物还有氟哌利多、溴哌利多、苯哌利多、匹莫齐特等。

（四）苯酰胺类

舒必利

舒必利（硫苯酰胺）可选择性阻断中脑-边缘和中脑-皮质系统的 D_2 受体，对纹状体 D_2 受体的亲和力较低，因此其锥体外系不良反应较少。对紧张型精神分裂症疗效高、起效快，有药物电休克之称，并有一定的抗抑郁作用，对精神分裂症的阴性症状如情绪低落、忧郁、孤僻、退缩等也有效，也可用于顽固性恶心呕吐的治疗；对长期用其他药物治疗无效的难治病例也有效。

二、第二代抗精神病药物

（一）苯二氮䓬类

氯氮平

氯氮平是第一个用于临床的非典型抗精神病药，其抗精神病作用较强而迅速，特异性阻断中脑-边缘系统和中脑-皮质系统的 D_4 亚型受体，而对黑质-纹状体系统的 D_2 和 D_3 亚型受体几乎无亲和力。氯氮平还选择性阻断 $5\text{-}HT_{2A}$ 受体，协调 5-HT 和 DA 系统的平衡和相互作用。临床用于治疗急、慢性精神分裂症，而且对其他药物无效的病例，包括慢性精神分裂症的退缩等阴性症状仍有较好疗效；也可用于长期给予氯丙嗪等传统抗精神病药物引起的迟发性运动障碍。此外，氯氮平还具有抗胆碱作用、抗组胺作用、抗 α 受体作用，几乎无锥体外系反应及内分泌紊乱等不良反应。不良反应有流涎、便秘、发热、粒细胞减少，严重者可致粒细胞缺乏（女性多于男性），可能由于免疫反应引起，因此，用药前及用药期间须做白细胞计数检查。癫痫及严重心血管疾病患者慎用。增量过快易致体位性低血压。亦有引起染色体畸变的报道。

（二）苯丙异噁唑类

利培酮

利培酮是新一代非典型抗精神病药物，低剂量时可阻断中枢的 $5\text{-}HT_2$ 受体，大剂量时又

可阻断多巴胺 D_2 受体,对其他受体作用弱。本药全面解除精神分裂症患者的阳性和阴性症状的作用优于氟哌啶醇,适于治疗首发急性患者和慢性患者。不同于其他药物的是该药对精神分裂症患者的认知功能障碍和继发性抑郁也有治疗作用。由于利培酮有效剂量小,见效快,锥体外系反应轻,治疗依从性优于其他抗精神病药,因而自 20 世纪 90 年代应用于临床以来,很快在全球推广应用,已成为治疗精神分裂症的一线药物。

(三)二苯基丁酰哌啶类

五氟利多

五氟利多为长效口服抗精神病药,易吸收,每周用药一次即可维持疗效。抗精神病作用强,为丁酰苯类药物匹莫齐特的 7 倍。对急性和慢性精神分裂症、阳性和阴性症状均有效,能控制幻觉、妄想、退缩、淡漠等症状。临床应用有效剂量时,少见镇静作用。不良反应有头痛、乏力、失眠和锥体外系反应。

(四)其他

阿立哌唑

阿立哌唑为 2004 年在中国上市的非典型抗精神病药,是 D_2 和 $5-HT_{1A}$ 受体的部分激动剂、$5-HT_{2A}$ 受体阻断剂。对精神分裂症的阳性和阴性症状均有效,长期应用可降低精神分裂症的复发率,并能改善情绪和认知功能障碍,对语言记忆障碍的改善作用优于奥氮平。起效快,精神分裂症患者用药后 1~2 周症状明显改善。

阿立哌唑不良反应少而轻微,最常见的不良反应是头痛、焦虑和失眠,此外,可见恶心、呕吐、便秘、体位性低血压、心动过速。上述不良反应多发生在治疗的初期(第 1~2 周),随治疗的延续可逐渐减轻。本药极少产生锥体外系不良反应,不增加血浆催乳素水平,嗜睡和体重增加不明显。

第二节 抗抑郁药

一、抗抑郁药的概念与发展史

(一)抗抑郁药的概念

抗抑郁药是一类治疗各种抑郁状态、能够预防抑郁症复发的药物。抗抑郁药不会提高正常人的情绪。

(二)抗抑郁药的发展史

抗抑郁药的临床应用历史较短,始于 20 世纪 50 年代初期,且具有一定的偶然性。Kuhn 发现丙米嗪对精神分裂症的抑郁症状有效,并用于重型抑郁障碍(MDD),取得显著疗效,称为第一个真正意义上的抗抑郁药。后来又发现抗结核药异丙异烟肼(iproniazid)在治疗结核的过程中能导致患者欣快,用于抑郁障碍的治疗并取得疗效。此后发展成为三环类抗抑郁药

（TCAs）和单胺氧化酶抑制剂（MAOIs）两大类抗抑郁药，称为第一代抗抑郁药。

TCAs 主要通过抑制中枢神经系统神经末梢对 NE 和 5-HT 的再摄取，使这些神经递质的含量增加而发挥抗抑郁作用。TCAs 中多数药物主要作用于 NE，对 5-HT 作用略小，还能使脑干（5-HT 介导）和中脑（NE 介导）的下行抑制途径作用增强，起到抑制痛觉传导、缓解疼痛的目的。此外，TCAs 还有抗胆碱能、抗组胺作用。MAOIs 则抑制单胺氧化酶的活性，此酶是突触间隙单胺类神经递质降解的主要酶。由于第一代抗抑郁药不良反应较多、心脏与肝脏毒性较大，过量中毒致死率高等缺陷，临床使用已日趋减少。

20 世纪 90 年代，第一个选择性 5-HT 再摄取抑制剂（SSRIs）氟西汀成功上市，开创了新一代抗抑郁药的新纪元。在此基础上，几乎每年都有新型抗抑郁药问世，以抗抑郁药为主流的精神药理学研究空前迅速，也推动了抑郁障碍的病因学研究。特殊作用机制的新型抗抑郁药噻奈普汀的问世，对抑郁障碍的单胺类神经递质假说提出了巨大的挑战，必将进一步推动抑郁障碍的病因学研究。这些近年来发展起来的新型抗抑郁药称为第二代抗抑郁药。

第二代抗抑郁药是在基本清楚了第一代抗抑郁药的药理机制的基础上发展起来的，即抑制 5-HT 和 NE 再摄取，以选择性 5-HT 再摄取抑制剂（SSRIs）为先导，SSRIs 系根据药理特性特别设计的单一药理作用的药物。它们的疗效与 TCAs 几无差别，但安全性和耐受性有了很大的改进，半衰期长，每日一次服药，服药依从性好。在 SSRIs 以后又发展了 5-HT 和 NE 再摄取双重抑制作用的抗抑郁药和 NE 能与特异性 5-HT 能抗抑郁药，还有一些其他不同作用机制的新型抗抑郁药。

二、抗抑郁药的分类

尽管抑郁障碍的发生机制近年来受到非神经递质假说的巨大挑战，但是目前抗抑郁药的分类主要还是按照作用机制，主要是从神经递质的角度进行分类，同时结合化学结构进行分类。抗抑郁药的作用机制主要是通过不同的途径使中枢神经系统神经元突触间隙单胺类神经递质 5-HT 与 NE 的浓度增高。故目前药物的分类也是按照药物对中枢神经系统的单胺类神经递质的作用方式来划分。抗抑郁药大致分为以下几类：

（一）三环类抗抑郁药（TCAs）

主要抑制突触前神经元对 NE 和 5-HT 的再摄取，使突触间隙中 NE 和 5-HT 的浓度增高，对 NE 的再摄取抑制作用较强，对 5-HT 的作用略小，对 NE 和 5-HT 的再摄取不具备选择性。此外还有较强的抗胆碱能作用和抗组胺作用，导致临床相关不良反应。如：阿米替林、丙米嗪、氯米帕明和多塞平。马普替林是在三环类抗抑郁药的基础上发展出来的四环类抗抑郁药。

（二）单胺氧化酶抑制剂（MAOIs）

抑制单胺氧化酶活性，使 DA、5-HT、NE 等单胺类神经递质的代谢减少，浓度升高。虽然与 TCAs 的作用途径不同，但是殊途同归，最终都使单胺类神经递质的浓度升高而发挥抗抑郁作用。

老一代 MAOIs 苯乙肼、反苯环丙胺等，因对单胺氧化酶具有非选择性和不可逆性的抑制作用,易引起高血压危象、肝损害、脑卒中、谵妄等严重的、致死性不良反应,故临床上仅作为第二线药物,并对饮食有严格的限制。新一代 MAOIs 为可逆性单胺氧化酶抑制剂(RIMA),以吗氯贝胺为代表,它主要抑制 MAOI-A,对酶的抑制半衰期少于 8 小时,因此,不良反应少于老一代 MAOIs。

(三)选择性 5-HT 再摄取抑制剂(SSRIs)

选择性抑制突触前膜对 5-HT 的再摄取,使其浓度增高。常用药物有氟西汀、帕罗西汀、舍曲林、氟伏沙明、西酞普兰和艾司西酞普兰。

(四)选择性 5-HT 及 NE 再摄取抑制剂(SNRIs)

相对单纯地抑制突触前膜对 NE 和 5-HT 的重摄取。代表药物有文拉法辛、度洛西汀和米那普仑。

(五)选择性 NE 再摄取抑制剂(NRIs)

相对单纯地抑制突触前膜对 NE 的再摄取,如瑞波西汀。

(六)NE 能及特异性 5-HT 能抗抑郁药(NaSSAs)

如米氮平,它对突触后 5-HT$_2$ 受体、5-HT$_3$ 受体和突触前 5-HT$_{1B,\alpha2}$ 自受体或异质性受体有拮抗作用,同时对背侧缝际核和蓝斑神经元胞体-树突 5-HT$_{1B,\alpha2}$ 自受体或异质性受体具有拮抗作用。对 5-HT$_2$ 和 5-HT$_3$ 受体拮抗可以增强 5-HT$_{1A}$ 受体的神经传递。

(七)5-HT 受体拮抗和再摄取抑制剂(SARIs)

曲唑酮和奈法唑酮。药理机制复杂,对 5-HT 系统既有激动作用又有拮抗作用。抗抑郁作用主要可能由于 5-HT$_{2A}$ 受体拮抗,从而兴奋其他特别是 5-HT$_{1A}$ 受体对 5-HT 的反应,同时也抑制突触前 5-HT 的再摄取,因而称为 5-HT 受体拮抗和再摄取抑制剂。

(八)NE 及 DA 再摄取抑制剂(NDRIs)

安非他酮,也叫布普品(丁胺苯丙酮)。

(九)其他作用机制的抗抑郁药

1.噻奈普汀　结构上属于三环类抗抑郁药,但并不同于传统的三环类抗抑郁药,具有独特的药理机制,与 TCAs 的药理机制完全不同,并对抑郁障碍的单胺神经递质病因假说提出挑战。噻奈普汀可增加突触前膜对 5-HT 的再摄取,增加囊泡中 5-HT 的储存,且改变其活性,突触间隙 5-HT 浓度减少,而对 5-HT 的合成及突触前膜的释放无影响。在大脑皮层水平,增加海马锥体细胞的活性,增加皮层及海马神经元再摄取 5-HT。对皮层下的 5-HT 神经元(如网状系统)无影响。抗抑郁机制可能与药物能恢复神经可塑性、保护海马神经元有关。

2.腺苷甲硫氨酸　是一种内源性甲基供体,可增加脑内儿茶酚胺(DA、NE)、吲哚胺(5-HT、褪黑激素)及组胺等神经递质的合成。具有快速的抗抑郁作用,比较适用于老年抑郁症及不能耐受其他抗抑郁药的患者。

3.圣·约翰草提取物片　是从植物(贯叶连翘、圣·约翰草)中提取的天然药物,药理成分为金丝桃素,对 5-HT、NE、DA 的再摄取有抑制作用,适用中等严重程度以下的轻型抑郁症,不良反应少。

4.米安舍林　是一种四环类抗抑郁药,是一种 α_2 和 5-HT$_2$、5-HT$_3$ 受体拮抗剂。

常用的抗抑郁药分类和剂量范围(表 7-1)。

表 7-1　常用抗抑郁药的分类和剂量

分类	药物名称	剂量（mg/d）
三环类抗抑郁药（TCAs）	丙米嗪	50～250
	氯米帕明	50～250
	阿米替林	50～250
	多塞平	50～250
	马普替林	50～225
单胺氧化酶抑制剂（MAOIs）	吗氯贝胺	150～600
选择性5-羟色胺再摄取抑制剂（SSRIs）	氟西汀	20～60
	帕罗西汀	20～60
	氟伏沙明	50～300
	舍曲林	50～200
	西酞普兰	20～60
	艾司西酞普兰	10～30
选择性5-HT及NE再摄取抑制剂（SNRIs）	文拉法辛	75～375
	度洛西汀	40～60
	米那普仑	100～200
5-HT$_2$受体拮抗和再摄取抑制剂（SARIs）	曲唑酮	50～300
	奈法唑酮	50～300
选择性NE再摄取抑制剂（NRls）	瑞波西汀	4～12
	米安色林	30～90
NE能及特异性5-HT能抗抑郁药，NaSSAs	米氮平	15～45
NE及DA再摄取抑制剂（NDRls）	安非他酮	300～450
其他作用机制的抗抑郁药	噻奈普汀	12.5～37.5

三、三环类抗抑郁药

TCAs为第一代抗抑郁药，常用药物包括丙米嗪、氯米帕明、阿米替林、多塞平、地昔帕明、去甲替林等，四环类马普替林。

TCAs主要抑制突触前神经元对NE和5-HT的再摄取，提高突触间隙中单胺类神经递质的浓度，改善抑郁症状。对NE的再摄取抑制作用较强，对5-HT的作用略小，对NE和5-HT的再摄取不具备选择性。不同的抗抑郁药物阻滞NE和5-HT再摄取的作用是有差异的。TCAs除了阻断NE和5-HT再摄取，与一些传统抗精神病药一样，还具有M$_1$、α$_1$和H$_1$受体阻断作用，临床上导致口干、便秘、视物模糊、头晕、体位性低血压、镇静、嗜睡和体重增加等不良反应。

TCAs 类药物口服吸收 J 陕,血药浓度达峰时间为 2～8 小时,血浆蛋白结合率约 90％,经羟基化和去甲基代谢后,大部分经尿排出,血浆清除半衰期为 30～48 小时,达稳态时间为 5～14 天。

三环类抗抑郁药可用于治疗各种抑郁障碍、焦虑障碍、惊恐障碍及强迫障碍。TCAs 不同药物各有其特点,如:①阿米替林有较强的镇静作用和抗焦虑作用,适用于伴有激越和睡眠障碍的抑郁障碍患者。②丙米嗪有振奋作用,适用于迟滞性抑郁障碍,不宜在夜间服药,以免引起失眠。小剂量丙米嗪还可治疗儿童遗尿症,但用药宜谨慎。③多塞平抗抑郁作用较弱,但镇静及抗焦虑作用较强,适于焦虑障碍明显的患者。④氯米帕明不仅用于治疗抑郁障碍,也是治疗强迫障碍的主要药物。

患有严重的心、肝、肾疾病,癫痫,急性闭角型青光眼患者禁用。而 12 岁以下儿童、孕妇以及前列腺肥大的患者慎用。禁止用于已知对 TCAs 过敏的患者,并禁止与 MAOIs 联用,以免发生 5-HT 综合征。

使用时应根据患者情况综合考虑选择药物,从小剂量开始,并根据临床疗效和不良反应情况,在 1～2 周内逐渐增加到有效剂量。抗抑郁疗效往往在用药 2～4 周后出现,在此之前不宜过早换药。经过急性期治疗,抑郁症状已缓解,应以有效治疗剂量继续巩固治疗至少 4～6 个月,如果病情稳定,进入维持治疗阶段。维持剂量通常在原治疗剂量的基础上适当减小,应视病情及不良反应情况逐渐减少至原剂量的 1/2～2/3,一般至少维持 6 个月或更长时间。最终视病情缓慢逐步减药或停药。反复频繁发作者应长期维持,起到预防复发的作用。

有的患者采用顿服 TCAs 的方式自杀,有的可能出现儿童误服,均需要紧急处置。由于 TCAs 具有较强的心脏毒性,抗胆碱能作用易导致意识障碍,过量中毒的紧急处理十分关键。治疗剂量的 10 倍即可导致死亡。过量中毒的常见死亡原因是心肌缺血、房室或室内传导阻滞、室性纤颤,伴有昏迷、痉挛、血压下降及呼吸抑制等。

过量中毒的处理:

1.一般处理 及时的洗胃、催吐、使用药用炭吸附、大量输液和利尿,促进药物排泄。

2.进行心电监护 心电监护便于及时发现心脏问题,并给予及时的处理。

3.积极治疗血管系统并发症 如心动过速、心肌缺血、传导阻滞等。新斯的明 1～2mg 或毒扁豆碱 1～2mg 静脉注射,如果症状改善不显著,可于 10 分钟后重复给药 1 次,如果症状改善仍不明显,可用苯妥英钠 250mg 缓慢静脉注射。奎尼丁和普鲁卡因胺由于具有和 TCAs 相似的作用,应禁止使用。

4.促进意识恢复 毒扁豆碱 1～2mg 静脉注射还可促进意识恢复,但持续时间短,需重复给药。如果没有心脏并发症,不必反复用药强行恢复意识。抗胆碱酯酶药物能够保护胆碱能神经末梢释放的乙酰胆碱不被灭活,呈现出拟胆碱能作用,对抗 TCAs 药物强大的抗胆碱能作用,缓解相关并发症。

5.对症和支持治疗 保持呼吸道通畅、吸氧、保温、预防感染等。

四、单胺氧化酶抑制剂

单胺氧化酶抑制剂(MAOIs)通过抑制单胺氧化酶的活性,使单胺类神经递质的代谢减少,浓度升高而发挥抗抑郁作用。

MAOIs 主要分为两类:不可逆性 MAOIs 和可逆性 MAOIs。不可逆性 MAOIs 是以肼类化合物及反苯环丙胺为代表的老一代 MAOIs,因能引起肝脏的损害、高血压危象等严重不良反应,严格的饮食限制及多见的药物相互作用等临床已基本不用;可逆性 MAOIs 是以吗氯贝胺为代表的可逆性选择性单胺氧化酶 A 抑制剂。

MAOIs 主要作为二线药物用于临床。不可逆性 MAOIs 已基本不用,可逆性 MAOIs 吗氯贝胺可用于各类抑郁障碍的治疗,包括难治性抑郁症、恶劣心境、老年性抑郁和伴有睡眠过多、食欲与体重增加的非典型抑郁症、其他药物治疗无效的抑郁障碍等。对社交焦虑障碍、广泛性焦虑障碍、惊恐障碍等也有一定疗效。吗氯贝胺的用药禁忌和饮食限制较老一代 MAOIs 少,无明显的抗胆碱能和心脏传导抑制作用。治疗初始时剂量为 300～450mg/d,最大可达 600mg/d,分 3 次服用。常见不良反应有头疼、头晕、恶心、口干、便秘、失眠,少数患者血压降低。MAOIs 不能和 SSRls 同时应用,两药相互替换使用间隔时间至少为 2 周,合用易导致致死性 5-HT 综合征。盐酸氟西汀及其代谢产物半衰期较长,需停药 4 周以上才能使用 MAOIs。

五、选择性 5-HT 再摄取抑制剂

选择性 5-羟色胺再摄取抑制剂(SSRIs)是目前应用最广泛的一类抗抑郁药。作用机制为选择性地抑制神经元从突触间隙中摄取 5-HT,增加间隙中可供实际利用的 5-HT,从而改善情感状态,治疗抑郁障碍。

目前常用于临床的 SSRIs 被誉为"五朵金花"的药物分别为:氟西汀、帕罗西汀、舍曲林、氟伏沙明、西酞普兰。艾司西酞普兰在作用机制上与上述药物有所不同,但也属于 SSRIs。这类药物选择性抑制突触前膜对 5-HT 的再摄取,对 NE 影响很小,几乎不影响 DA 的再摄取。对 H1、NE、M1 受体作用轻微。口服吸收好,不受进食影响,与血浆蛋白结合高,$t_{1/2}$ 约 20 小时左右(氟西汀的去甲基代谢物长达 7～15 天),主要经肾脏,少数从粪便排出。

SSRIs 作用普广,疗效好,安全性高,半衰期长,多数只需每日给药 1 次,治疗的依从性好,疗效持续时间长,有逐步取代 TCAs 等老一代抗抑郁药的趋势。这类药物可治疗抑郁障碍、焦虑障碍、强迫症、惊恐障碍、进食障碍、躯体形式障碍和创伤后应激障碍等疾病。不同的 SSRIs 各有特点,对不同靶症状的有效性、使用剂量、起效时间、耐受性也各有不同。对部分严重抑郁的疗效可能不如 TCAs。

SSRIs 与 TCAs 相比,心血管系统和抗胆碱能不良反应轻微,过量时较安全,青光眼和前列腺肥大患者亦可使用。禁与 MAOIs、氯米帕明、色氨酸联用,慎与抗心律失常药、降糖药联用。SSRIs 蛋白结合率高,与蛋白结合率高其他药物合用时,可能出现置换作用,使血浆中游离型药浓度升高,药物作用增强,特别是治疗指数低的药如洋地黄毒苷、华法林等,应特别注意,适当减小药物剂量。SSRIs 对 CYP(P450)酶具有抑制作用,可使经这些酶代谢的药物浓度升高,导致毒副作用。

SSRIs 主要的不良反应为中枢神经系统和消化系统 5-HT 能兴奋症状。神经系统不良反应常见头疼、头晕、失眠、乏力、困倦、焦虑、多汗、震颤、兴奋等。胃肠道不良反应常见恶心、呕

吐、厌食、腹泻、便秘等。其他不良反应可见皮疹、性功能障碍如阳痿、射精延缓、性感缺失。白细胞减少、低钠血症罕见。

SSRIs 与 MAOIs、色氨酸、TCAs 联用时可导致严重的 5-HT 综合征。表现为：神经症状，如头痛、震颤、肌强直、肌阵挛、抽搐发作；精神症状，如情绪不稳定、易激惹、幻觉等；其他症状，如发热、心律不齐等，可导致患者死亡。5-HT 综合征一旦发生，应立即停用所有精神药物，停用一切能增加中枢 5-HT 浓度或 5-HT 能系统活性的药物后，症状常在 24 小时内消退。但如果症状严重伴谵妄，症状可持续 4 天左右，伴严重并发症者可导致死亡。给予积极的支持性治疗，包括物理降温、镇静、人工通气治疗呼吸衰竭，预防和控制癫痫发作，氯硝西泮治疗肌阵挛，硝苯地平治疗高血压。根据发病机制选择特异性的药物治疗，主要是 5-HT 耗竭剂或 5-HT 受体阻断剂。常用的有非特异的 5-HT 拮抗剂二甲麦角新碱和赛庚啶。有报道 β-受体阻滞剂能阻断 5-HT$_{1A}$受体，抑制由 L-色氨酸和超苯环丙胺诱发的 5-HT 综合征。

六、选择性 5-HT 及 NE 再摄取抑制剂

选择性 5-HT 及 NE 再摄取抑制剂（SNRIs）作用机制为相对单纯地抑制突触前膜对 NE 和 5-HT 的重摄取，还有轻度的 DA 再摄取抑制作用。不同的剂量对三种神经递质再摄取的抑制作用不同。低剂量时以抑制 DA 再摄取为主，兼有轻度的 5-HT 再摄取抑制作用。中等剂量时以抑制 5-HT 和 NE 再摄取作用为主，高剂量时则以抑制 NE 再摄取作用最强。还有轻微的 M$_1$、H$_1$、α$_1$ 受体阻断作用。TCAs 也抑制突触前膜对 NE 和 5-HT 的再摄取，但不具有选择性，与 SNRIs 不同。此类药物有文拉法辛、度洛西汀和米那普仑。此类药物应禁止与 MAOIs 合用，禁用于活动性闭角性青光眼。

文拉法辛主要适应证为重性抑郁障碍、难治性抑郁障碍及焦虑障碍。禁与 MAOIs 联用，无特殊禁忌证，严重肝、肾疾病、高血压、癫痫患者慎用。文拉法辛起效较快，安全性好，不良反应少，常见不良反应有恶心、口干、出汗、乏力。还可出现焦虑、震颤、性功能障碍，如阳痿和射精障碍。不良反应的发生与剂量有关，中至高剂量时血压升高较为常见。

度洛西汀是美国礼来公司研制的 SNRIs 类药物，2004 年 8 月美国 FDA 批准用于重型抑郁症的治疗，而后批准用于糖尿病引起的神经性疼痛，并可用于女性尿失禁的治疗。

Detke 等比较了度洛西汀（80mg/d 或 120mg/d）、帕罗西汀（20mg/d）与安慰剂治疗急性（8 周）或慢性（6 个月）抑郁症的疗效与安全性。度洛西汀与帕罗西汀 20mg/d 比较均安全有效。度洛西汀组中由于不良反应终止试验者与安慰剂接近，度洛西汀治疗引起的性功能障碍发生率低于帕罗西汀。在对慢性抑郁症的治疗中，两种药物均能显著改善 HAMD 评分。表明度洛西汀治疗急性或慢性抑郁症安全、有效、耐受性良好。还能快速持久地缓解其他躯体症状，如肌肉疼痛、腹痛及头痛。

度洛西汀常见不良反应为恶心、口干、便秘、食欲低下、疲劳、瞌睡和出汗增多等。其他不常见的不良反应有：影响尿道阻力，出现尿急症状，引起丙氨酸转氨酶、天冬氨酸转氨酶、肌酸磷酸激酶的升高，贫血，白细胞和血小板减少，食管狭窄，口腔炎，血便，结肠炎，吞咽困难，胃刺激，胃溃疡，牙龈炎，胃排空减少，过敏性肠综合征，小腹痛等。

米那普仑由法国 Pierre Fabre 公司研制开发。特异性抑制 5-HT 和 NE 再摄取，对两者的

抑制作用相似,对 DA 的再摄取没有影响。对肾上腺素 α_1、M_1、H_1 受体均无亲和力。

米那普仑与安慰剂的对照研究显示,米那普仑具有明确的抗抑郁效果,100mg/d 是最佳有效剂量。

米那普仑与 TCAs 比较也显示出其优越性。1 项多中心、随机、双盲、对照研究比较了米那普仑与丙米嗪的疗效和安全性。109 例抑郁症患者接受 100mg/d 米那普仑或 150mg/d 丙米嗪治疗 6 周。结果发现两组改善抑郁症状的疗效相似,米那普仑不良反应的发生率低于丙米嗪。特别是抗胆碱能不良反应。米那普仑组排尿困难和震颤更常见。该研究表明,米那普仑与丙米嗪的疗效相当,不良反应更少。也有研究表明,米那普仑对抑郁症的急性期和维持期治疗均有较好疗效。还可以治疗脑卒中后抑郁、脑外伤后抑郁以及慢性疼痛,是一种较有前景的抗抑郁药。由于米那普仑与不饱和血浆蛋白结合率低,且不通过任何一种肝脏 CYP450 酶代谢,其药物间的相互作用极少。

药理学上的高度选择性决定了米那普仑较少的不良反应。与 M 受体无亲和力,避免了 TCAs 的抗胆碱能不良反应。对 H_1 受体无拮抗作用,故镇静、疲乏等不良反应不明显。对 α_1 受体无阻断作用,允许了 NE 激活的增加,这是排尿困难常见的原因。

七、选择性 NE 再摄取抑制剂

三环类和四环类等抗抑郁药对突触前膜 NE 重摄取也有较强的抑制作用,但对其他受体也有作用,故不是选择性 NE 再摄取抑制剂。瑞波西汀主要抑制 NE 的再摄取,并拮抗 α_2 自受体,通过升高突触间隙 NE 浓度而发挥抗抑郁作用,对 M_1、H_1、α_1 受体几乎没有兴奋或抑制作用,因此称为选择性 NE 再摄取抑制剂。

瑞波西汀的抗抑郁疗效与氟西汀相似,对严重抑郁症似乎更有效。对社会功能、动力缺乏及负性自我感觉的改善更好。

不良反应:口干、便秘、多汗、排尿困难、勃起障碍、心动过速、眩晕、直立性低血压等。妊娠和哺乳期妇女、青光眼患者、有惊厥史者、前列腺增生排尿困难者、低血压、急性心肌梗死患者禁用。禁止与 MAOIs 合用。

八、去甲肾上腺素能及特异性 5-HT 能抗抑郁药

去甲肾上腺素能及特异性 5-HT 能抗抑郁药(NaSSAs)对突触后 $5\text{-}HT_2$ 受体、$5\text{-}HT_3$ 受体和突触前 $5\text{-}HT_{1B,\alpha_2}$ 自受体或异质性受体有拮抗作用,同时对背侧缝际核和蓝斑神经元胞体一树突 $5\text{-}HT_{1B,\alpha_2}$ 自受体或异质性受体具有拮抗作用。对 $5\text{-}HT_2$ 和 $5\text{-}HT_3$ 受体拮抗可以增强 $5\text{-}HT_{1A}$ 受体的神经传递。代表药物为米氮平。

米氮平是近年开发的具有 NE 和 5-HT 双重作用机制的新型抗抑郁药,在对 5-HT 和 NE 的调节方面不同于其他抗抑郁药,它不阻断神经递质的再摄取,而具有独特的抗抑郁机制。阻断 NE 神经元末梢的肾上腺素 α_2 自受体和突触前 5-HT 神经元末梢有抑制作用的 α_2 异受体,同时增加 NE 和 5-HT 的释放,使突触间隙中两种神经递质的浓度增高。同时又通过 NE 的释放而刺激 5-HT 神经元的兴奋性 α_1 受体来增强 5-HT 能神经元的放电和传导,从而实现快速起效。米氮平对 5-HT 的作用同样具有独特性,它既激活突触后的 $5\text{-}HT_1$ 受体而介导 5-

HT 能神经元的传导,又通过阻断突触后的 5-HT$_2$ 和 5-HT$_3$ 受体而较少引起焦虑、激越、性功能障碍和消化道不良反应。此外对 H1 受体亲和力高,有镇静作用,对 M$_1$ 受体的亲和力低,抗胆碱能作用小。当米氮平剂量超过 15mg/d 时,其抗组胺作用被 NE 的传递抵消,镇静作用和嗜睡可减轻。

米氮平适用于各种抑郁障碍的治疗,特别是伴有激越、睡眠障碍和明显焦虑症状的重度抑郁患者。不宜与乙醇、苯二氮䓬类药物和其他抗抑郁药合用,禁与 MAOIs 合用。严重心、肝、肾功能障碍,白细胞计数偏低的患者慎用。使用剂量从 15mg/d 开始,1 周内可增至 30～45mg/d,可每晚 1 次给药。该药耐受性好,不良反应较少,无明显抗胆碱能作用。常见不良反应为镇静、嗜睡、头晕、疲乏、食欲和体重增加。无性功能障碍。

九、5-HT 受体拮抗和再摄取抑制剂

5-HT 受体拮抗和再摄取抑制剂(SARls)的药理机制较为复杂,对 5-HT 系统既有激动作用又有拮抗作用。拮抗 5-HT$_{2A}$ 受体,从而兴奋其他,特别是 5-HT$_{1A}$ 受体对 5-HT 的反应,同时抑制突触前膜对 5-HT 的再摄取而发挥抗抑郁作用,因此称为 5-HT 受体拮抗和再摄取抑制剂。有相对强的 H$_1$、α$_2$ 受体拮抗作用。代表药物有曲唑酮和奈法唑酮。

曲唑酮独特的药理机制,不但具有抗抑郁作用,而且具有抗焦虑作用,镇静催眠作用,α$_2$ 受体拮抗作用可导致直立性低血压和阴茎异常勃起,有时与 SSRls 类药物合用,可改善 SSRIs 对性功能的影响。

曲唑酮可用于各种轻、中度抑郁障碍的治疗,特别是伴有失眠、焦虑、性功能障碍的患者,对重度抑郁的效果稍差。

曲唑酮常见的不良反应为头疼、过度镇静作用、直立性低血压、口干、恶心、呕吐、无力,少数可能引起阴茎异常勃起。禁与 MAOIs 合用,禁用于室性心律失常、低血压患者。可加强其他中枢抑制剂的抑制作用,不宜与此类药物和降压药合用。

奈法唑酮的药理作用与曲唑酮相似,有较强的 5-HT$_2$ 受体拮抗作用和 5-HT 再摄取抑制作用。但对 H$_1$、α$_2$ 受体的拮抗作用较曲唑酮弱,因此其镇静作用、直立性低血压较曲唑酮轻,阴茎异常勃起较曲唑酮少见。

奈法唑酮也用于治疗各种轻、中度抑郁障碍,尤其适用于伴有迟滞或睡眠障碍的抑郁障碍患者,疗效与丙米嗪相当。常见不良反应有头昏、乏力、恶心、口干、便秘、嗜睡等。有引起严重肝损害的报道,应引起高度重视。性功能障碍少见。奈法唑酮对 CYP3A4 有抑制作用,与 CYP3A4 的底物合用时应谨慎,应调整药物剂量。奈法唑酮可轻度增高地高辛的血药浓度,地高辛治疗指数低,两药不宜合用。

十、NE 及 DA 再摄取抑制剂

NE 及 DA 再摄取抑制剂(NDRIs)代表药物安非他酮,也叫布普品(丁胺苯丙酮)。抗抑郁机制可能与抑制 NE 和 DA 的再摄取,增强 NE 和 DA 功能有关,对 NE 的再摄取抑制作用较强,对 DA 的再摄取抑制作用相对较轻,有微弱的 5-HT 再摄取抑制作用。安非他酮自身对

NE 和 DA 的再摄取抑制作用很弱,但它的活性代谢产物则是很强的再摄取抑制剂,而且在脑内的浓度很高。由于安非他酮有微弱的 5-HT 再摄取抑制作用,一般不会引起 SSRIs 常见的性功能障碍。安非他酮的抗抑郁效能与 TCAs 相当。安非他酮引起转相较少,适用于双相抑郁的治疗。能够增强 DA 功能,不适用于有精神病性症状的抑郁症,否则可能使精神病性症状加重或导致新的精神病性症状。安非他酮缓释剂主要用于烟草戒断治疗。

常见不良反应有情绪激动、面部潮红、癫痫发作、厌食、窦性心动过速、精神病性症状等。性功能障碍较少见。禁止与 MAOIs、氟西汀、锂盐联合使用。

十一、其他作用机制的抗抑郁药

1.噻奈普汀 结构上属于三环类抗抑郁药,但并不同于传统的三环类抗抑郁药,具有独特的药理机制,与 TCAs 的药理机制完全不同,并对抑郁障碍的单胺神经递质病因假说提出挑战。噻奈普汀不但不抑制突触前膜对单胺类神经递质的再摄取,反而可增加突触前膜对 5-HT 的再摄取,增加囊泡中 5-HT 的储存,且改变其活性,突触间隙 5-HT 浓度减少,同样具有临床抗抑郁效果。对 5-HT 的合成及突触前膜的释放无影响。说明其抗抑郁效果具有其他的机制,也说明抑郁障碍的病因学假说并非局限于神经递质方面。在大脑皮层水平,噻奈普汀能增加海马锥体细胞的活性,增加皮层及海马神经元再摄取 5-HT。对皮层下的 5-HT 神经元(如网状系统)无影响。抗抑郁机制可能与该药能恢复神经可塑性和保护海马神经元有关。研究证实,抑郁症是一种神经系统应激状态,应激可导致海马神经元可塑性异常改变,表现为海马体积缩小、神经元树突减少及神经元萎缩,而噻奈普汀可以逆转缩小的海马体积,恢复神经发生,预防神经元萎缩,恢复神经可塑性和突触可塑性,起到保护海马的作用。

该药具有良好的抗抑郁作用,长期服用可有效预防抑郁障碍的复发。对老年抑郁障碍具有较好的疗效。能较好的改善抑郁伴发的焦虑症状,其抗焦虑作用与丙米嗪相当,优于氟西汀及马普替林。

推荐剂量为 12.5mg,每日 3 次(37.5mg/d)。肾功能损害及老年人应适当减少剂量。治疗剂量下不良反应明显比传统的三环类抗抑郁药少而轻,特别是抗胆碱能及心血管系统的不良反应较少,对性功能的不良影响少。常见不良反应有口干、便秘、恶心、失眠、多梦、头晕、体重增加、易激惹等。

2.腺苷甲硫氨酸 是一种内源性甲基供体,可增加脑内儿茶酚胺(DA、NE)、吲哚胺(5-HT、褪黑激素)及组胺等神经递质的合成。具有快速的抗抑郁作用,比较适用于老年抑郁症及不能耐受其他抗抑郁药的患者。不良反应轻微,有头疼、口干等。

3.路优泰 是从植物(贯叶连翘、圣约翰草)中提取的天然药物,药理成分为金丝桃素,对 5-HT、NE、DA 的再摄取有抑制作用,适用于中等严重程度以下的轻型抑郁症,不良反应少。

第三节　抗焦虑药

一、概述

焦虑障碍以持续性焦虑或反复发作的惊恐不安为主要特征,常伴有自主神经紊乱、肌肉紧张与运动性不安,发作时患者多自觉恐惧、紧张、忧虑、心悸、出冷汗、震颤及睡眠障碍等,分为焦虑神经症(广泛性焦虑和惊恐发作)、恐怖性障碍、强迫性障碍和创伤后应激障碍。流行病学调查资料显示,焦虑症的患病率为0.148%,女性多于男性。广泛性焦虑症多在 20～40 岁发病,而惊恐发作多发生于青春后期或成年早期。一般病程短、症状较轻、病前社会适应能力完好、个性缺陷不明显的焦虑症患者预后情况较好。

抗焦虑药物是用以减轻焦虑症状并有镇静催眠作用的一类药,一般不会引起自主神经系统的症状和锥体外系的反应。临床上抗焦虑药物种类繁多,主要包括巴比妥类、苯二氮䓬类(BZ)和非苯二氮䓬类等,其中巴比妥类药已很少使用。苯二氮䓬类是临床上最常用的抗焦虑药,治疗剂量时具有镇静、抗焦虑、抗癫痫和肌肉松弛作用,剂量较高时有催眠作用,也是临床上最为常用的镇静催眠药。该类药物的作用机制主要是增强中枢抑制性神经递质 GABA 的作用,可抑制腺苷的摄取,使内源性神经抑制剂作用增强。此外,苯二氮䓬类药物还可抑制 GABA 非依赖性 Ca^{2+} 内流、钙依赖型神经递质释放和河豚毒素敏感性 Na^+ 通道。丁螺环酮等非苯二氮䓬类药物是近年来开发出来的新型抗焦虑药物,作用机制不同于苯二氮䓬类,具抗焦虑、抗抑郁的功效,对广泛性焦虑患者具有良好的疗效和耐受性。

除上述药物外,某些抗抑郁药通常也可改善抑郁症所伴发的焦虑症状,三环类抗抑郁药显示出与苯二氮䓬类药物一样的治疗广泛性焦虑和惊恐发作的效果,SSRI 和 MAOI 也有治疗惊恐障碍的作用,近几年在国内上市的新型抗抑郁药噻萘普汀(达体朗)、米他扎平(瑞美隆)和路优泰都具有肯定的抗焦虑作用。抗精神病药也可在一定程度上控制焦虑症状;β-肾上腺素受体阻断剂可以缓解焦虑的自主神经系统症状,如心动过速,对社交场合的心悸、震颤尤为有效,常用药物有普萘洛尔,禁忌证是心脏病、低血压或心动过缓、支气管痉挛、代谢性酸中毒(糖尿病)和长期进食差等。

药物治疗主要用于复发前驱期的早期治疗、急性发作的治疗、先兆发作的预防和改善发作间歇期的残留症状。使用剂量应逐步递增,尽量采用最小有效量,以减少不良反应,并提高服药依从性。联合用药时需充分了解药物之间的相互作用,一般不主张并用两种以上抗焦虑药。

二、苯二氮䓬类抗焦虑药

地西泮(苯甲二氮䓬,安定)

为苯二氮䓬类抗焦虑药,具有抗焦虑、镇静、催眠、抗惊厥、抗癫痫及中枢性肌肉松弛作用。其抗焦虑作用选择性很强,可能与其选择性地作用于大脑边缘系统,与中枢苯二氮䓬受体结合

而促进 γ-氨基丁酸(GABA)的释放或突触传递功能有关。较大剂量时可诱导入睡,是目前临床上最常用的催眠药。此外还具有较好的抗癫痫作用,对癫痫持续状态极有效。中枢性肌肉松弛作用、抗惊厥作用均比氯氮䓬强。

【吸收】

口服吸收快,生物利用度约 76%,口服后 T_{max} 为 0.5～2h,直肠给药 T_{max} 为 10～30min,肌内注射后吸收缓慢且不规则,静脉注射迅速进入中枢而生效。

【分布】

血浆蛋白结合率为 98.7%,V_d 为 1.1L/kg。静脉注射进入中枢后迅速进行再分布,故疗效持续时间短。

【消除】

在肝脏代谢,先经去甲基代谢生成 N-去甲基地西泮,再羟化生成奥沙西泮,两种代谢物均具有药理活性。代谢物与葡萄糖醛酸结合后经肾脏排泄,部分经胆汁排泄,有肝肠循环。也可经乳汁排泄,浓度为血浆的 1/10。$t_{1/2}$ 为 30～60h,属长效药。

【剂量方案】

抗焦虑、镇静:2.5～5mg/次,3 次/日;催眠:5～10mg,睡前一次服用;抗癫痫:5～10mg/次,3 次/日;癫痫持续状态:5～20mg/次,缓慢静脉注射。

【特殊剂量方案】

小儿一般不口服给药,6 个月以下不用。6 个月以上:常用量,一次 0.1mg/kg,3 次/日。年老体弱或肝功能不良者适当减量。

【不良反应】

常见嗜睡、头昏、乏力等不良反应,影响技巧性操作和驾驶安全;大剂量可有共济失调、震颤;偶有过敏反应如皮疹、白细胞减少等;个别病人发生兴奋、多语、睡眠障碍,甚至幻觉,停药后,上述症状很快消失;长期连续用药可产生依赖性和成瘾性,停药可能发生撤药症状,表现为激动或忧郁。地西泮促使急性血卟啉症发作,血清胆红素增加,中性粒细胞一过性下降,应予以注意。

【注意事项】

对苯二氮䓬类药物过敏者,可能对本药过敏;肝肾功能损害者能延长本药清除半衰期;癫痫患者突然停药可引起癫痫持续状态;严重的精神抑郁可使病情加重,甚至产生自杀倾向,应采取预防措施;避免长期大量使用而成瘾,如长期使用应逐渐减量,不宜骤停;对本类药耐受量小的患者初用量宜小。

以下情况慎用:严重的急性乙醇中毒,可加重中枢神经系统抑制作用;重度重症肌无力,病情可能被加重;急性或隐性发生闭角型青光眼可因本品的抗胆碱能效应而使病情加重;低蛋白血症时,可导致易嗜睡、难醒;多动症者可有反常反应;严重慢性阻塞性肺部病变,可加重呼吸衰竭;外科或长期卧床病人,咳嗽反射可受到抑制;有药物滥用和成瘾史者。

【相互作用】

与中枢抑制药如乙醇、巴比妥类、吩噻嗪类、抗组胺药、麻醉性镇痛药、全身麻醉药等合用,增强中枢抑制作用和毒性;利福平等肝药酶诱导剂,增加地西泮消除,而异烟肼等肝药酶抑制剂则会延缓地西泮消除;可增加筒箭毒、三碘季铵酚的作用,而降低琥珀胆碱的肌肉松弛作用。

【临床应用】

主要用于焦虑症及各种神经官能症、失眠、癫痫、各种原因所致惊厥、肌肉痉挛性疼痛、心脏电击复律等。

【剂型规格】

片剂:2.5mg,5mg;胶囊剂:10mg;注射剂:10mg。

氯氮䓬(利眠宁,甲氧二氮䓬)

为最早合成和应用的苯二氮䓬类药物,作用机制与其选择性作用于大脑边缘系统,与中枢苯二氮䓬受体结合而促进 γ-氨基丁酸的释放、促进突触传导功能有关。本品还有中枢性肌肉松弛作用和抗惊厥作用,小剂量时有抗焦虑作用,随着剂量增加,可显示镇静、催眠、记忆障碍,很大剂量时也可致昏迷,但很少有呼吸和心血管严重抑制。

【吸收】

口服吸收良好,T_{max} 为 2～4h,生物利用度 96%;肌内注射吸收缓慢而且不规则。

【分布】

血浆蛋白结合率 96%,V_d 为 0.3L/kg。

【消除】

$t_{1/2}$ 8～28h,平均 15h。主要经肝脏代谢,先后转化为具有相似药理活性的代谢产物去甲基及羟基化衍生物去甲氯氮䓬和去甲氧西泮,自肾缓慢排泄。久用有蓄积性。

【剂量方案】

口服,抗焦虑:成人 10mg/次,3 次/日;催眠:10～20mg,睡前一次服用;缓解肌肉痉挛:10mg/次,3 次/日,肌肉或静脉注射;抗焦虑:开始成人 50～100mg,以后改为 25～50mg,3～4次/日,儿童减半;麻醉前给药:术前 1h,肌内注射 50～100mg;酒精戒断症处理:50～100mg 起始,必要时每 2～4h 重复注射。

【特殊剂量方案】

年老体弱者:口服,5mg/次,2～4 次/日;儿童:抗焦虑、镇静时,6 岁以上,5mg/日,分 2～4次服用。

【不良反应】

常见为头晕、嗜睡、便秘、心悸。大剂量可有共济失调、皮疹、乏力、头痛、粒细胞减少、尿潴留等,偶见中毒性肝炎。长期大量服用使耐药性增高并可成瘾。男性可致阳痿。突然停药可引起戒断症状和惊厥。与吩噻嗪类、巴比妥类、酒精等并用可加强中枢抑制。罕见再生不良性贫血、溶血性贫血。

【注意事项】

年老体弱、肺功能减退者、肝肾功能不全者须慎用,哺乳期妇女及孕妇应忌用,尤其是妊娠开始 3 个月及分娩前 3 个月。

【相互作用】

与易成瘾药或其他可能成瘾药合用时,成瘾的危险性增加;饮酒及与全麻药、可乐定、镇痛药、单胺氧化酶抑制药和三环类抗抑郁药合用时,可相互增效;与抗酸药合用时可延迟本品的吸收;与抗高血压药或与利尿降压药合用时,可使降压作用增强;与钙离子通道拮抗药合用时,可使低血压加重;与西咪替丁合用时可以抑制本品的肝脏代谢,血药浓度升高;与普萘洛尔合用时可导致癫痫发作的类型和(或)频率改变,应及时调整剂量;与卡马西平合用时,由于肝微粒体酶的诱导可使两者的血药浓度下降,清除半衰期缩短;与左旋多巴合用时,可降低后者的疗效;与抗真菌药酮康唑、伊曲康唑合用,可提高本品疗效并增加其毒性。

【临床应用】

用于焦虑症、神经官能症和失眠,控制戒酒后出现的症状,麻醉前给药。因疗效不如地西泮,现已少用。

【剂型规格】

片剂:5mg,10mg;注射剂:10mg。

劳拉西泮(氯羟去甲安定)

为3-羟-1,4-苯二氮䓬类衍生物,是应用较广泛的抗焦虑药和镇静催眠药。劳拉西泮属中等作用时间的苯二氮䓬类抗焦虑药物,对与焦虑有关的精神失常,能提供有效的精神安定与解除作用;当焦虑与紧张引起失眠时,也可帮助恢复睡眠。通过与中枢神经系统的脑细胞膜上$GABA_A$受体结合,强化GABA的抑制功能,启动氯离子通道,产生强大的抗焦虑作用,已成为治疗焦虑的主流用药。与已有的苯二氮䓬类药物相比,劳拉西泮毒性小、用量低,对植物神经失调症等引起的紧张不安、焦虑、忧郁等都有较好疗效。

【吸收】

经胃肠道吸收稳定,T_{max}为2h,生物利用度约90%。

【分布】

血浆蛋白结合率85%,V_d为1.3L/kg,肝硬化时分布容积增加。

【消除】

主要在肝脏与葡萄糖醛酸结合,经肾排泄;可透过胎盘屏障,并能从乳汁分泌。$t_{1/2}$ 10～20h。

【剂量方案】

口服,抗焦虑:1～2mg/次,2～3次/日;催眠:1～4mg,睡前1h一次服用;麻醉前给药:术前1～2h给2～4mg;化疗前给药:1～2mg劳拉西泮与地塞米松合用,预防呕吐。

【特殊剂量方案】

年老体弱者须减少剂量。口服给药,建议初始剂量为1～2mg/日,分次服用;根据需要或耐受性调整剂量,以避免过度镇静。静脉给药,建议初始剂量为0.044mg/kg,总量不超过2mg,以避免过度镇静。

【不良反应】

常见头晕、疲劳、不安等。偶见不安、精神紊乱、视物模糊等,长期用药可有巴比妥-乙醇样依赖性;骤然停药偶可产生惊厥;大剂量用药可出现无尿、皮疹、粒细胞减少;静脉注射可引起静脉炎、静脉血栓形成。

【注意事项】

对其他苯二氮䓬类药物过敏者也可对本药过敏,应禁用本品;重症肌无力、青光眼、睡眠呼吸暂停综合征,对聚乙二醇、丙二醇及苯甲醇过敏,严重呼吸功能不全者(除非有机械通气)禁用;服药期间应避免驾车及操纵机器;停药应逐渐减量,以防出现戒断综合征;国外资料建议,18 岁以下患者应避免肌内注射或静脉注射本药;老年人用药须小心谨慎;肝肾功能不全者、孕妇及哺乳期妇女慎用。

【相互作用】

丙磺舒、丙戊酸可影响本药与葡萄糖醛酸的结合,使清除半衰期延长,血药浓度升高,引起嗜睡;与洛沙平、氯氮平合用可增强镇静作用,引起流涎和共济失调;口服避孕药可增加本药的代谢,使本药疗效降低;与乙胺嘧啶合用可能导致肝毒性;乙醇可增强本药的中枢神经抑制作用,故用药期间不宜饮酒。

【临床应用】

用于焦虑障碍、失眠、麻醉前给药和化疗引起的呕吐。

【剂型规格】

片剂:0.5mg,1mg,2mg;注射剂:4mg。

奥沙西泮(舒宁,去甲羟基安定)

具有抗焦虑、抗惊厥、抗癫痫、镇静催眠、中枢性骨骼肌松弛和暂时性记忆缺失(或称遗忘)作用。作用于中枢神经系统的苯二氮䓬受体(BZR),加强中枢抑制性神经递质 γ-氨基丁酸(GABA)与 $GABA_A$ 受体的结合,增强 GABA 系统的活性。随着用量的加大,临床表现可自轻度的镇静到催眠甚至昏迷。长期应用可产生依赖性。

【吸收】

口服吸收较慢,45~90min 生效,T_{max} 为 2~3h,生物利用度 90%。

【分布】

血浆蛋白结合率 86%~89%,V_d 为 1.0L/kg。可通过胎盘屏障。

【消除】

主要与葡萄糖醛酸结合,然后经肾脏排泄。可部分从乳汁分泌。$t_{1/2}$ 为 4~15h。

【剂量方案】

口服,抗焦虑和戒酒症状:15~30mg/次,3~4 次/日;催眠:15~25mg,睡前 1h 一次服用。

【特殊剂量方案】

老年人剂量:抗焦虑时初始剂量宜小,7.5mg/次,3 次/日;按需增至一次 15mg,3~4 次/日。体弱患者抗焦虑时用量同老年人剂量。

【不良反应】

较常见萎靡不振,以老年体弱者为多;少见视物模糊、头昏、头痛、恶心、呕吐、排尿不畅、口齿不清、疲倦无力、嗜睡及共济失调等,减量或停药后,恶心、头昏等症状可自行消失;罕见白细胞减少、过敏反应、肝功能损害、记忆障碍、兴奋、失眠、幻觉、视力变化、肌痉挛及红斑狼疮;反复用药易产生依赖性。

【注意事项】

孕妇、哺乳期妇女和儿童禁用;急性酒精中毒者、有药物滥用或成瘾史者、肝肾功能不全者、运动过多症患者、低蛋白血症患者、严重的精神抑郁者、伴呼吸困难的重症肌无力患者、急性或隐性闭角型青光眼患者、严重慢性阻塞性肺疾病患者慎用；对其他苯二氮䓬类药物过敏者，对本药也可能过敏；其他参见地西泮。

【相互作用】

与全麻药、镇痛药、单胺氧化酶 A 型抑制药、三环类抗抑郁药及可乐定合用时，可相互增效；西咪替丁可抑制本药的中间代谢产物，使其血药浓度升高；与抗高血压药或利尿降压药合用于全麻时，后者降压作用增强；与钙通道阻滞药合用时，可能使低血压加重；抗酸药可延迟本药吸收；本药可降低左旋多巴的疗效；与扑米酮或普萘洛尔合用时，可能引起癫痫发作的类型和（或）频率改变，普萘洛尔的血药浓度可能明显降低，故应及时调整剂量；与卡马西平合用时，因诱导肝微粒体酶，卡马西平和本药的血药浓度均下降，清除 $t_{1/2}$ 缩短；与其他易成瘾的药物合用时，成瘾的危险性增加。

【临床应用】

主要用于焦虑障碍、伴有焦虑的失眠和戒酒出现的症状。

【剂型规格】

片剂：10mg，15mg。

氟西泮（氟安定，氟胺安定）

主要作用于边缘系统与情绪和焦虑有关的部位，可抑制边缘系统对网状结构的激活作用，因而对焦虑所致的失眠症具有较好疗效。还可减轻因电刺激下丘脑所致的升压反应，同时可提高杏仁核和下丘脑的觉醒阈值。对脑干网状激活系统的抑制作用较弱。可缩短入睡时间，延长总睡眠时间，减少觉醒次数，具有较好的催眠作用。

【吸收】

口服后经胃肠道迅速吸收，有明显首过效应。口服后 15～40min 起效，T_{max} 为 30～60min，7～10 天血药浓度达稳态。

【分布】

广泛分布于全身，血浆蛋白结合率 95.5%，Vd 为 22L/kg。

【消除】

$t_{1/2}$ 为 72h，主要与葡萄糖醛酸结合，缓慢由肾脏排泄，也可在肝脏代谢，主要活性代谢产物 N-去烷基氟西泮的 $t_{1/2}$ 为 47～100h。

【剂量方案】

口服，催眠：15～30mg，睡前一次服用。

【特殊剂量方案】

15 岁以下儿童不宜使用；年老体弱者开始时 15mg/次，根据反应适当加量。

【不良反应】

宿醉现象明显，其他可见头痛、头晕、恶心、呕吐、腹部不适、关节痛、泌尿生殖道反应等。长期应用可产生药物依赖。

【注意事项】

孕妇和儿童禁用；严重抑郁患者、肝肾功能不良者慎用；与中枢神经抑制药合用有协同作用，防止抑制过度。反复应用者应定期检查肝肾功能。

【相互作用】

酒精可增强本药作用；烟草中某些成分可诱导肝药酶，加速本药的代谢；大剂量咖啡因（500mg）可干扰本药的抗焦虑作用。其他可参见地西泮。

【临床应用】

用于各种类型的失眠症、焦虑症，治疗因焦虑所致的失眠效果优于其他同类药物。

【剂型规格】

片剂：15mg；胶囊剂：5mg，15mg，30mg。

硝西泮（硝基安定）

具有镇静、催眠和抗惊厥作用，催眠作用类似短效或中效巴比妥类药物，其催眠近似于生理性睡眠，无明显后遗效应。抗癫痫作用也较强。

【吸收】

口服吸收78%，服用10mg硝西泮后，T_{max}为0.5～5h，最大浓度值在80～100ng/mL范围内。

【分布】

蛋白结合率约87%，V_d为1.9L/kg。

【消除】

$t_{1/2}$为21～30h，经肝脏代谢后大部分以代谢物的形式随尿液排泄，20%由粪便排出。可透过胎盘屏障，并能从乳汁分泌。

【剂量方案】

口服，催眠：每晚5～10mg，睡前服用；抗癫痫：5mg/次，3次/日，可酌情增加。

【特殊剂量方案】

年老体弱者剂量减半；体重30kg以下的儿童0.3～1mg/（kg·日），分3次服用。

【不良反应】

常见嗜睡、头晕、头痛等，老年患者偶见精神错乱。长期用药可成瘾。

【注意事项】

服药期间避免饮酒；小儿及重症肌无力患者禁用。

【相互作用】

与全麻药、巴比妥类药、镇痛药、中枢性骨骼肌松弛药、单胺氧化酶抑制药、三环类抗抑郁药及可乐定、水合氯醛、乙氯维诺合用，可相互增效；与羟丁酸钠合用时中枢神经系统抑制及呼吸抑制作用增强；与抗真菌药酮康唑、伊曲康唑合用，疗效增强，毒性增加；与卡马西平合用时，因肝药酶的诱导，两者的血药浓度均下降，清除半衰期缩短；抗酸药可延迟本药的吸收，利福平可增加本药的肝脏代谢，降低本药的作用；与抗高血压药或利尿降压药合用，可增强降压作用；西咪替丁、西番莲可抑制本药的肝脏代谢，血药浓度升高；与普萘洛尔合用，可导致癫痫发作的类型和（或）频率改变，需及时调整剂量；与易成瘾或可能成瘾的药物合用时，成瘾的危险增加。乙醇与本药可相互增效，咖啡因可降低本药的镇静和抗焦虑作用。

【临床应用】

用于治疗失眠，30min左右起作用，维持睡眠6h，醒后无明显后遗效应。可用于治疗多种癫痫,尤其用于婴儿痉挛及肌阵挛性发作。

【剂型规格】

片剂:2.5mg,5mg,10mg;胶囊剂:5mg。

艾司唑仑(三唑氮䓬,三唑氯安定)

有较强的镇静、催眠、抗焦虑作用和较弱的中枢性作用。镇静催眠作用比硝西泮强 2.5～4 倍。具广谱抗惊厥作用,对各型实验性癫痫模型都有不同程度的对抗作用。

【吸收】

口服吸收较快,T_{max} 为 2h。

【分布】

血浆蛋白结合率 93%,给药后迅速分布于全身组织。

【消除】

主要代谢产物为无活性的 4-羟艾司唑仑和 1-氧艾司唑仑,代谢物主要经肾脏排泄,小部分随粪便排出。

【剂量方案】

口服,催眠:1～2mg/次,睡前服用;镇静、抗焦虑:1～2mg/次,3 次/日;抗癫痫:2～4mg/次,3 次/日;麻醉前给药:2～4mg/次,手术前 1h 服用。

【特殊剂量方案】

参考国外用法,对身体健康的老年患者,起始用量为 1mg,睡前服,但加量应谨慎。对身体虚弱的老年患者,起始剂量为 0.5mg。肝病患者的用药剂量须做适当调整。

【不良反应】

不良反应较少,个别患者有乏力、口干、头胀和嗜睡等反应,一般无需特殊处理,减量即可。

【注意事项】

重症肌无力患者禁用;高血压患者、孕妇、婴儿、老年人及肝肾功能不全者慎用。

【相互作用】

与全麻药、镇痛药、单胺氧化酶抑制药、三环类抗抑郁药、可乐定等合用,可相互增效;与西咪替丁合用,本药血药浓度升高;酮康唑可升高本药的血药浓度,增加不良反应,延长作用时间;与利托那韦合用,本药的血药浓度可增加,有引起过度镇静与呼吸抑制的潜在危险;与卡马西平合用,可使卡马西平和(或)本药的血药浓度下降,清除半衰期缩短;可降低左旋多巴的疗效;与钙通道阻滞药合用,可使血压下降加重;与普萘洛尔、扑米酮合用时,可引起癫痫发作类型和(或)频率改变,需调整用药用量;酒精可增强本药的作用。

【临床应用】

用于各种类型的失眠、焦虑、紧张、恐惧、癫痫大小发作等,也可用于术前镇静。

【剂型规格】

片剂:1mg,2mg。

三唑仑(三唑安定,三唑苯二氮䓬)

为短效苯二氮䓬类,可激活 GABA 受体,从而增强抑制皮质和边缘系统。本品有显著的镇静催眠作用,在苯二氮䓬类中代谢最快、作用最强、速效、强效和极少积蓄是其突出特点。可缩短清醒期并延长第 1 期睡眠,而对第Ⅱ、第Ⅲ期睡眠影响较小,在缩短入睡时间、减少觉醒次数及增加睡眠方面均优于氟西泮。

【吸收】
口服吸收迅速,15～30min 起效,T_{max} 为 2h。

【分布】
血浆蛋白结合率约 90%,Vd 为 1.1L/kg。

【消除】
$t_{1/2}$ 1.5～5.5h。在肝脏羟化代谢,代谢酶为 CYP3A4。主要以代谢物形式经肾脏排出,8%随粪便排泄。可通过胎盘,也可从乳汁中排泄。

【剂量方案】
口服,催眠:成人睡前一次服用 0.125～0.25mg,总量不超过 0.5mg。

【特殊剂量方案】
年老体弱者剂量减半。

【不良反应】
不良反应较少,主要有嗜睡、头晕、头痛、疲倦、共济失调和遗忘等。久用产生耐受性、依赖性和成瘾性,停药后出现戒断症状。影响驾驶及技巧性操作。

【注意事项】
对本药过敏、急性闭角型青光眼、重症肌无力患者禁用;呼吸功能不全、肝肾功能不全、急性脑血管病和抑郁症患者慎用;老年人、儿童、孕妇及哺乳期妇女慎用。

【相互作用】
与中枢抑制药合用可增加呼吸抑制作用;与易成瘾和其他可能成瘾药合用时,成瘾的危险性增加;与酒及全麻药、可乐定、镇痛药、吩噻嗪类、单胺氧化酶 A 型抑制药和三环类抗抑郁药合用时,可彼此增效;与抗高血压药和利尿降压药合用,可使降压作用增强;与西咪替丁、红霉素合用,本品血药浓度升高,须减少药量;与扑米酮合用可减慢后者代谢;与左旋多巴合用时,可降低后者的疗效;与利福平合用,增加本品的消除,血药浓度降低;异烟肼抑制本品的消除,致血药浓度增高;与地高辛合用,可增加地高辛血药浓度而致中毒。

【临床应用】
主要用于镇静催眠,特别对入睡困难效果更佳,也可用于焦虑及神经紧张等。

【剂型规格】
片剂:0.125mg,0.25mg,0.5mg。

三、新型非苯二氮䓬类抗焦虑药

丁螺环酮(布斯哌隆,布螺酮)
为阿扎哌隆的衍生物,是近年来开发出的新型抗焦虑药,主要作用于海马的 5-HT$_{1A}$ 受体和 DA 受体,具有完全的突触前激动剂功能,可使 5-HT 功能下调进而产生抗焦虑作用。对 DA 的突触前膜受体有阻滞作用,对后膜既是 DA 受体激动剂又是阻滞剂,但作用较弱,故亦有抗抑郁作用。因起效较慢,不作为急性焦虑的首选药物。

【吸收】

药经胃肠道吸收迅速、完全,T_{max}为 40～90min,首过效应明显,生物利用度低。

【分布】

血浆蛋白结合率约 95％,但不会置换与蛋白结合的其他药物。

【消除】

大部分在肝脏经羟化和 N 位脱烷基代谢,代谢产物中 5-羟基丁螺环酮和 1-(2-嘧啶基)哌嗪具有一定生物活性。60％经肾脏排泄,40％从粪便中排出。肝、肾功能不全时可影响本药的代谢及清除率。$t_{1/2}$ 约为 2～3h。

【剂量方案】

口服,抗焦虑:开始 5mg/次,3 次/日,以后每 2～3 日增加 5mg;有效剂量为 20～30mg/日,若到 60mg 仍无效,不应再用。

【特殊剂量方案】

老年人肾功能减退,剂量应低于常规剂量。

【不良反应】

常见头晕、头痛、恶心、不安、烦躁,可见多汗、便秘、食欲减退,少见视物模糊、注意涣散、萎靡、口干、肌痛、肌痉挛、肌强直、耳鸣、胃部不适、疲乏、梦魇、多梦、失眠、激动、神经过敏、腹泻、兴奋,偶见心电图异常、血清谷丙氨基转移酶(ALT)轻度升高,罕见胸痛、精神紊乱、抑郁、心动过速、肌无力、肌肉麻木。

【注意事项】

严重肝肾功能不全、青光眼及重症肌无力者、孕妇及哺乳期妇女、癫痫病人禁用。用药前后及用药时应定期检查肝功能与白细胞计数。

【相互作用】

氟伏沙明、地尔硫草、维拉帕米、红霉素、磺胺异噁唑、伊曲康唑、奈法唑酮等可抑制本药的代谢,使其血药浓度升高。与洋地黄类药合用,可使后者血药浓度升高。与利福平、避孕药合用可降低本药作用。与降血糖药、氯氮平药合用,可增加药物不良反应。与单胺氧化酶抑制药合用,可能发生高血压危象,禁止两者合用。乙醇可增强本药的中枢抑制作用,极易产生过度镇静,故服药期间不宜饮酒。饮用大量葡萄柚汁会使本药毒性增加。

【临床应用】

主要用于广泛性焦虑、焦虑伴抑郁症状者,也可用于治疗选择性 5-羟色胺再摄取抑制剂(SSRI)引起的性功能障碍。

【剂型规格】

片剂:5mg,10mg。

坦度螺酮

坦度螺酮 1996 年在日本首次上市,通过激动 5-HT$_{1A}$ 受体而发挥抗焦虑作用,其抗抑郁功能主要与5-HT 能神经突触后膜 5-HT$_2$ 受体密度降低有关。

在已进行的临床研究中发现,坦度螺酮能有效地缓解焦虑症状,对心身疾病所伴发的焦虑等神经症症状也有肯定的疗效。其特点是不良反应小,很少出现影响日常生活的困倦感、步态不稳等中枢神经抑制作用,口渴、便秘、排尿困难等抗胆碱能不良反应也很少见,尚未发现有关该药导致药物依赖的报道。值得注意的是若从苯二氮䓬类抗焦虑药物直接换用该药,可引起前者的停药戒断现象,导致症状加重。

【吸收】

口服吸收良好,T_{max}为 0.8~1.4h。

【消除】

主要在肝脏代谢为 1-嘧啶-哌嗪,后者的血药浓度为本药的 2~8 倍。70% 经肾脏排泄,21% 从粪便排出,其中仅粪便中有 2% 的原型药。$t_{1/2}$ 为 1.2~1.4h。

【剂量方案】

口服,成人 10mg/次,3 次/日,需要时逐渐加量,最高至 60mg/日。

【特殊剂量方案】

老年患者用药时应从小剂量开始,肝肾功能不全时可能需要调整剂量。

【不良反应】

较少见,主要有头晕、头痛、恶心、食欲下降、烦躁和睡眠障碍等。

【注意事项】

对长期使用苯二氮䓬类药物已经出现耐受者疗效差,加量至每日 60mg 仍无效者应停止用药;与苯二氮䓬类无交叉依赖性,替换苯二氮䓬类药物后者须逐渐减量,以免产生停药反应;本品有困倦和头晕等不良反应,影响驾驶和技巧性操作;严重心脏病、肝肾病患者慎用,孕妇及哺乳期妇女禁用。对本药及 1-嘧啶-哌嗪过敏者禁用,其他氮杂螺酮衍生物(如丁螺环酮、伊沙匹隆、吉哌隆)过敏者慎用。

【相互作用】

与钙拮抗药(如硝苯吡啶等)合用可增强降压作用。与氟哌啶醇合用可增强锥体外系症状。

【临床应用】

用于焦虑神经症、自主神经失调症。

【剂型规格】

片剂:5mg,10mg。

四、其他非苯二氮䓬类抗焦虑药

甲丙氨酯(氨甲丙二酯)

属非苯二氮䓬类抗焦虑药,动物实验提示本药可作用于中枢神经的多个部位(包括背侧丘脑和边缘系统),具有抗焦虑、镇静催眠和中枢性肌肉松弛作用。其作用与氯氮䓬相似,但强度较弱。

【吸收】

口服吸收好,T_{max}为 2~3h。

【分布】

体内分布较均匀,其中以肝、肺、肾中较多,可分布至大脑、小脑、中脑,也可透过胎盘。血浆蛋白结合率至多为 30%,V_d 为 0.5～0.8L/kg。

【消除】

主要在肝脏代谢,由肾脏排泄,10% 以原型排出。本药能穿透胎盘,能分泌入乳汁,浓度可达血浆中的 2～4 倍。

【剂量方案】

口服,抗焦虑:0.2g/次,2～3 次/日;治疗失眠:0.4g/次,睡前服用;抗癫痫:0.2～0.4g/次,2～3 次/日。

【特殊剂量方案】

老年人初始剂量为最低有效剂量,按需要及耐受情况逐渐增加。6 岁以上儿童,常用剂量为每日 25mg/kg,分 2～3 次服用。参考国外用法:肾功能不全时须根据肾功能调整用药间隔时间,肾小球滤过率(GFR)不低于 50mL/min 者,用药间隔为 6h;GFR 为 10～50mL/min 者,用药间隔为 9～12h;GFR 小于 10mL/min 者,用药间隔为 12～18h。

【不良反应】

常见嗜睡,可见无力、头痛、晕眩、低血压与心悸。偶见皮疹、骨髓抑制。

【注意事项】

长期使用可产生依赖性,停药时须逐渐减量,以免发生撤药综合征;肾功能不全者、肺功能不全者慎用;定期检查肝功能与白细胞计数;用药期间不宜驾驶车辆、操作机械或高空作业;服药期间勿饮酒。

【相互作用】

与全麻药、中枢性抑制药、单胺氧化酶抑制药、三环类抗抑郁药等合用时,均可增效,中枢性抑制作用也更明显;与阿片类镇痛药、卡立普多合用时,可出现呼吸抑制;与戊四硝酯(长效硝酸甘油)合用,可使戊四硝酯血药浓度升高;与酒精合用可能发生协同作用而导致过度镇静。

【临床应用】

治疗焦虑性神经症、失眠症、肌张力过高或肌肉僵直等疾病,也可用于癫痫小发作。

【剂型规格】

片剂:0.2g,0.4g。注射剂:0.1g。

羟嗪(安泰乐)

为哌嗪类化合物,属非苯二氮䓬类抗焦虑药,具有中枢镇静、弱抗焦虑及肌肉松弛作用,并有抗组胺作用。

【剂量方案】

口服,25～50mg/次,3 次/日;肌内注射,100～200mg/次。

【特殊剂量方案】

6 岁以上儿童:50～100mg/日,分 4 次口服。

【不良反应】

本药不良反应少见,较安全。常见嗜睡,可见无力、头痛、晕眩、低血压与心悸。偶见皮疹、骨髓抑制，可能诱发癫痫。

【注意事项】

6岁以下儿童慎用，每日剂量不宜超过50mg，婴儿忌用。长期使用可产生依赖性。肝肾功能不全者、肺功能不全者慎用。用药期间不宜驾驶车辆、操作机械或高空作业，且不可饮酒，应定期检查肝功能与白细胞计数。

【相互作用】

与巴比妥类、阿片类或其他中枢抑制药合用时，可增强中枢抑制作用。

【临床应用】

治疗神经症的焦虑、紧张、激动以及躯体疾病的焦虑紧张症状，也用于失眠、麻醉前镇静、急慢性荨麻疹以及其他过敏性疾患、神经性皮炎等。

【剂型规格】

片剂：25mg；注射剂：200mg。

第八章 抗癫痫药

癫痫发作指全部脑神经元无序的、同步有节奏放电引起短暂的行为改变。癫痫指以间歇性、无预兆发作为特征的脑功能紊乱。癫痫发作可分为局灶性发作,其病灶位于一侧脑皮质;和全身性发作,病灶放电累及两侧大脑半球。癫痫发作的行为表现与癫痫发作起始的皮质部位的生理功能有关。如癫痫发作波及运动皮质,则受该区域控制的肢体出现阵挛性痉挛,单纯性局灶性发作无意识丧失,复合性局灶性发作常有意识丧失。多数复合性局灶性发作起源于颞叶。全身性发作包括失神性发作、肌阵挛性发作和强直-阵挛性发作。

对癫痫综合征的分类可指导临床疾病的诊断和治疗,在某种程度上,也可指导抗癫痫药的选择。已发现有 40 多种癫痫综合征分属于局灶性和全身发作性癫痫。局灶性癫痫可由任何一种局灶性发作所组成,约占所有癫痫的 60%。最常见的病因是局部皮质损伤(如肿瘤、发育畸形、外伤或卒中),也可是遗传性的。全身性发作约占所有癫痫的 40%,病因通常由遗传所致。最常见的全身性发作是青年肌阵挛性癫痫,约占所有癫痫综合征的 10%。发病年龄一般在青少年早期,典型发作有肌阵挛、强直-阵挛性发作以及常见的失神性发作。像大多数全身发作性癫痫一样,青少年肌阵挛性癫痫很可能是由多基因突变引起。

一、癫痫发作和抗癫痫药物的本质和机制

1.局灶性癫痫 抑制性突触活动减少或兴奋性突触活动增强可触发一次发作。哺乳动物脑内介导大量突触传递的神经递质是氨基酸,其中经典的抑制性和兴奋性神经递质分别为 γ-氨基丁酸和谷氨酸。药理学研究发现,$GABA_A$ 受体拮抗药或不同谷氨酸受体亚型(NMDA,AMPA 或海人藻酸)激动药均可引起实验动物的癫痫发作。相反,增强 GABA 介导的有突触抑制作用的药物或谷氨酸受体拮抗药均可抑制癫痫发作。这些研究支持药理学通过调节突触功能来控制癫痫发作的观点。

通过对单个神经元局灶性发作时的电生理分析证实,此时神经元以较高频率发生去极化并触发动作电位。这种神经元放电被认为是癫痫发作的指征,在神经元正常活动中是没有的。因此,选择性抑制这种放电可减少癫痫发作且药物副作用很低。降低 Na^+ 通道从失活状态到复活的能力就可抑制高频放电的发生,这样可延长不应期,不会产生另一次动作电位。因此,减慢钠通道从失活状态恢复的速度,也就限制神经元高频放电的能力。卡马西平、拉莫三嗪、苯妥英、托吡酯、丙戊酸和唑尼沙胺可能就是通过这种机制而有抗局灶性发作的作用。

增强 GABA 介导的突触抑制能降低神经元兴奋性并提高发作阈值。一些药物被认为是

通过调节 GABA 介导的突触抑制作用来阻滞癫痫发作。突触释放的 GABA 的主要突触后受体是 $GABA_A$ 受体。$GABA_A$ 受体激活通过增加 Cl^- 进入细胞内,使神经元超极化而抑制突触后神经元。临床使用的苯二氮䓬浓度类及巴比妥类药以不同方式作用于 $GABA_A$ 受体,增强其介导的突触抑制作用;这种机制可能是这些药物控制局灶性和强直-阵挛性发作的基础。当较大剂量应用时,如癫痫持续状态时,这些药物也能阻止动作电位的高频放电。增强 GABA 介导的突触抑制的第二种机制是抗癫痫药噻加宾的抗癫痫作用机制。噻加宾能抑制 GABA 转运体 GAT-1,降低神经元和胶质细胞对 GABA 的摄取,并增强 GABA 介导的神经传递。

2. 全身性发作 失神性发作失神性发作和起源于脑皮质局部区域的局灶性发作相比,全身性发作起源于丘脑和大脑皮质的交互放电。失神性发作脑电图(EEG)的特征是丘脑和新皮质产生综合峰和波放电,频率为每秒 3 次(3Hz)。EEG 的峰值与动作电位的放电有关,随后出现的慢波与动作电位的延迟抑制有关。丘脑神经元产生每秒 3 次的棘波有关的固有特征,是电压调控 Ca^{2+} 电流的特殊形式——低阈值("T")电流,与大多数神经元中小振幅 T 电流相比,丘脑许多神经元的 T 电流振幅较大,丘脑神经元动作电位的爆发是由 T 电流活动引起的。T 电流在丘脑放电震荡中起放大作用,每秒 3 次棘波是振荡的一种,是失神性发作波形。许多抗失神性发作药都是通过抑制 T 型钙电流起作用。因此,抑制电压门控性离子通道是抗癫痫药的共同作用机制,抗局灶性发作药阻断电压激活的 Na^+ 通道,抗失神性发作药阻断电压激活的 Ca^{2+} 通道。

3. 癫痫的遗传学研究 大多数癫痫患者神经功能正常,这表明正常个体中介导家族性癫痫的突变基因与特殊的、罕见的特发性癫痫综合征基因的成功鉴别有关,该综合征患者所占比例不到所有癫痫人群中的 1%。有趣的是,几乎所有突变的基因都编码一种电压或配体门控的离子通道。基因突变已在电压门控 Na^+ 通道、K^+ 通道及 GABA 和乙酰胆碱门控通道中得到鉴定。某些突变的细胞电生理结果表明癫痫发作机制与抗癫痫药间存在有趣的联系。例如,高热惊厥所致全身性癫痫是由电压门控 Na^+ 通道的 β 亚单位(SCNIB)位点突变所致,该位点与通道失活有关。

二、抗癫痫药概述

理想的抗癫痫药应能控制所有类型的癫痫发作而不引起任何副作用。目前使用的药物对某些患者不仅不能控制癫痫发作,反而常引起不良反应,其严重程度从轻微的中枢神经系统(CNS)损害到再生障碍性贫血或肝功能衰竭而引起死亡。我们的任务是选择合适的药物或联合用药,使每个患者在副作用可耐受的情况下使癫痫发作得到满意的控制。约 50% 的患者发作可完全控制,25% 患者的症状可显著改善。成功率高低取决于癫痫发作类型、发病原因及其他因素。为减小毒性反应,治疗通常选择一种药物。如果最初用药已达到合适的血浆浓度而癫痫仍不能控制,可再加用一种抗癫痫药,两种药物同时使用。但有时需要多种药物联合使用,特别是患者患有两种或两种以上类型的癫痫时。

血浆药物浓度测定对癫痫的药物治疗有很大帮助,特别是在治疗初期、剂量调整后、治疗失败、出现毒性反应或观察多种药物联合应用时。但有些药物的临床疗效和血浆浓度间无相互关系,推荐的血浆浓度仅供临床参考,最终治疗方案必须根据临床疗效和毒性反应来确定。

三、苯妥英

苯妥英可用于治疗除失神性发作外的各种局灶性发作和强直-阵挛性发作。

1.药理作用 中枢神经系统苯妥英具有抗癫痫作用,但无 CNS 全面抑制效应。中毒剂量可出现兴奋体征,致死量可出现去大脑僵直现象。

2.作用机制 苯妥英通过持久去极化来限制动作电位的反复发生,这种作用是通过减慢电压激活的 Na^+ 通道从失活状态恢复的速度来实现的。治疗浓度对 Na^+ 通道有选择性,不改变自发活动或对离子透入的 GABA 或谷氨酸无反应。当高于该浓度 5~10 倍以上时,苯妥英的其他作用也较为明显,包括减少自发活动,增强对 GABA 的反应性,这些作用可能引起不利于治疗的毒副作用。

3.药动学特点 苯妥英有快速释放制剂和长效释放制剂。长效释放制剂可每天只用药一次。由于溶出度和其他剂型依赖性的因素不同,当苯妥英剂型不同时其血浆水平也会有改变。不同的剂型包括苯妥英、苯妥英钠。因此,根据"苯妥英等效量"来考虑其相应剂量,但血清水平监测对确保安全治疗也很必要。

苯妥英与血浆蛋白广泛结合(约 90%),主要是白蛋白。结合型苯妥英含量的微小改变将显著影响游离型(具有活性)药物的绝对含量,新生儿、低白蛋白血症及尿毒症患者血浆游离型药物的比例明显增加。一些药物(如丙戊酸)与苯妥英竞争血浆蛋白结合位点,丙戊酸盐会抑制苯妥英代谢,因此两药合用,导致游离型苯妥英显著增加。

苯妥英的消除速度与其浓度呈函数关系变化(消除速度为非线性)。当血浆浓度低于 $10\mu g/mL$ 时,苯妥英的血浆半衰期为 6~24 小时,但随着浓度增加半衰期也相应增加。但药物剂量增加,血浆药物浓度不成比例增加,即使在治疗剂量范围附近的微小变动也是如此。

绝大部分苯妥英(95%)经肝脏 CYP 代谢,其主要代谢产物为一种对羟基苯衍生物,无活性。苯妥英代谢具有可饱和性,其他经这些 CYP 代谢的药物能抑制苯妥英代谢,从而导致苯妥英浓度升高。反之,苯妥英能抑制经这些酶代谢的其他药物的降解速度,如华法林。接受华法林治疗的患者再使用苯妥英会引起出血障碍。其他药物相互作用是由于苯妥英能诱导CYP,增加经 CYP3A4 代谢的药物(如口服避孕药)的降解,用苯妥英治疗能增加口服避孕药的代谢而导致意外受孕。苯妥英潜在的致畸作用增强了对药物间相互作用的高度关注。卡马西平、奥卡西平、苯巴比妥和扑米酮也能诱导 CYP3A4 的产生,同样可能加快口服避孕药的降解。

苯妥英水溶性低,限制其静脉给药。水溶性前体药磷苯妥英经肝和红细胞内磷酸酶催化转变为苯妥英。磷苯妥英与血浆蛋白广泛结合(95%~99%),主要是白蛋白。这种结合具有饱和性,且磷苯妥英从蛋白结合位点上取代苯妥英。静脉或肌内注射磷苯妥英治疗成人局灶性或全身性癫痫发作有效。

4.毒性 苯妥英的毒性作用取决于给药途径、给药时间和剂量。

当快速静脉给予水溶性前体药磷苯妥英抢救癫痫持续状态时,最明显的毒性反应是心律失常,伴或不伴低血压及 CNS 抑制。虽然心脏毒性常发生在老年或有心脏病史的患者中,但年轻健康的患者也可发生。减慢磷苯妥英给药速度至小于 150mg/min,可减少这些并发症至最低限度。口服过量急性中毒主要出现小脑、前庭系统有关的体征,大剂量可致明显小脑萎缩。长期治疗伴随的毒性反应同样也是与剂量有关的小脑-前庭反应,但也有其他 CNS 反应、行为变化、癫痫发作频率增加、胃肠道症状、牙龈增生、骨软化和巨幼红细胞性贫血。多毛症是年轻女性最感烦恼的一个副作用。通常,这些现象可通过适当调整剂量来减轻。严重的不良反应包括发生在皮肤、骨髓和肝脏的副作用,可能是罕见的药物过敏,须立即停药。有时可观察到肝转氨酶中等程度升高,因这些变化短暂,部分与诱导肝药酶合成有关,所以不必停药。

牙龈增生显然与胶原代谢改变有关,大约 20% 的患者在长期治疗期间发生齿龈增生,这可能是儿童与青少年中最常见的毒性反应,这种现象在面部皮肤粗糙的患者中尤为明显,没有牙齿的牙龈部分不受影响。这种情况不需停药,注意口腔卫生能减少发病。

内分泌方面的各种反应已有报道。抗利尿激素分泌不正常的患者,可能出现该激素释放受抑制。高血糖和糖尿的出现可能是由于药物抑制胰岛素分泌所致。骨软化是由于维生素 D 代谢发生变化和抑制肠道对 Ca^{2+} 的吸收所致。苯妥英也增加维生素 K 代谢,减少维生素 K 依赖性蛋白的浓度,而这种蛋白对骨中 Ca^{2+} 的正常代谢非常重要,这就可以解释对苯妥英引起的骨软化补充维生素 D 难以奏效的原因。

约 2%~5% 的患者出现过敏反应,包括麻疹样皮疹,偶尔出现更严重的皮肤反应,如史-约综合征。系统性红斑狼疮和潜在性致命的肝坏死也有少数报道。血液学反应包括中性粒细胞减少和白细胞减少,罕见的红细胞再生障碍,粒细胞缺乏及血小板减少症。淋巴结病与免疫球蛋白 A(IgA)的生成减少有关。妊娠期间母亲服用苯妥英时,新生儿有可能发生凝血酶原减少和出血,用维生素 K 治疗和预防均有效。

5.血浆药物浓度 苯妥英在血浆中总浓度和临床疗效间有着密切关系。因此,血浆浓度在 $10\mu g/mL$ 以上时一般能够控制癫痫发作,$20\mu g/mL$ 左右可发生毒性反应(如眼球震颤)。

6.药物间相互作用 与经 CYP2C9 或 CYP2C10 代谢的任何药物合用,可降低苯妥英的代谢率而提高其血浆浓度。相反,诱导肝脏 CYP 的药物增加苯妥英代谢。因此,卡马西平降低苯妥英浓度,而苯妥英降低卡马西平浓度。苯妥英与苯巴比妥间的相互作用不确定。

7.临床应用

(1)癫痫:苯妥英对局灶性和强直-阵挛性发作有效,但对失神性发作无效。苯妥英各种制剂的生物利用度和吸收速度有显著差别。一般而言,患者应选择一个生产厂家的药品进行治疗。但如果必须暂时更换其他产品,需谨慎选择一种治疗等效的产品,并监测患者以免不能控制癫痫发作或出现新的毒性反应。

(2)其他应用:苯妥英对某些三叉神经痛及其相关的神经性疼痛有效,但卡马西平效果更好。

四、巴比妥类抗癫痫药

大多数巴比妥类药都有抗癫痫特性。下面仅讨论两种用于癫痫治疗的巴比妥类药物,它们在低于催眠剂量时即可发挥最大的抗癫痫作用。

苯巴比妥(鲁米那,LUMINAL)是第一个有抗癫痫作用的有机化合物,其相对毒性较低,价格便宜,是目前依然应用广泛而有效的抗癫痫药。

1.作用机制 苯巴比妥抗癫痫作用是通过作用于 $GABA_A$ 受体,增强突触抑制来实现的。治疗浓度苯巴比妥增强 $GABA_A$ 受体—介导的电流,这是通过延长通道开放时间而非影响通道开放频率。超过治疗浓度的苯巴比妥也可抑制持续性反复放电,这可能是更高浓度苯巴比妥治疗癫痫持续状态的机制。

2.药动学性质 苯巴比妥口服吸收完全但缓慢,单剂量给药后数小时血浆浓度达峰值,40%～60%苯巴比妥与血浆和组织蛋白结合。25%以上的药物以原型经肾排泄,其余部分由肝脏 CYP 灭活。苯巴比妥诱导尿苷二磷酸葡萄糖苷转移酶(UGT)和某些 CYPs,增加经这些机制消除的药物的降解。

3.毒性 镇静是苯巴比妥最常见的副作用,所有患者在治疗初期均有不同程度的镇静作用,长期给药会产生耐受性。服药过量会出现眼球震颤和运动失调。儿童有时出现激动和多动症现象,老年患者可出现焦虑和精神紊乱。1%～2%患者出现猩红热样或麻疹样皮疹,还可能伴有其他药物过敏现象。剥脱性皮炎罕见。妊娠期间母亲服用苯巴比妥,新生儿可发生低凝血酶原血症和出血。与使用苯妥英相同,长期使用苯巴比妥可引起巨幼红细胞性贫血和骨软化,前者用叶酸治疗,后者用大剂量维生素 D 治疗。

4.血浆药物浓度 成人长期服用苯巴比妥日剂量为 1mg/kg 时,其血浆浓度平均为 $10\mu g/mL$;儿童每日剂量为 1mg/kg 时,血浆浓度为 $5\sim7\mu g/mL$。虽然药物浓度与效应之间存在精确的联系,但一般推荐血浆浓度为 $10\sim35\mu g/mL$。苯巴比妥血浆浓度和副作用的关系随着耐受性的产生而改变。长期服药时,如血浆浓度低于 $30\mu g/mL$,一般不出现镇静、眼球震颤和运动失调,但在治疗开始几天即使血药浓度较低,或是治疗过程中任何时间增加剂量,副作用也是明显的。血药浓度超过 $60\mu g/mL$ 时,非耐受个体可出现严重的毒性反应。

因为有时毒性反应不表现在体征上而表现在行为上,所以建议患者特别是儿童不要过量服用苯巴比妥,只有所增加的剂量能够耐受或为控制癫痫发作所需要时,苯巴比妥血浆浓度才可增加到 $30\sim40\mu g/mL$。

5.药物间相互作用 苯巴比妥和其他药物间的相互作用通常涉及苯巴比妥对肝 CYPs 的诱导作用。苯巴比妥和丙戊酸合用时,其血药浓度可增加 40%。

6.临床应用 苯巴比妥对全身性强直-阵挛性发作和局灶性发作有效。它具有高效、低毒、价廉的优点,因而成为治疗这些类型癫痫的重要药物。但由于其镇静作用和对儿童行为的影响而限制其使用。

五、亚氨芪类

1.卡马西平

(1)药理作用:卡马西平是治疗局灶性和强直-阵挛性发作的主要药物,也用于治疗三叉神经痛。虽然卡马西平的作用和苯妥英相似,但两种药物仍有重要的不同点。如卡马西平对躁狂-抑郁患者有治疗作用,包括对碳酸锂治疗无效的患者,其作用机制尚不清楚。

(2)作用机制:与苯妥英相似,卡马西平限制持久去极化诱发的动作电位重复放电,这是由于其减慢电压激活的 Na^+ 通道复活速度而引起的。治疗浓度卡马西平具有选择性,这时自发活动和离子透入性 GABA 或谷氨酸不起作用。卡马西平代谢产物 10,11-环氧卡马西平有类似的作用,可能与卡马西平的抗癫痫作用有关。

(3)药动学特点:卡马西平口服吸收慢而不规则。口服后一般要经 4～8 小时达血浆药物浓度峰值,也可延迟到 24 小时,特别是大剂量给药时。药物迅速分布到所有组织。约 75% 卡马西平与血浆蛋白结合,而脑脊液(CSF)中的药物浓度和血浆中游离药物浓度有一致性。

卡马西平在人体主要代谢途径是转变成 10,11 环氧化物。该代谢物和原药有一样的活性,其血浆和脑中的浓度可达到卡马西平的 50%,特别是与苯妥英或苯巴比妥合用时。10,11-环氧化物进一步代谢成无活性化合物,主要以葡萄糖醛酸的形式从尿中排出。卡马西平也可通过结合和羟化灭活,肝脏 CYP3A4 是参与卡马西平生物转化的主要因素。卡马西平诱导CYP2C、CYP3A 和 UGT,从而加速经这些酶降解的药物的代谢(如经 CYP3A4 代谢的口服避孕药)。

(4)毒性:卡马西平的急性中毒反应可引起木僵或昏迷,对刺激反应过敏、惊厥及呼吸抑制。长期用药最常见的副作用包括困倦、眩晕、共济失调、复视及视力模糊,超大剂量可引起癫痫发作频率增加。其他副作用包括恶心、呕吐、严重的血液毒性反应(再生障碍性贫血、粒细胞缺乏症)和超敏反应(皮炎、嗜酸粒细胞增多、淋巴结病和脾肿大)。卡马西平治疗后期并发症是水潴留、伴有渗透压和血浆 Na^+ 浓度降低,尤其多见于有心脏病的老年患者。

患者对卡马西平的神经毒性会产生耐受性,逐渐增加剂量可减轻这些神经毒性反应。卡马西平引起 5%～10% 的患者出现肝转氨酶的短时间升高。10% 的患者治疗早期出现短暂轻度白细胞减少,在不间断用药情况下 4 个月内可恢复,暂时性血小板减少也会发生。约 2% 的患者因持续性粒细胞减少需停药。约有 20 万分之一用卡马西平的患者发生再生障碍性贫血,尚不清楚定期血液检查能否防止不可逆性再生障碍性贫血的发生。卡马西平对孕妇引起的胎儿畸形将在后面讨论。

(5)血浆药物浓度:卡马西平的剂量和血浆浓度间没有简单的关系。有效治疗浓度变化较大,但有报道为 6～12μg/mL。当血药浓度超过 9μg/mL 时,常出现 CNS 的副作用。

(6)药物间相互作用:苯巴比妥、苯妥英和丙戊酸可通过诱导 CYP3A4,加速卡马西平代谢,卡马西平能增强苯妥英的生物转化。与卡马西平合用可降低丙戊酸、拉莫三嗪、噻加宾和托吡酯的浓度。卡马西平减少氟哌啶醇的血浆浓度和疗效。丙氧芬、红霉素、西咪替丁、氟西汀和异烟肼可抑制卡马西平的代谢。

(7)临床应用:卡马西平对全身强直-阵挛性发作、单纯和复合性局灶性发作均有效。使用时需监测肾、肝功能及血液学参数。

卡马西平是治疗三叉神经痛和舌咽神经痛的主要药物,对伴有体力消耗的阵发性脊髓疼痛也有效。绝大多数神经痛患者用药后疼痛可减轻,但只有 70% 的患者可持续缓解,5%～20% 的患者因副作用而中断治疗。抗癫痫药血浆浓度的治疗范围对治疗神经疼痛有指导作用。卡马西平也用于双相情感性障碍。

2.奥卡西平　奥卡西平是卡马西平的酮类类似物。作为前体药在体内迅速转变为其主要活性代谢产物 10-羟基衍生物,通过与葡萄糖醛酸结合而失活,经肾排泄。其作用机制与卡马西平相类似。奥卡西平的肝药酶诱导作用较卡马西平弱。用奥卡西平替代卡马西平,推测其原因是奥卡西平对肝药酶诱导作用减少,导致苯妥英和丙戊酸水平增加。虽然奥卡西平似乎不减弱华法林的抗凝效果,但可诱导 CYP3A4 的产生而减少类固醇类口服避孕药的血浆浓度。奥卡西平已被批准单独应用或作为成人及 4～16 周岁儿童局灶性发作的辅助用药。

六、琥珀酰亚胺类

1.药理作用　乙琥胺是治疗失神性发作的主要药物。

2.作用机制　乙琥胺可降低丘脑神经元低阈值 Ca^{2+} 电流(T 型钙电流),从而调制丘脑 3Hz 棘波活动。与临床浓度相应的乙琥胺抑制 T 型钙电流,但不改变稳态失活的电压依赖性或从失活状态恢复的时间。治疗浓度乙琥胺不能抑制持久的重复放电或增强 GABA 的反应。

3.药动学特点　乙琥胺吸收完全,单剂量口服后 3 小时达血浆药物浓度峰值。乙琥胺与血浆蛋白结合少,长期用药 CSF 浓度与血浆浓度相同。约 25% 以原型从尿排出。其余部分被肝微粒体酶代谢,主要代谢产物羟乙基衍生物占用药量的 40%,无活性,直接或以葡糖苷酸从尿排出。乙琥胺的血浆半衰期在成人平均为 40～50 小时,在儿童约 30 小时。

4.毒性　与剂量有关的常见副作用是胃肠道症状(恶心、呕吐及食欲减退)和 CNS 症状(困倦、昏睡、欣快、眩晕、头痛及呃逆),但可对这些反应产生耐受性。也有报道出现帕金森样症状和畏光。静坐不能、情绪激动、焦虑、富于攻击性、注意力不集中及其他行为异常主要发生在既往有精神病史的患者。荨麻疹和其他皮肤反应,包括史蒂文斯-约翰逊综合征以及系统性红斑狼疮,嗜酸粒细胞增多,死于骨髓抑制。

5.血浆药物浓度　长期治疗,当每日剂量为 1mg/kg 时,乙琥胺的平均血药浓度为 2μg/mL。血药浓度在 40～100μg/mL 时才能获得控制失神性发作的满意效果。

6.临床应用　乙琥胺对失神性发作有效,但对强直-阵挛性发作无效。儿童(3～6 岁)初始每天用量 250mg,6 岁以上儿童为每天 500mg,成人隔一周增加 250mg,直到发作被控制或毒性反应出现。偶尔每日药量分次服用减少恶心或困倦,通常维持量为每天 20mg/kg。如果成人每日用量超过 1500mg,儿童超过 750～1000mg 时应小心使用。

七、丙戊酸

1.药理作用　丙戊酸的抗癫痫作用是在被作为载体寻找其他具有抗癫痫活性药物时偶然发现的。它在动物模型上的效果与治疗人类失神性发作、局灶性和全身强直-阵挛性发作的效果一致。

2.作用机制　治疗浓度的丙戊酸可抑制小鼠皮质或脊髓神经元去极化诱发的持续重复放电,这种作用是通过延长电压激活 Na^+ 通道的恢复时间而实现的。丙戊酸不影响神经元对 GABA 的反应。在临床显效但略高于阻止持久重复放电的浓度,丙戊酸盐轻度减少低阈值(T型)Ca^{2+} 电流,这种对 T 型 Ca^{2+} 电流的作用与乙琥胺的作用相似。阻止持久重复放电和减小

T型钙电流分别使丙戊酸具有抗局灶性发作和强直-阵挛性发作以及失神性发作的作用。

另一种推测的丙戊酸抗癫痫机制涉及 GABA 的代谢。在体外,丙戊酸激活谷氨酸脱羧酶,GABA 合成酶并抑制 GABA 降解酶。

3.药动学性质 丙戊酸口服后吸收迅速而完全,1~4 小时血药浓度达峰值,如果服用肠溶片或进餐时服用,达峰时间可延长数小时。约 90％丙戊酸与血浆蛋白结合,但随着治疗范围内总浓度增加,结合比例有所下降。尽管 CSF 中丙戊酸浓度与血中游离药物浓度保持平衡,已证实丙戊酸进出 CSF 由载体介导。

大部分丙戊酸(95％)经肝脏代谢(通过 UGTs 和 β-氧化),只有不到 5％的药物以原型随尿排出。丙戊酸是 CYP2C9 和 CYP2C19 的底物,但仅相对较少的部分由这些酶代谢消除。代谢产物 2 丙基-2-戊烯酸和 2-丙基-4 戊烯酸有接近原药丙戊酸盐的抗癫痫作用,但只有前者在血浆和脑中显著积聚。丙戊酸半衰期约为 15 小时,但患者同时服用其他抗癫痫药,丙戊酸半衰期缩短。

4.毒性 最常见的副作用是暂时性胃肠道症状,约 16％的患者出现厌食、恶心和呕吐。CNS 副作用包括镇静、共济失调和震颤,这些症状很少发生并可通过减少剂量来缓解。偶尔可出现皮疹、脱发和食欲亢进,长期使用丙戊酸可引起体重增加。40％以上的患者可出现血浆中肝转氨酶升高,常出现在治疗开始的头几个月且无症状。

罕见的并发症是暴发性肝炎。2 岁以下使用过多种抗癫痫药的儿童易患致命性肝损伤。10 岁以上单用丙戊酸盐治疗的儿童无死亡发生。使用丙戊酸也常发生急性胰腺炎和高血氨症。丙戊酸有致畸作用,如神经管缺陷。

5.血浆药物浓度 丙戊酸盐有效血浆浓度为 30~100μg/mL。但血浆浓度和效应之间的关系并不密切。30~50μg/mL 是一个阈值,在此浓度血浆蛋白结合点开始处于饱和状态。

6.药物间相互作用 丙戊酸抑制经 CYP2C9 代谢的药物,包括苯妥英和苯巴比妥。丙戊酸也抑制 UGT,从而抑制拉莫三嗪和劳拉西泮的代谢。丙戊酸与白蛋白高度结合,并可置换苯妥英和其他药物。这种置换增强了丙戊酸对苯妥英的代谢抑制作用。丙戊酸盐和氯硝西泮合用增加失神性发作,但这种并发症很罕见。

7.临床应用 丙戊酸盐对失神性发作、肌阵挛性发作、局灶性和强直-阵挛性发作有效。最初每天用量一般为 15mg/kg,以后每天增加用量,每周增加 5~10mg/kg,一直到每日最大剂量 60mg/kg。当每日用药总量超过 250mg 应分次给药。

八、苯二氮䓬类

苯二氮䓬类主要用作镇静-抗焦虑药,也具有广泛的抗癫痫作用。氯硝西泮和氯氮䓬被美国批准用于长期治疗某些类型的癫痫。地西泮和劳拉西泮对癫痫持续状态有肯定的疗效。

1.作用机制 苯二氮䓬类药抗癫痫作用主要与其增强 GABA 介导的突触抑制有关。治疗浓度的苯二氮䓬类药作用于 GABA$_A$ 受体,增加 GABA 激活的 Cl$^-$ 通道开放频率,但不影响其开放时间。更高浓度的地西泮和其他苯二氮䓬类药减少神经元的持续高频放电。虽然该剂量与治疗癫痫持续状态所用的剂量相符合,但远远高于非住院患者用于抗癫痫和抗焦虑的剂量。

2.药动学特性 苯二氮䓬类药口服吸收好,1～4 小时血浆药物浓度达峰值。静脉注射后按高脂溶性药物的典型方式重新分布。CNS 作用出现迅速,但随着药物转移到其他组织而迅速失效。地西泮重新分布迅速(重新分布的半衰期约为 1 小时)。苯二氮䓬类药与血浆蛋白的结合程度与药物脂溶性有关,地西泮约为 99%,氯硝西泮约为 85%。

地西泮的主要代谢物 N-去甲基-地西泮,较原药活性略低,可作为部分激动药。氯氮䓬快速脱羧也可生成该代谢物。地西泮和 N-去甲基-地西泮被缓慢羟化,生成其他有活性的代谢产物如奥沙西泮。地西泮的血浆半衰期为 1～2 天,N-去甲基-地西泮约为 60 小时。氯硝西泮主要通过硝基还原被代谢成无活性的 7-氨基衍生物。不到 1% 的药物以原型随尿排出。氯硝西泮血浆半衰期约为 1 天。劳拉西泮的代谢主要是与葡萄糖醛酸结合,血浆半衰期为 14 小时。

3.毒性 长期口服氯硝西泮的主要副作用是困倦和嗜睡,在治疗初期约有 50% 的患者发生,但持续使用会出现耐受,肌肉运动不协调和共济失调不多见。尽管这些症状常通过减少剂量或减慢药物增加的速度而保持在可以耐受的水平,但有时也被迫停药。其他副作用有肌张力降低、发音困难、眩晕。行为失常(攻击性、多动、易激怒和精力不集中)特别是在儿童,是非常麻烦的副作用。食欲减退和食欲亢进都有过报道。唾液和支气管分泌物增加在儿童可引起麻烦。如果突然停药,可能加重癫痫发作和引发癫痫持续状态。静脉注射地西泮、氯硝西泮或劳拉西泮后可能发生心血管和呼吸系统抑制,特别是以前用过其他抗癫痫药或其他中枢抑制药者更易发生。

4.血浆药物浓度 因为耐受性影响药物浓度与其抗癫痫效果的关系,苯二氮䓬类血浆浓度价值有限。

5.临床应用 氯硝西泮用于治疗失神性发作和儿童肌阵挛性发作,但对抗癫痫作用的耐受性出现在用药 1～6 个月,此时任何剂量的氯硝西泮对某些患者都不起作用。氯硝西泮成人最初用量每天不超过1.5mg,儿童每天为 0.01～0.03mg/kg。如果将每日量分 2～3 次服用可减少剂量依赖性副作用,每隔 3 天,儿童每天的用量可增加 0.25～0.5mg,成人 0.5～1mg。推荐的最大剂量为成人每天 20mg,儿童每天0.2mg/kg。

地西泮是治疗癫痫持续状态的有效药物,但缺点是作用时间短,因此常使用劳拉西泮。地西泮口服治疗癫痫发作意义不大,但氯硝西泮与某些其他药物合用可治疗局灶性发作。成人氯硝西泮最大初始剂量为每天 22.5mg,分 3 次给药,儿童为每天 15mg,分 2 次给药。9 岁以下儿童不宜用氯硝西泮。

九、其他抗癫痫药

1.加巴喷丁 加巴喷丁是一个由 GABA 分子与一个亲脂性环己烷环结构共价结合形成的抗癫痫药。加巴喷丁属于有中枢活性的 GABA 激动药。

(1)药理作用和作用机制:加巴喷丁在动物模型上的效果与丙戊酸相近,但与苯妥英和卡马西平不同。尽管该药为 GABA 激动药,但将 GABA 用离子透入法给予原代培养神经元,加巴喷丁并不能模拟 GABA。加巴喷丁可促进 GABA 释放。它可将皮质细胞膜蛋白与一段氨基酸序列结合,这段序列与 L 型电压敏感性 Ca^{2+} 通道的 $\alpha_2\delta$ 亚基氨基酸序列相同,但加巴喷丁不影响背根神经节细胞 T 型、N 型或 L 型 Ca^{2+} 通道的 Ca^{2+} 电流。

(2)药动学特点:加巴喷丁口服后吸收好,主要以原型从尿排出。单服加巴喷丁半衰期约为 4～6 小时。与其他抗癫痫药的相互作用尚未知。

(3)临床应用:当合用其他抗癫痫药,加巴喷丁对伴或不伴继发性全身发作的局灶性发作有效。单用加巴喷丁(900 或 1800mg/d)与卡马西平(600mg/d)对新确诊的局灶性或全身性发作疗效相同。加巴喷丁也用于治疗偏头痛、慢性痛或双相障碍。加巴喷丁常用量为每天 900～1800mg,分 3 次服用,虽然某些患者需要 3600mg。治疗一般从小剂量开始(第一天 300mg,一次服用),以后每天增加 300mg 直至达到有效剂量。

(4)毒性:总的说来,加巴喷丁的耐受性好。最常见的副作用是嗜睡、头晕、共济失调和易疲劳。这些作用通常轻微,连续治疗 2 周内症状逐渐消失。

2.拉莫三嗪 拉莫三嗪起初作为叶酸拮抗药使用,是基于减少叶酸能拮抗癫痫发作的观点。但拉莫三嗪抗癫痫作用与其拮抗叶酸的特性无关。

(1)药理作用和作用机制:拉莫三嗪阻断小鼠脊髓神经元的持久重复放电,并延缓重组 Na^+ 通道从失活恢复的过程,其机制与苯妥英和卡马西平相似,这可能是拉莫三嗪用于局灶性和继发性全身性发作的解释。但拉莫三嗪的作用比苯妥英和卡马西平的作用更广泛,提示其可能还有其他作用机制如抑制突触中谷氨酸释放。

(2)药动学特性和药物间相互作用:拉莫三嗪胃肠道吸收完全,主要经葡萄糖苷酸化代谢。单剂量的血浆半衰期为 15～30 小时。苯妥英、卡马西平或苯巴比妥减少拉莫三嗪的半衰期和血药浓度。相反,丙戊酸增加拉莫三嗪的血浆浓度,可能与抑制葡萄糖苷酸化有关。拉莫三嗪和丙戊酸合用几周后可使丙戊酸盐的血药浓度降低约 25%。拉莫三嗪与卡马西平合用可使卡马西平的 10,11-环氧化物水平和毒性反应增加。

(3)临床应用:无论是单用还是合用,拉莫三嗪对成人局灶性和继发性全身性强直-阵挛性发作,以及成人与儿童 Lennox-Gastaut 综合征有效。

已服用有肝药酶诱导作用的抗癫痫药的患者,拉莫三嗪的初始剂量为每天 50mg,连续两周。随后增加到 50mg,每天 2 次,连续两周。以后每周以每天 100mg 增加至维持量为每天 300～500mg,分 2 次服用。同时服用丙戊酸和另一种诱导肝药酶的抗癫痫药的患者,拉莫三嗪初始剂量为 25mg,隔日 1 次,连续 2 周,随后增加到每天 25mg,连续两周,以后每 1～2 周每天增加 25～50mg,维持量为每天 100～150mg,分 2 次服。

(4)毒性:拉莫三嗪与其他抗癫痫药合用时,常见副作用有头昏、共济失调、视力模糊或复视、恶心、呕吐及皮疹。也有几例 Stevens-Johnson 综合征和弥漫性血管内凝血的报道。儿科患者严重皮疹的发生率(约 0.8%)高于成人(约 0.3%)。

3.左乙拉西坦 左乙拉西坦是一种 α-乙基-2-氧-1-吡咯烷乙酰胺的 S 对应体。

(1)药理作用和作用机制:左乙拉西坦对局灶性和继发性全身性强直-阵挛性发作疗效好,其抗癫痫机制不清。

(2)药动学特性和药物相互作用:左乙拉西坦口服几乎完全吸收且吸收迅速,不与血浆蛋白结合。95％的药物及其失活代谢物从尿中排出,其中 65％为原型,24％的药物通过水解乙酰胺基团而被代谢。它既不是 CYP 或葡糖醛酸糖苷酶的诱导药,也不是其高亲和力底物,因此与其他抗癫痫药、口服避孕药或抗凝药间无相互作用。

(3)临床应用、毒性:临床试验表明左乙拉西坦和其他抗癫痫药合用对成人难治性局灶性发作有效。单用左乙拉西坦治疗局灶性或全身性癫痫的疗效尚不清楚。该药耐受性好,不良反应包括嗜睡、无力和眩晕。

4.噻加宾　噻加宾是 3-哌啶羧酸衍生物。

(1)药理作用和作用机制:噻加宾抑制 GABA 转运体、GAT-1,从而减少神经元和胶质摄取 GABA。因此,噻加宾延长 GABA 的突触停留时间,增加突触抑制的时间。

(2)药动学:噻加宾口服吸收迅速,广泛结合到血清或血浆蛋白,主要由肝脏 CYP3A 代谢,同时给予肝药酶诱导药如苯巴比妥,苯妥英或卡马西平时,其半衰期(约为 8 小时)缩短 2～3 小时。

(3)临床应用:噻加宾作为辅助治疗,用于伴或不伴继发性全身性发作的难治性局灶性癫痫。单用该药治疗新确诊的或难治性的局灶性和全身性癫痫的疗效尚未确定。

(4)毒性:副作用包括眩晕、嗜睡和震颤,通常在初次给药后很快出现,表现轻至中度的严重性。噻加宾增强突触释放 GABA 的效应可增加失神性发作动物模型的棘波放电,提示噻加宾可能禁用于全身性失神性癫痫。有报道称噻加宾用于有棘波放电病史的患者,加重其脑电图异常。

5.托吡酯　托吡酯是一种氨基磺酸盐取代的单糖。

(1)药理作用和作用机制:托吡酯降低小脑颗粒细胞电压门控 Na^+ 电流,与苯妥英作用方式类似。此外,托吡酯激活超极化 K^+ 电流,增强突触后 $GABA_A$ 受体电流,也抑制谷氨酸受体的 AMPA-海人藻酸亚型活化。托吡酯也是一种弱的碳酸酐酶抑制药。

(2)药动学:托吡酯口服后吸收迅速,很少(10％～20％)与血浆蛋白结合,主要以原型从尿中排出,半衰期约为 1 天。托吡酯降低雌二醇血浆浓度,提示避免同服低剂量口服避孕药。

(3)临床应用:托吡酯对于新确诊的儿童和成人局灶性和原发性全身性癫痫的疗效与丙戊酸和卡马西平相同。单用托吡酯对难治性局灶性癫痫和难治性全身性强直-阵挛性发作有效。与安慰剂相比,托吡酯对 Lennox-Gastaut 综合征患者的猝倒症和强直-阵挛性发作有效。

(4)毒性:托吡酯耐受性好,常见的副作用是嗜睡、易疲劳、体重减轻和神经质。它可引起肾结石(可能与抑制碳酸酐酶有关)。托吡酯与认知损伤有关,患者也可能抱怨碳酸饮料口味改变。

6.唑尼沙胺　唑尼沙胺是一种磺胺类衍生物。

(1)药理作用和作用机制:唑尼沙胺抑制 T 型 Ca^{2+} 电流和脊髓神经元持久的重复放电,可能通过与苯妥英和卡马西平类似的机制,延长电压门控 Na^+ 通道的失活态。

(2)药动学:唑尼沙胺口服几乎完全吸收,半衰期长(约 63 小时),约 40％与血浆蛋白结合。口服后约 85％主要以药物原型和经 CYP3A4 代谢产生的葡萄糖苷酸、苯磺乙酰基代谢物的形式从尿液排出。苯巴比妥,苯妥英和卡马西平降低唑尼沙胺血浆浓度/剂量比,而拉莫三嗪增加该比例。唑尼沙胺对其他抗癫痫药的血浆浓度影响小。

（3）临床应用：难治性局灶性发作患者的临床试验证实，唑尼沙胺与其他药物合用效果优于安慰剂。单用该药治疗新确诊的或难治性的癫痫的疗效尚未证实。

（4）毒性：唑尼沙胺耐受性好，不良反应包括嗜睡、共济失调、厌食、神经质和易疲劳。约1%服用唑尼沙胺的患者出现肾结石，可能与其抑制碳酸酐酶有关。

十、癫痫治疗的一般原则和药物选择

癫痫应早期诊断、早期治疗，选一种合适的药物，以达到延长发作静止期、减少毒性的理想预期效果。要综合考虑药物的疗效和副作用，为患者提供合适的治疗选择。

首先要考虑是否开始治疗，如对于一个无家族癫痫史、神经病学检测、EEG、磁共振（MRI）扫描均正常的健康成人来说，偶尔一次强直-阵挛性发作，下一年复发的可能性（15%）和药物反应的几率相似，对其进行抗癫痫治疗可能是不必要的。另一方面，相似的发作发生在有癫痫家族史，且神经病学监测、EEG 和 MRI 均异常的患者，那么复发的危险性为 60%，需要开始治疗。

除非存在特殊情况（如癫痫持续状态），开始治疗时应选择一种药物，剂量一般是治疗范围底限的血浆药物浓度。为了减轻剂量相关的副作用，初始治疗剂量应减量，按合适的间隔增加剂量，以控制发作或减少毒性，最好监测血浆药物浓度。

依从性不好是抗癫痫药治疗失败最常见的原因，规范化治疗很有必要。对选择合适的单个药物的最大耐受剂量的依从性可完全控制约 50%患者癫痫发作。如果药物治疗时癫痫发作，医生应评估是否存在潜在的恶化疾病因素（如睡眠剥夺、合并发热性疾病或药物，包括咖啡因或非处方药）。如果患者依从性好，但癫痫仍持续，需改用其他药物。除非药物的严重副作用要求采用其他方式，停药时应逐渐减少剂量，把癫痫复发的危险性降至最小。多种药物可用于成人局灶性发作，因此可选用第二种具有不同作用机制的药物。

在单用第二种药物疗效仍不好的情况下，许多医生会实施两药合用。这一决定不宜轻率做出，因为大部分患者单用一种药物，副作用最少，能获得最佳的治疗效果。但有些患者只有用两种或更多的抗癫痫药才能充分控制病情，还没有适当的对照研究来系统比较两药合用的效果，用这种方法进行完全对照的机会不多。似乎选择两种不同机制的药物合用较明智（如一种促进 Na^+ 通道失活的药物，另一种增强 GABA 介导的突触抑制的药物）。另外需谨慎考虑药物的不良反应和潜在的药物间相互作用。

1.治疗持续时间　抗癫痫药通常需持续使用至少 2 年。如果患者两年后不再发作，可考虑中止治疗。与停药后复发危险有关的因素包括 EEG 异常，已知的结构损害，神经病学检查异常，频繁发作的病史或难治性癫痫发作。相反地，与癫痫复发危险率低有关的因素包括特发性癫痫、EEG 正常、儿童期发病及单药易控制的发作。癫痫复发的危险率在低风险人群中约25%，在高风险人群中超过 50%。大约 80%的癫痫复发出现在中止治疗后 4 个月内。临床医师和患者必须权衡癫痫复发的危险及其相关的潜在有害结果（如失去驾驶权利）和继续治疗的意义（如花费、副作用、癫痫的诊断意义），理想的是在数月内缓慢停药。

2.单纯性和复合性的局灶性和继发性全身强直-阵挛性发作　卡马西平和苯妥英是单药

治疗局灶性或强直-阵挛性发作最有效的药物。在卡马西平和苯妥英中作选择时，要考虑药物毒性作用，它们均可引起性欲减退和阳痿（卡马西平 13％、苯妥英 11％）。在卡马西平和丙戊酸之间，卡马西平对复合性局灶性发作的效果较好。总之，资料证实卡马西平和苯妥英治疗局灶性发作的效果更好，但苯巴比妥和丙戊酸也有效。卡马西平、苯巴比妥和苯妥英用于控制继发性全身强直-阵挛性发作的疗效无显著差别。因继发性全身强直-阵挛性发作常与局灶性发作并存，这些数据表明在 1990 年前上市的药物中，卡马西平和苯妥英是治疗这些疾病的一线药物。

一个关键问题是如何选择合适的药物用于新诊断的局灶性或全身性癫痫患者的初始治疗。该问题似乎不重要，因约 50％ 新确诊的患者使用第一个药物，无论是老药还是新药后，癫痫不再发作。对药物有反应的患者通常会接受初次选用的药物治疗数年，说明选择合适药物的重要性。苯妥英、卡马西平和苯巴比妥诱导肝 CYP，因此使多种抗癫痫药使用复杂化，影响口服避孕药、华法林和其他药物代谢。这些药物也增强内源性化合物，包括性腺类固醇和维生素 D 的代谢，潜在地影响生殖功能和骨密度。相比而言，大多数新药对 CYP 影响很小。对新药使用存在争议的是由于其价格较高、临床应用经验较少。令人遗憾的是，对新型抗癫痫药和 1990 年以前的药物的前瞻性研究，未得出新药更优越的结论。虽然许多专家提倡使用加巴喷丁、拉莫三嗪和托吡酯作为新诊断的局灶性或混合性癫痫发作的首选药，但它们均未被 FDA 批准用于这类疾病。

3.失神性发作　资料表明乙琥胺和丙戊酸盐治疗失神性发作同样有效，均可使 50％～75％ 的新确诊患者避免发作。已存在或治疗期间发生强直-阵挛性发作时，丙戊酸是首选药物。拉莫三嗪也对新诊断的失神性发作有效，但尚未被 FDA 批准用于该疾病。

4.肌阵挛性发作　丙戊酸可用于治疗幼儿肌阵挛性癫痫发作，通常同时伴有强直-阵挛性发作和失神性发作。尚未有实验观察新型药物对幼儿肌阵挛性癫痫发作或其他特发性全身癫痫综合征的疗效。

5.发热性惊厥　患发热性疾病的儿童有 2％～4％ 伴有惊厥，这些儿童中 25％～33％ 会再度发生发热性惊厥，仅 2％～3％ 在以后会发生癫痫。使癫痫发生危险性增加的因素包括已有的神经障碍或发育迟缓，癫痫家族史或复杂的发热性惊厥（如发热性惊厥持续时间超过 15 分钟，同一天内再次发作）。如果这些危险因素都存在，发生癫痫的危险性约为 10％。对复发的发热性惊厥和癫痫发作可能性较高的儿童，发热时用地西泮直肠给药既能预防癫痫复发，又能避免长期给药的副作用。疗效不确定和严重副作用使苯巴比妥长期用药作为预防目的仍存在争议。

6.婴幼儿癫痫发作　通常应用的抗癫痫药对伴有脑电图高度节律失调的婴儿痉挛无效，通常使用糖皮质激素。氨己烯酸（γ-乙烯 GABA）比安慰剂有效，尽管有报道使用氨己烯酸治疗的成人出现视野缩小的现象，2000 年美国以孤儿药方式批准该药用于治疗婴儿痉挛，在其他国家也被批准使用。

Lennox-Gastaut 综合征是癫痫中较严重的一种，通常在儿童时期发病，以认知损伤和多种类型癫痫为特征，包括强直-阵挛、强直、无力、肌阵挛和非典型失神性发作。拉莫三嗪是一种对治疗抵抗型癫痫有效且患者耐受的药物。拉莫三嗪与其他抗癫痫药合用可增加疗效。托吡酯也对 Lennox-Gastaut 综合征有效。

7.癫痫持续状态和其他惊厥急症 癫痫持续状态是神经科急症,成人死亡率约为 20%。治疗目的是迅速中止行为活动和癫痫电活动,癫痫持续状态越长,越难控制,造成永久性脑损伤的危险性越大。治疗的关键是有明确的治疗计划,迅速选用有效的药物及合适的剂量,警惕肺换气不足和低血压。由于剂量过大可引起肺换气不足,有必要进行暂时的机械通气,药物只能静脉给予。以下四种药物具有相似的有效率(44%~65%):先用地西泮,随后用苯妥英、劳拉西泮、苯巴比妥及苯妥英单用,复发率和不良反应无明显区别。

8.抗癫痫治疗与妊娠 抗癫痫药对育龄妇女的健康有着重要影响。口服避孕药的效果会被同时服用的抗癫痫药减弱(失败率为 3.1%,非癫痫妇女失败率为 0.7%),这可能与抗癫痫药诱导肝药酶,使口服避孕药代谢增加有关,尤其需注意能诱导 CYP3A4 的抗癫痫药。

患癫痫母亲,其婴儿先天性畸形发生率可能是来自非癫痫母亲孩子的两倍。这些畸形包括先天性心脏病。抗癫痫药单药高浓度或多药合用与先天性缺陷有关。苯妥英、卡马西平、丙戊酸盐和苯巴比妥均有致畸作用。1990 年后生产的抗癫痫药对动物有致畸作用,但对人类是否有致畸作用尚未确定。对于准备妊娠的癫痫妇女来说,一方面可尝试不用抗癫痫药,也可单药治疗并密切监测药物水平,要避免会达到药物毒性水平的多药合用。推荐妊娠妇女每天补充叶酸(0.4mg/d)以减少神经管畸形的可能,这对癫痫妇女同样适用。

抗癫痫药诱导 CYP,这与新生儿维生素 K 缺乏有关,可导致凝血障碍和颅内出血。建议在怀孕最后 2~4 周每天给予母亲维生素 K_1 10mg/d 进行预防治疗。

第九章　镇痛药

第一节　阿片受体激动药

阿片受体激动药包括阿片生物碱类镇痛药(吗啡、可待因)及人工合成镇痛药(哌替啶、芬太尼、美沙酮等)。阿片为罂粟科植物罂粟未成熟蒴果浆汁的干燥物,内含吗啡、蒂巴因、可待因等 20 余种生物碱,化学结构上分别属于菲类和异喹啉类。阿片中,菲类的吗啡和可待因约占 10% 和 0.5%,均可激动阿片受体,产生镇痛作用;异喹啉类的罂粟碱约占 1%,具有松弛平滑肌、舒张血管作用。

吗啡

【体内过程】

吗啡口服后易从胃肠道吸收,但首过消除显著,生物利用度仅为 25%。皮下注射吸收快,30min 后可吸收 60%,硬膜外或椎管内注射可快速渗入脊髓发挥作用。本药吸收后约 1/3 与血浆蛋白结合。游离型吗啡迅速分布于全身各组织器官,尤以肺、肝、肾和脾等血液丰富的组织中浓度最高。本药脂溶性较低,仅有少量透过血脑屏障,故脑内浓度较低,但足以产生高效的镇痛效应。吗啡可通过胎盘进入胎儿体内。大部分经肝脏代谢,在肝内与葡萄糖醛酸结合,代谢产物吗啡-6-葡萄糖醛酸的生物活性比吗啡强,其血浆浓度远远高于吗啡,半衰期较长,其镇痛强度是吗啡的 2 倍,但也不易透过血脑屏障。代谢物及原形药物主要经肾排泄,少量经胆汁排泄和乳汁排泄。$t_{1/2}$ 约为 2~3h。肾功能减退者和老年患者的吗啡-6-葡萄糖醛酸排泄缓慢,易致蓄积效应。

【药理作用】

吗啡是阿片受体激动剂,其镇痛、镇静、抑制呼吸和镇咳等作用均与激动阿片受体有关。

1.中枢神经系统

(1)镇痛和镇静:成人皮下注射吗啡 5~10mg 即可提高痛阈 60%~70%,明显减轻或消除各种疼痛,作用持续 4~5h。对慢性持续性钝痛的镇痛作用优于间断性锐痛。在镇痛剂量下还有明显的镇静作用,但无催眠作用;有些患者随着疼痛的缓解及情绪的好转还可出现欣快感,这些均有利于消除患者的紧张、恐惧、焦虑不安等情绪,提高患者对疼痛的耐受性。但欣快感却是引起吗啡成瘾的原因。

吗啡的致欣快作用与患者所处状态有关,对正处于疼痛折磨的患者十分明显,而对已经适应慢性疼痛的患者则不甚显著,甚至引起烦躁不安。

(2)抑制呼吸:治疗量的吗啡即可抑制脑干的呼吸中枢,使呼吸频率减慢、潮气量降低、肺泡内的 CO_2 分压升高。呼吸抑制的程度与剂量相关,剂量越大,抑制作用就越显著,中毒剂量时,可使呼吸频率减慢至 $3\sim4$ 次/分,是吗啡急性中毒的主要死因。

(3)其他作用:抑制延髓咳嗽中枢,有强大的镇咳作用。兴奋动眼神经缩瞳核,引起瞳孔缩小,中毒量时瞳孔可呈针尖大小,此为诊断吗啡中毒的重要依据之一。吗啡作用于下丘脑体温调节中枢,改变体温调定点,使体温略有降低,但长期大剂量应用,体温反而升高。吗啡可兴奋延脑催吐化学感受区(CTZ)引起恶心呕吐,还可促进垂体后叶释放抗利尿激素,抑制促性腺释放激素和促肾上腺皮质释放激素的释放而致血中黄体生成素(LH)、促卵泡激素(FSH)和促肾上腺皮质激素(ACTH)水平降低。

2.平滑肌

(1)胃肠道平滑肌:胃肠道有高密度阿片受体分布,吗啡兴奋胃肠道平滑肌和括约肌,提高胃窦张力,减慢胃排空速度;增加小肠及结肠张力,减弱推进性蠕动,延缓肠内容物通过;同时由于提高回盲瓣及肛门括约肌的张力、减少消化液分泌、延缓食物消化,以及由于中枢抑制使便意迟钝,因而可引起便秘。便秘反应无耐受性。

(2)胆道平滑肌:治疗量吗啡可使胆道平滑肌痉挛,奥狄括约肌收缩,使胆囊内压力升高,引起上腹不适甚至胆绞痛,阿托品可部分缓解。还可引起胆汁和胰液反流,造成血淀粉酶和脂肪酶水平升高。

(3)其他平滑肌:吗啡降低子宫张力、收缩频率和收缩幅度,影响分娩,延长产程,故不宜用于分娩止痛。吗啡提高膀胱括约肌张力,引起排尿困难、尿潴留;对输尿管也有收缩作用。治疗量吗啡对支气管平滑肌兴奋作用不明显,但大剂量可引起支气管平滑肌收缩,诱发或加重哮喘,可能与其促进柱状细胞释放组胺有关。

3.心血管系统　吗啡对心脏无明显影响,但可扩张阻力血管和容量血管,使血压下降,引起体位性低血压。其降压作用除了降低中枢交感张力外,还与其释放组胺有关。此外,吗啡类药物能模拟缺血性预适应对心肌缺血性损伤的保护作用,减小梗死病灶,减少心肌细胞死亡。吗啡对脑循环影响很小,但由于呼吸抑制,体内 CO_2 蓄积,可引起脑血管扩张和阻力降低,导致脑血流增加和颅内压升高。

4.免疫系统　吗啡对免疫系统有抑制作用,包括抑制淋巴细胞增殖,减少细胞因子的分泌,减弱自然杀伤细胞的细胞毒作用,抑制人类免疫缺陷病毒(HIV)蛋白诱导的免疫反应等,这可能是吗啡吸食者易感染 HIV 病毒及其他感染性疾患的主要原因。

【作用机制】

阿片受体(μ、δ、κ)和阿片肽共同组成机体的抗痛系统,调控痛觉,维持正常痛阈,发挥生理性止痛作用。痛觉向中枢传导过程中,感觉神经末梢兴奋并释放 P 物质等兴奋性递质,后者作用于接受神经元的相应受体,通过脊髓丘脑束将痛觉冲动传入中枢。内源性镇痛物质(如脑啡肽)由特定神经元释放后可激动脊髓感觉神经突触前、后膜上的阿片受体,通过 G 蛋白偶联机制,抑制腺苷酸环化酶,关闭突触前膜电压敏感 Ca^{2+} 通道,减少 P 物质等神经递质释放,开放突触后膜 K^+ 通道,使突触后膜超极化而抑制痛觉冲动传导,产生镇痛作用。同时,内源性阿片肽还可通过增加中枢下行抑制系统对脊髓背角感觉神经元的抑制作用而产生镇痛作用。吗啡等外源性阿片类镇痛药作为阿片受体激动剂，通过激活上述抗痛系统，模拟内源性阿片肽对痛觉的调制功能而产生镇痛作用。

【临床应用】

1.镇痛　吗啡对多种原因引起的疼痛均有效，但反复应用易致依赖性。除晚期癌性剧痛可长期应用外，一般只限于短期用于其他镇痛药无效的急性锐痛，如严重创伤、烧伤、手术等引起的剧痛。对急性心肌梗死引起的剧烈疼痛，不仅可以止痛，而且可减轻患者焦虑情绪和心脏负担。对胆绞痛和肾绞痛等内脏绞痛需加用 M 胆碱受体阻断药如阿托品等。对神经压迫性疼痛疗效较差。

晚期癌症患者常伴有严重的持续性疼痛，应常规给予止痛药物。有研究表明，定量定时给予镇痛药，维持一定的血药浓度而产生的镇痛作用往往优于疼痛发作时给药，因此，有吗啡的缓释剂上市。

2.心源性哮喘　心源性哮喘系急性左心衰竭引起肺水肿，导致肺泡换气功能障碍，CO_2 潴留刺激呼吸中枢，引起呼吸加快所致。除吸氧及应用强心苷、氨茶碱、呋塞米等药物外，静脉注射小剂量吗啡可产生良好的效果，可迅速缓解患者的气促和窒息感，促进肺水肿液的吸收。其机制是吗啡降低呼吸中枢对 CO_2 的敏感性，减弱反射性的呼吸兴奋，使急促浅表的呼吸得以缓解。同时，吗啡扩张外周血管，降低外周阻力，减轻心脏前、后负荷。吗啡的镇静作用有利于消除患者的紧张、恐惧、焦虑不安情绪，但休克、昏迷及严重肺功能不全或痰液过多者禁用。对其他原因引起的肺水肿，如尿毒症所致肺水肿，也可应用吗啡。

3.止泻　适用于非细菌性急、慢性消耗性腹泻，可选用阿片酊或复方樟脑酊。对细菌感染性腹泻，应同时服用抗菌药。

【不良反应】

1.耐受性和依赖性　治疗量的吗啡连续反复应用后，除了缩瞳和便秘外，其他大部分效应都会逐渐减弱，形成耐受性，表现为吗啡使用剂量逐渐增大和用药间隔时间缩短，且阿片类药物间有交叉耐受性。患者会发生病态性嗜好而产生依赖性，包括精神依赖性和躯体依赖性。成瘾性即躯体依赖性，停药后出现戒断症状，表现为烦躁不安、失眠、疼痛、流鼻涕、流泪、出汗、震颤、呕吐、腹泻、发热、瞳孔散大、焦虑、虚脱和意识丧失。吗啡和海洛因停药后 6～10h 开始出现戒断症状，停药后 36～48h 最严重。成瘾者都有强迫性觅药行为，常不择手段去获取药品，不仅严重损害用药者的健康，还可造成严重的社会问题。故阿片类镇痛药应按国家颁布的《麻醉药品管理条例》严格管理，限制使用。

吗啡产生耐受性和依赖性的机制还未完全阐明。现认为主要是神经组织对吗啡产生了适应性，其中蓝斑核与吗啡依赖性和戒断症状有直接的联系。蓝斑核由去甲肾上腺素能神经元组成，阿片受体分布密集。内阿片肽和吗啡均可抑制蓝斑核放电。当对吗啡产生耐受和依赖后，一旦停用吗啡，蓝斑核的放电加速而出现戒断症状，表明戒断症状的产生可能与蓝斑核去甲肾上腺素能神经元的活动增强有关。α_2 受体激动剂可乐定可抑制蓝斑核放电，故可缓解吗啡的戒断症状，但不能消除成瘾者对吗啡的渴求心理。近年发现导水管尾部灰质（CPAG）的脑啡肽能神经元、谷氨酸能神经元和 GABA 能神经元及其相互作用与吗啡戒断症状产生密切相关。

2.一般不良反应 治疗量吗啡可引起眩晕、头痛、恶心呕吐、便秘、嗜睡、呼吸抑制、排尿困难、胆绞痛。还可引起颅内压升高和体位性低血压。

3.急性中毒 吗啡过量可引起急性中毒,表现为昏迷、呼吸深度抑制(可至 2～4 次/min)、瞳孔极度缩小呈针尖样,血压降低甚至休克。呼吸肌麻痹是致死主要原因。抢救措施主要是人工呼吸、吸氧、补液,并使用吗啡拮抗药(纳洛酮等)拮抗吗啡呼吸抑制。

鉴于吗啡的呼吸抑制、血管扩张和延长产程的作用,且能通过胎盘屏障或经乳汁分泌,抑制新生儿和婴儿呼吸,故禁用于分娩止痛和哺乳期妇女止痛。因抑制呼吸、抑制咳嗽反射及促组胺释放可致支气管收缩,禁用于支气管哮喘及肺心病患者。此外,甲状腺功能减退、肾上腺皮质功能不全、前列腺肥大、排尿困难、肝功能严重减退患者和颅脑损伤所致颅内压升高的患者及新生儿和婴儿禁用。

可待因

可待因又名甲基吗啡。口服易吸收,生物利用度为 60%,血浆 $t_{1/2}$ 为 $2\sim4h$,过量时可延长至 6h。大部分在肝脏代谢,约 10% 脱甲基为吗啡。代谢产物及少量原形(10%)经肾排泄。

可待因与阿片受体亲和力低,药理作用与吗啡相似,但作用较吗啡弱,其镇痛作用为吗啡的 $1/12\sim1/10$,镇咳作用为吗啡的 $1/4$。本药无明显镇静作用,对呼吸中枢抑制也较轻。临床用于中等程度的疼痛和剧烈干咳。无明显便秘、尿潴留及体位性低血压等副作用,欣快感和成瘾性也低于吗啡,但仍属于限制性应用的精神药品。

哌替啶

哌替啶,又名杜冷丁、麦啶,为苯基哌啶衍生物,于 1937 年人工合成阿托品类似物时发现其具有吗啡样作用,是目前临床最常用的人工合成镇痛药。

【体内过程】

口服生物利用度为 $40\%\sim60\%$,故一般注射给药。血浆蛋白结合率为 60%,可通过胎盘屏障进入胎儿体内。血浆 $t_{1/2}$ 为 3h。主要经肝转化为哌替啶酸及去甲哌替啶,后者 $t_{1/2}$ 为 $15\sim20h$,有中枢兴奋作用,与中毒时发生的惊厥有关。代谢产物再以结合形式经肾排泄,仅少量以原形排出。

【药理作用】

1.中枢神经系统 作用与吗啡相似。皮下或肌内注射后 10min 可产生镇静、镇痛作用,但作用持续时间比吗啡短,仅 $2\sim4h$。镇痛强度约为吗啡的 $1/10$。部分患者用药后出现欣快,成瘾性发生较慢,戒断症状持续时间较短。哌替啶亦使呼吸中枢对 CO_2 的敏感性降低而抑制呼吸,但较吗啡弱。可兴奋延脑催吐化学感受区及增加前庭器官的敏感性,故易产生眩晕、恶心和呕吐。无明显中枢性镇咳作用。

2.兴奋平滑肌 虽可中度提高胃肠道平滑肌及括约肌张力,减少推进性蠕动,但作用短暂,所以不引起便秘,亦无止泻作用。可引起胆道括约肌痉挛,提高胆道内压力,但比吗啡弱。治疗量对支气管平滑肌无影响,大剂量可引起支气管平滑肌收缩。对妊娠末期子宫,并不对抗催产素的作用,故不延缓产程。

3.心血管系统 促组胺释放,抑制血管运动中枢,引起血管扩张;对心脏具有负性肌力作用;偶可引起体位性低血压。呼吸抑制使体内 CO_2 蓄积,扩张脑血管升高颅内压。

【临床应用】

1.镇痛　哌替啶对多种疼痛均有效,如手术、创伤、晚期癌症等引起的疼痛。镇痛作用虽弱于吗啡,但成瘾性较吗啡弱,产生也较慢,故常作为吗啡的代用品用于各种剧痛。因其能提高平滑肌的兴奋性,故对胆绞痛和肾绞痛等内脏绞痛患者需加用阿托品。新生儿对哌替啶的呼吸抑制作用非常敏感,故产妇于临产前 $2\sim4h$ 内禁用,以免抑制出生后新生儿的呼吸。每日使用剂量不应超过 600mg。连续用药不应超过 48h,故慢性钝痛不宜使用。

2.麻醉前给药及人工冬眠　哌替啶的镇静作用可消除或缓解患者对手术的紧张、恐惧情绪,减少麻醉药用量。与氯丙嗪、异丙嗪等组成冬眠合剂,用于人工冬眠疗法。

3.心源性哮喘和肺水肿　作用与机制同吗啡,可扩张外周血管,降低外周阻力,减轻心脏负荷,有利于肺水肿的消除;降低呼吸中枢对 CO_2 的敏感性,减弱过度的反射性呼吸兴奋作用,使急促或表浅的呼吸得以缓解。

【不良反应】

治疗量哌替啶可引起眩晕、出汗、口干、恶心呕吐、心悸、体位性低血压等。反复使用也易产生耐受性和成瘾性。过量可抑制呼吸。偶可引起震颤、肌肉痉挛甚至惊厥。有轻微的阿托品样作用,给药后可致心率加快,故室上性心动过速患者不宜使用。其他禁忌证同吗啡。

【药物相互作用】

本药与单胺氧化酶抑制剂合用可因干扰去甲哌替啶的代谢而使之蓄积,引起兴奋、高热、出汗、神志不清、重度呼吸抑制、昏迷甚至死亡。纳洛酮、尼可刹米、烯丙吗啡可降低本药的镇痛作用;而巴比妥类、酚噻嗪类、三环类抗抑郁药、硝酸酯类抗心绞痛药等可增强本药的作用。本药可增加双香豆素的抗凝作用,后者应按凝血酶原时间调整用量。

芬太尼

芬太尼的化学结构与哌替啶相似,主要激动 μ 受体,属短效、强效镇痛药,作用与吗啡相似,镇痛效力为吗啡的 $80\sim100$ 倍。起效快,静注后 $1\sim2min$ 达高峰,维持约 10min;肌注 15min 起效,维持 $1\sim2h$。血浆蛋白结合率为 84%,经肝脏代谢而失活,$t_{1/2}$ 为 $3\sim4h$。临床主要用于各种原因引起的剧痛。与氟哌利多合用可产生"神经安定镇痛"效果,以完成某些小手术或医疗检查,如烧伤换药、内窥镜检查等。与全身麻醉药或局部麻醉药合用,可减少麻醉药用量。

不良反应如恶心、呕吐及胆道括约肌痉挛等弱于吗啡。大剂量可产生明显肌肉僵直,静脉注射过快可致呼吸抑制,反复用药也能产生依赖性。不宜与单胺氧化酶抑制剂合用,禁用于支气管哮喘、重症肌无力、颅脑肿瘤或颅脑外伤引起昏迷的患者及 2 岁以下婴幼儿。

阿芬太尼

阿芬太尼主要作用于 μ 受体,对 κ 和 δ 受体作用较弱。起效比芬太尼快 4 倍,静注后 $1.5\sim2min$ 作用达峰,但因其本身具有弱亲脂性而发生迅速的再分布,故作用持续时间较短,维持约 10min。消除 $t_{1/2}$ 为 $64\sim129min$。经肝脏代谢失活后经尿排出。镇痛作用比芬太尼小 1/4,对呼吸的抑制作用一般仅持续数分钟,比芬太尼短。对手术后呼吸的抑制可用阿片拮抗药完全消除。适用于短小手术,对于时间较长的手术,推注一次后可根据需要继续静脉滴注或附加注射。

美沙酮

美沙酮为 μ 受体激动药,其镇痛作用强度与吗啡相当,但作用持续时间明显长于吗啡,左旋体的作用强度为右旋体的 8～50 倍,临床常用其消旋体。口服生物利用度为 92%,血浆蛋白结合率为 89%,$t_{1/2}$ 为 35h。达到稳态血药浓度的时间为 4～10 日。主要经肝脏代谢并从肾脏排泄,酸化尿液可增加其排泄。反复使用有一定蓄积性。单次给药的镇静作用较弱,多次给药可产生显著的镇静作用。临床适用于创伤、手术后、晚期癌症等引起的剧痛。缩瞳、便秘、升高胆道内压力和抑制呼吸等作用亦较吗啡轻。由于其耐受性和依赖性的发生较慢,停药后的戒断症状也较轻,且易于治疗。使用美沙酮期间,注射吗啡不再产生欣快感,停用吗啡也不再出现明显的戒断症状。因此,美沙酮是常用的吗啡和海洛因等成瘾者脱毒治疗时的替代药物。

第二节 阿片受体激动-拮抗药与部分激动药

纳布啡和布托啡诺等药物是竞争性 μ 受体拮抗药,通过激动 K 受体而发挥镇痛作用。喷他佐辛的性质与这些药物类似,但它在保留 K 受体激动效应的同时还是较弱的 μ 受体拮抗药或部分激动药。与之相反,丁丙诺啡为 μ 受体部分激动药。这些药物存在副作用,且镇痛效果有限,其临床应用也因此受到限制。

喷他佐辛

喷他佐辛产生的中枢神经系统效应一般与吗啡样药物相似,包括镇痛、镇静和呼吸抑制。喷他佐辛通过激动 κ 受体发挥其镇痛作用。较高剂量的喷他佐辛(60～90mg)可致烦躁不安和精神病样作用。这些作用可能与脊椎上 κ 受体的激活有关,有时可为纳洛酮所对抗。

喷他佐辛产生的心血管作用与那些典型的 μ 受体激动药不同,因为高剂量的喷他佐辛可致血压升高和心率加快。喷他佐辛为 μ 受体的弱拮抗药或部分激动药,不能对抗吗啡所致的呼吸抑制。而当用于吗啡或其他 μ 受体激动药依赖者时,喷他佐辛可促发戒断症状。喷他佐辛用量超过 50～100mg 时其镇痛和呼吸抑制作用可出现"天花板"效应。

目前所用的口服片剂含有盐酸喷他佐辛(相当于 50mg 基础药)和盐酸纳洛酮(相当于 0.5mg 基础药,TALWINNX),这使得片剂作为注射用药来源的可能性减小。口服后,纳洛酮迅速在肝脏失活,而如果将片剂溶解并进行注射,纳洛酮则会在阿片类药物依赖性个体引发不适反应。口服约 50mg 喷他佐辛所产生的镇痛作用与口服 60mg 的可待因相当。

纳布啡

纳布啡为阿片受体激动-拮抗药,具有一系列与喷他佐辛性质相似的作用。然而纳布啡是一种更强的 μ 受体拮抗药,较少引起烦躁不安。

1.药理作用和副作用 肌内注射 10mg 纳布啡所产生的镇痛作用与 10mg 的吗啡相当,镇痛起效时间和持续时间也相似。纳布啡抑制呼吸的程度与吗啡一样。然而纳布啡的作用具有"天花板"效应,当其剂量超过 30mg 时,即使再增加剂量,其呼吸抑制和镇痛作用也不再增强。

与喷他佐辛和布托啡诺不同,给予稳定型冠状动脉疾病患者10mg纳布啡,不会增加心脏指数、肺动脉压力或心脏做功,全身血压也不会明显改变。给予急性心肌梗死患者纳布啡时这些指数也相对稳定。纳布啡在不高于10mg的剂量下副作用很少,镇静、出汗和头痛最为常见。更高剂量(70mg)时,可出现精神病样副作用(如烦躁不安、思维奔逸和身体意象扭曲)。纳布啡在肝脏进行代谢,血浆半衰期为2~3小时。纳布啡的口服效价强度是肌内注射的20%~25%。

2.临床应用 盐酸纳布啡(NUBAIN)主要用于镇痛。由于纳布啡是一种激动-拮抗药,应用于已在接受吗啡样阿片药物治疗的患者时会引发问题,除非有一个短暂的给药间隔。成人常用剂量为每3~6小时经胃肠外给药10mg,在非耐受个体剂量可增至20mg。

布托啡诺

布托啡诺是一种吗啡喃同系物,作用与喷他佐辛相似。

1.药理作用和副作用 对于术后患者,经胃肠外给予2~3mg布托啡诺所产生的镇痛和呼吸抑制作用约与10mg吗啡或80~100mg哌替啶相当。其作用的出现、高峰和持续时间与吗啡用药后的相似。布托啡诺的血浆半衰期约为3小时。如同喷他佐辛,镇痛剂量的布托啡诺可升高肺动脉压和心脏做功,全身动脉血压轻微降低。

布托啡诺的主要副作用为嗜睡、乏力、出汗、漂浮感和恶心。虽然与等效镇痛剂量的喷他佐辛相比,精神病样作用的发生率较低,但性质相似。布托啡诺可产生躯体依赖性。

2.临床应用 酒石酸布托啡诺(STADOL)用于缓解急性疼痛的效果比慢性疼痛更好。由于对心脏有副作用,布托啡诺对充血性心力衰竭或心肌梗死患者不如吗啡或哌替啶有效。其常用剂量为肌内注射1~4mg酒石酸盐或每3~4小时胃肠外给药0.5~2mg。布托啡诺有一种鼻腔制剂(STADOLNS),已被证实有效。

丁丙诺啡

丁丙诺啡是一种源自二甲基吗啡的半合成、高亲脂性阿片类药物,效价强度为吗啡的25~50倍。

1.药理作用和副作用 肌内注射约0.4mg丁丙诺啡与10mg吗啡所产生的镇痛作用相当。镇痛作用的持续时间虽然不定,但通常比吗啡长。与吗啡相比,丁丙诺啡的某些主观效应和呼吸抑制作用发生较慢,持续时间较长。

丁丙诺啡似是一种μ受体部分激动药,可在已接受μ受体激动药治疗数周的患者引发戒断症状。它和纳洛酮一样可对抗镇痛剂量芬太尼所引起的呼吸抑制,但不完全阻断阿片类药物对疼痛的缓解作用。预先使用纳洛酮可预防丁丙诺啡引起呼吸抑制及其他作用,而一旦作用已经产生,即使应用高剂量纳洛酮也不易逆转,因为丁丙诺啡与阿片受体解离缓慢。因此,丁丙诺啡的血浆浓度可能与其临床效应并不相对应。心血管反应及其他副作用(如镇静、恶心、呕吐、眩晕、出汗和头痛)似与吗啡样阿片类药物相似。

舌下用药时,丁丙诺啡(0.4~0.8mg)对术后患者可产生满意的镇痛效果。肌内注射后5分钟达到峰浓度,口服或舌下给药时则为1~2小时。半衰期为3小时,与其效应消失速度无关。大部分以原形经粪便排出。血浆蛋白结合率约为96%。

2.临床应用 丁丙诺啡可用作镇痛药和阿片类药物依赖性患者的维持用药。用于镇痛时肌内或静脉注射的常用剂量为每 6 小时 0.3mg。舌下用药 0.4～0.8mg 也可有效镇痛。丁丙诺啡经 CYP3A4 代谢为去甲丁丙诺啡,因此,若患者同时也在服用已知的 CYP3A4 抑制药(如唑类抗真菌药、大环内酯类抗生素和 HIV 蛋白酶抑制药)或诱导 CYP3A4 活性的药物(如抗惊厥药和利福平),使用丁丙诺啡时则应谨慎。

丁丙诺啡被美国 FDA 批准用于治疗阿片类药物成瘾。治疗时先单用丁丙诺啡舌下给药,然后联合丁丙诺啡和纳洛酮(SUBOXONE)进行维持治疗以尽量减少滥用可能性。成瘾者需要较高维持剂量的阿片类药物,丁丙诺啡的部分激动药特性也因此限制了其有效性。然而,维持治疗转为使用更高剂量的美沙酮这种完全激动药还是有可能的。

第三节 阿片受体拮抗药

这类药物用于治疗阿片类药物过量有显著的疗效。随着对病理生理状态下(如休克、脑卒中、脊髓和脑外伤)内源性阿片系统作用认识的深入,这些拮抗药将会有更多的治疗适应证。

一、药理学特性

如果内源性阿片系统尚未激活,阿片受体拮抗药的药理作用就取决于有无预先使用某种阿片受体激动药、该阿片类药物的药理特性,以及之前对阿片类药物产生的躯体依赖性的程度。

1.无阿片类药物时的作用 皮下注射 12mg 的纳洛酮(NARCAN)不会产生可察觉的主观效应,24mg 仅引起轻度困倦。纳曲酮似也是一种相对纯粹的拮抗药,但其口服效力更高,作用时间更长。当纳洛酮剂量超过 0.3mg/kg 时,可使正常人的收缩压升高,记忆测试表现下降。有一研究发现高剂量的纳曲酮似可引起轻微烦躁不安,其他一些研究则认为它几乎没有主观作用。

虽然高剂量的拮抗药可望改变内源性阿片肽的作用,实际观测到的效应却常常轻微且有限。这最可能反映的是内源性阿片系统的活性处于较低水平。在这方面,镇痛效应不同于内分泌效应,因为纳洛酮较易使激素水平发生可见的变化。有趣的是,纳洛酮似可阻断安慰剂和针灸的镇痛作用。

内源性阿片肽显然是通过对某些下丘脑释放激素的释放产生强烈抑制作用来参与垂体分泌的调节。因此,给予纳洛酮或纳曲酮可促进 GnRH 和 CRH 的分泌,升高 LH、FSH 和 ACTH 以及由其靶器官产生的类固醇激素的血浆浓度。纳洛酮在女性可刺激催乳素的释放。

2.拮抗作用 肌内或静脉注射小剂量(0.4～0.8mg)纳洛酮可防止或迅速逆转 μ 受体激动药的作用。伴有呼吸抑制的患者用药后 1～2 分钟内呼吸频率即可增加。镇静作用可被逆转,若血压已经降低,也可恢复正常。为了对抗丁丙诺啡引起的呼吸抑制,需应用更高剂量的纳洛酮。静脉给予 1mg 纳洛酮可完全阻断 25mg 海洛因的效应。纳洛酮可逆转激动-拮抗药如喷他佐辛所致的精神病样和烦躁不安作用,但所需的剂量较大(10～15mg)。拮抗作用的持续时间取决于所用剂量,但通常为 1～4 小时。纳洛酮对阿片类药物的拮抗效应常伴有"超射"现象。例如,被阿片类药物抑制的呼吸频率在使用纳洛酮后可暂时变得比抑制前的更快。儿茶酚胺的反跳性释放可能会导致高血压、心动过速和室性心律失常。肺水肿也见有报道。

3.对躯体依赖性的作用　对吗啡样阿片类药物依赖者,皮下注射小剂量(0.5mg)的纳洛酮可促发中到重度的戒断症状,与阿片类药物突然撤药的症状极为相似,不同的是这些症状在纳洛酮用药后几分钟内即可出现,约 2 小时后消失。症状的严重程度和持续时间与拮抗药的剂量以及依赖性的程度和类型有关。较高剂量的纳洛酮在喷他佐辛、布托啡诺或纳布啡依赖患者均可促发戒断症状。纳洛酮产生"超射"现象暗示单次使用 μ 受体激动药后 6～24 小时可出现早期急性躯体依赖性。

4.耐受性和躯体依赖性　即使长期大剂量使用纳洛酮,停药后也不会出现任何可辨识的戒断症状,纳曲酮(另一种相对纯粹的拮抗药)的撤药也很少产生症状和体征。然而,长期应用拮抗药会增加脑内阿片受体的密度,对随后所使用的阿片受体激动药的效应有暂时性的放大作用。纳曲酮和纳洛酮极少或没有滥用的可能性。

5.吸收、代谢和排泄　虽然纳洛酮易经胃肠道吸收,但进入体循环前几乎完全被肝脏代谢,因此必须经胃肠外给药。纳洛酮的半衰期约为 1 小时,但其临床效应的持续时间会更短。

与纳洛酮相比,纳曲酮口服后可更多地保留其效力。中等剂量口服后,其作用持续时间接近 24 小时。用药后 1～2 小时达血浆峰浓度。其表观半衰期约为 3 小时,且长期用药也不会改变。纳曲酮的效力比纳洛酮强得多,阿片类药物成瘾者口服 100mg 纳曲酮后,产生的组织内浓度足以对抗 25mg 海洛因静脉用药所致的欣快感,时间长达 48 小时。

二、临床应用

阿片受体拮抗药已明确用于阿片类药物中毒尤其是呼吸抑制的治疗,以及阿片类药物躯体依赖性的诊断,并作为治疗药物用于阿片类药物强迫性用药者。纳曲酮已被美国 FDA 批准用于治疗酒精滥用。

阿片类药物过量的治疗:盐酸纳洛酮应慎用于阿片类药物过量,因其在依赖者也可促发戒断症状,并引起不良的心血管副作用。只要小心调整纳洛酮的剂量,往往有可能对抗呼吸抑制效应而不引发完全的戒断症状。纳洛酮的作用持续时间相对较短,常需反复给药或持续输注。母亲经静脉或肌内注射阿片类药物会继发新生儿呼吸抑制,阿片受体拮抗药也可有效减轻此效应。在新生儿,纳洛酮经静脉、肌内或皮下注射的起始剂量为 $10\mu g/kg$。

第十章 抗炎药

第一节 非甾体抗炎药

一、非选择性环氧酶抑制药

阿司匹林

【药理特点】

1.解热 由于下丘脑体温调节中枢能调节产热过程和散热过程的平衡,正常人体温维持在37℃左右。波动很窄,在发热时致热原(如细菌的脂多糖)使单核细胞、巨噬细胞和中性粒细胞激活,产生 IL-1、IL-6、IFN-α、IFN-β 和 TNF-α 等多种细胞因子。这些细胞因子可促进下丘脑视前区诱导环氧酶2(COX-2)生成,并增加前列腺素 E_2(PGE$_2$)合成,使下丘脑体温调节中枢的体温设定点上升,导致产热增加,散热减少,体温升高,随后维持在高于正常体温水平。本品和其活性代谢物水杨酸能抑制下丘脑前列腺素的合成,使发热病人的体温设定点回降到正常水平,从而通过出汗和扩张体表血管增加散热过程,使体温下降。故阿司匹林的退热作用并非针对发热原因,不能降低正常体温,其作用机制不同于氯丙嗪的降温作用。

2.镇痛 阿司匹林对持续性的慢性钝痛,如牙痛、头痛、月经痛、关节痛等弱至中等强度的疼痛有较好的镇痛作用,对炎症引起的疼痛有较好效果。阿司匹林不抑制呼吸,不产生耐受性和药物依赖性。但最大镇痛效能低,对强烈的疼痛和锐痛无效,明显有别于阿片类镇痛药。阿司匹林的镇痛机制主要通过外周的抗炎作用,抑制缓激肽、IL 和 TNF-α 等活性物质诱导炎症细胞产生的 COX-2 合成前列腺素,并降低痛觉神经末梢的敏感性,并提高痛觉阈。由于脑室内或脊髓蛛网膜下腔注射阿司匹林等非甾体消炎药,对外周刺激引起的疼痛,也有镇痛作用,故其镇痛机制也可能涉及中枢神经。

3.抗炎和抗风湿 阿司匹林能减轻炎症引起的红、肿、热、痛等症状,迅速缓解风湿性关节炎症状。对类风湿关节炎疗效一般。大剂量阿司匹林能使风湿热症状在用药后48h好转。因此,本品可作为鉴别诊断风湿热的参考依据。值得注意的是阿司匹林仅是对症治疗药,而不能缩短风湿热病程,也不能延缓病情进展或减少并发症发生。

4.抗血小板 应用小剂量,50~150mg,本品经乙酰化不可逆转地抑制环氧酶,减少血小板合成有强大血小板聚集作用的血栓烷 A_2，血小板缺乏重新合成环氧酶能力，只有待新生血小板才能生成血栓烷 A_2，其作用可维持 7d，由于血管内皮细胞能产生环氧酶，而小剂量阿司匹林对血内皮细胞合成有抗血小板聚集作用的前列腺素 I_2 无明显影响。由于血栓烷 A_2 与前列腺素 I_2 的比率减少，血小板凝集受到抑制，可预防血栓形成。小剂量阿司匹林用于缺血性心脏病和脑缺血病人，防止血栓形成并轻度延长出血时间，减少心肌梗死和脑栓塞的发病率。

【体内过程】

阿司匹林和水杨酸均为有机弱酸，其 pKa 分别为 3.5 和 3.0，口服易在胃及上段小肠迅速吸收，服后 1~2h 到达血药浓度峰值。阿司匹林迅速被血和组织酯酶水解为乙酸和水杨酸，$t_{1/2}$ 为 15min。阿司匹林不可逆抑制 COX 的药效远比 $t_{1/2}$ 长。水杨酸可分布到全身组织，包括关节腔、脑脊液和胎盘。水杨酸的血浆蛋白结合率达 80%~90%，抗炎剂量的阿司匹林与蛋白结合点基本被饱和。因此，稍增加剂量可迅速提高自由药物血药浓度，也可与其他弱酸性药物竞争蛋白结合位点，发生药物相互作用。约 10% 的水杨酸以原型从肾排泄，碱化尿液可使原型药排出增至 30% 以上。大部分水杨酸在肝内氧化代谢，且大部分代谢物以甘氨酸或葡萄糖醛酸结合物从尿排出。在解热镇痛剂量时，水杨酸代谢按一级动力学消除，$t_{1/2}$ 为 2~3h，当剂量超过每日 3.6g 时（抗炎剂量），肝代谢能力已被药物饱和，水杨酸消除方式转向零级动力学，$t_{1/2}$ 延长至 12~16h，再增加剂量可使血药浓度超比例急剧上升。

【临床应用】

1.解热镇痛及抗炎　阿司匹林是退热和治疗中度疼痛最常见药物，但对心肌梗死、肾绞痛和胆绞痛无效。阿司匹林可与阿片类镇痛药联合应用缓解晚期癌症病人的疼痛，因其抗炎作用与阿片类镇痛药的镇痛作用协同。大剂量的阿司匹林可用于抗风湿性关节炎、风湿热及其他原因引起的关节痛。

2.其他应用　如用于减少暂时性脑缺血发作、不稳定型心绞痛和冠状动脉血栓形成。流行病学研究显示，每周服 4~6 片（每片含 325mg），阿司匹林可减少结肠癌发生率达 50% 左右，也可以抑制家族遗传性结肠息肉的生成及癌变。

【不良反应】

阿司匹林的解热镇痛剂量小，在短期使用不良反应也轻；抗风湿剂量小，长期应用不良反应多且较重。以下分别介绍不良反应：

1.胃肠反应　胃肠反应是阿司匹林或其他非甾体消炎药发生率最高的不良反应，也是病人难以耐受的主要原因。解热剂量时对胃黏膜有刺激作用，引起上腹不适、恶心和呕吐，如饭后服药则能减轻胃刺激。抗风湿剂量或小剂量长期服用可诱发胃炎、胃溃疡大出血，甚至会引起危及生命的溃疡穿孔或溃疡大出血。正常人消化道每日失血量约 1mL，服用抗风湿剂量的阿司匹林，无症状的消化道每日失血量可增加到 4mL。阿司匹林的胃肠反应与直接刺激胃黏膜，以及通过抑制胃壁组织 COX-1，减少前列腺素 E_2 生成有关，联用前列腺素 E_1 的衍生物米索前列醇可减少胃溃疡的发生率。

2.加重出血倾向　小剂量阿司匹林可降低血血栓烷 A_2 与前列腺素 I_2 比率，抑制血小板聚集，出血时间延长。大剂量阿司匹林可以抑制凝血酶原合成，引起凝血障碍，易出现牙龈出血和皮下出血，加重出血倾向，此时应补充维生素 K_1。严重肝病、出血性疾病（如血友病）产妇和孕妇禁用。

3.水杨酸反应 多见于抗风湿治疗时的毒性反应,其临床表现为头痛、头晕、耳鸣、听力下降、呼吸深快。此时提示水杨酸轻度中毒,应减量或停药。更大剂量会出现恶心、呕吐、高热、脱水、代谢性酸中毒、神志不清等中度中毒症状,严重中毒症状其表现为低血压、呼吸中枢衰竭、肾衰竭、出血、昏迷、危及生命。

4.瑞氏综合征 此征又称急性肝脂肪变性脑病综合征。在儿童感染病毒性疾病如流感、水痘、麻疹、流行性腮腺炎等,在应用阿司匹林退热时偶可出现,该征主要以肝衰竭合并脑痛为突出表现,预后不佳。故病毒性感染小儿不宜应用阿司匹林,可应用乙酰氨基酚代替。

5.对肾的影响 本品对正常肾功能并无明显影响,但在少数情况下,特别是老年人和伴有心、肝、肾功能损害病史的病人,应用阿司匹林后会引起水肿,其原因可能是这部分病人原存有隐性肾损害或肾小球灌注不足,其肾功能的代偿有赖于肾产生的前列腺素 I_2。前列腺素 I_2 水平高,水通过率高,前列腺 I_2 能促进水和氯化钠排出和拮抗抗利尿激素。阿司匹林消除了肾前列腺素的代偿机制是引起水肿等症状的原因。长期用药偶见间质性肾炎、肾病综合征,甚至肾衰竭,其机制未明。

6.变态反应 少数用药病人对阿司匹林出现变态反应,表现为荨麻疹、过敏性鼻炎、血管神经水肿,更严重者表现为过敏性休克。阿司匹林和其他非甾体消炎药有时也会引发哮喘,称为"阿司匹林哮喘",其发病机制与抗原抗体反应无关。可能和过敏病人肺部前列腺素合成被抑制以后,较多的花生四烯酸进入酯氧酶途径,生成能强烈收缩支气管平滑肌,增加支气管黏膜分泌的白三烯类有关,阿司匹林哮喘可用抗组胺药和皮质激素治疗,β受体激动药无效。故患有哮喘、鼻息肉、过敏性鼻炎和慢性荨麻疹史的病人宜禁用阿司匹林。少见变态反应有肝损害、血氨基转移酶升高等。

【相互作用】

阿司匹林与其他药物竞争白蛋白结合位点,提高自由药物血药浓度。联合口服抗凝血药华法林时易引起出血;联合糖皮质激素不但能竞争白蛋白结合,又有药效学协同,更易诱发溃疡及出血;联合磺酰脲类口服降血糖药时,使口服降血糖药浓度升高,引起低血糖反应;联合丙戊酸、呋塞米、青霉素、甲氨蝶呤等弱酸性药物,竞争肾小球载体,增加各自的血药浓度。酒后应禁服阿司匹林,以免更易诱发胃黏膜损伤、上消化道出血及形成溃疡。

【禁忌证】

1.孕妇、临产妇、有心肾功能明显损害者。

2.有出血倾向疾病的病人,如血友病、溃疡病病人。

3.支气管哮喘、过敏性鼻炎、鼻息肉及对阿司匹林过敏者。

4.儿童感染病毒性疾病。

5.哺乳期妇女服用解热镇痛抗炎药时应停止哺乳。

【用法与剂量】

1.解热镇痛 口服剂量每次 0.3~0.6g,每日 3 次。

2.抗风湿 口服,每日 3~5g,分 4 次服。

3.抑制血小板聚集 口服剂量每次 50~150mg,每日 1 次。

对乙酰氨基酚

又称扑热息痛,化学结构属胺类。它的解热镇痛作用与阿司匹林相似,近来研究认为可能与对酰氨基酚抑制脑内 COX-3 有关,但无明显抗炎作用。本品口服易吸收,在肝内代谢,95%与葡萄糖醛酸或硫酸结合而失活,5%经羟化转为肝毒性的代谢物,均能从尿中排出。$t_{1/2}$ 为 2h。对乙酰氨基酚主要用于退热和镇痛,短期使用不良反应少见,不良反应以恶心呕吐常见,偶发皮疹、药热和黏膜损害等变态反应,但过量中毒可引起肝损害。用于解热镇痛,口服剂量每次 0.3~0.5g,每日 4 次,最大剂量不超过每日 2g,解热疗程不超过 3d,镇痛疗程不超过 10d。

吲哚美辛

【药理特点】

本药是人工合成的吲哚乙酸类非甾体消炎药,对 COX-1 和 COX-2 均有强大抑制作用,也能抑制磷脂酶 A 和磷脂酶 C,减少粒细胞游走和减少淋巴细胞的增殖,它的抗炎效应强度比阿司匹林强 10~40 倍,但不良反应发生率高,不但有类似阿司匹林的不良反应,还可引起贫血、凝血障碍、粒细胞缺乏、血小板减少、再生障碍性贫血等血液系统反应,中枢不良反应发生率高达 20%,如头痛、眩晕,更严重者可见精神失常、抑郁、幻觉。$t_{1/2}$ 为 2.5h。主要用于阿司匹林等药物疗效不佳的病例或难以控制的疾病,例如强直性脊柱炎、骨关节炎、痛风和癌症发热等,也可用于新生儿动脉导管未闭和先兆流产的内科治疗。

【临床应用】

解热,每次口服 25~50mg,每日 3 或 4 次。抗风湿,口服初剂量每次 25~50mg,每日 2~4 次,如耐受好,可每周递增每日 25~50mg,最大剂量不超过每日 200mg。

【禁忌证】

除阿司匹林的禁忌证以外,机械操作人员、癫痫病人、精神失常和帕金森病病人禁用。

舒林酸

本药是吲哚乙酸类衍生物。在体内转化为磺基代谢物才能解热、镇痛、抗炎活性,效应强度不及吲哚美辛,但强于阿司匹林。有肠肝循环因此作用时间长,$t_{1/2}$ 为 16~18h,每日只需服药 2 次。不良反应和阿司匹林相似,但胃肠道反应较轻,少数病例服后氨基转移酶升高,须注意肝功能检测。除用于解热、镇痛、抗炎外,还可用于治疗结肠息肉病和减少结肠癌发生率,疗效优于阿司匹林。口服剂量每次 200mg,每日 2 次。

依托度酸

本药是吲哚乙酸类衍生物,对 COX-2 有相当高的选择性抑制作用。因此胃肠道不良反应较轻,病人易耐受。血浆蛋白结合率高达 99%,$t_{1/2}$ 为 7h。效应强度与舒林酸相似。临床应用于关节炎、骨关节、腱鞘炎的抗炎、镇痛治疗。口服剂量每次 200mg,每日 2 次,最大剂量每日 600mg。

双氯芬酸

本药为邻胺基苯甲酸(灭酸)类衍生物。对 COX-2 有相当高的选择性抑制作用。解热、镇痛、抗炎效应强度与吲哚美辛相似。口服生物利用度 50%。血浆蛋白结合率高达 99%,可积聚在关节滑液。经肝代谢,$t_{1/2}$ 为 1~2h。常用于风湿性关节炎、类风湿关节炎、骨关节炎、滑囊炎、手术后疼痛、月经痛的治疗。在灭酸类药中,双氯酚酸不良反应相对较少,发生率约

20％，除与阿司匹林共同的不良反应外，还有肝毒性和肾毒性，约15％病人会出现可逆性的氨基转移酶升高，发生率比其他非甾体消炎药高。类风湿关节炎，口服剂量每日150～200mg，每日2～4次，疗效满意后减少至最小有效量，剂量每日70～100mg，每日3次。骨关节炎，口服初剂量每日100～150mg，每日2或3次，疗效满意后减少至最小有效量。强直性脊椎炎，口服初剂量每日100～125mg，每日4或5次，疗效满意后减少至最小有效量。

甲芬那酸

本药属邻胺基苯甲酸衍生物。该类药物与阿司匹林等比较，并无优点，不良反应也较多，偶可以引起骨髓抑制、肝损害和肾功能损害，在临床上未被广泛使用。

氯芬那酸

本药属邻胺基苯甲酸衍生物。参见"甲芬那酸"。

布洛芬

本药是苯丙酸衍生物，对COX-2和COX-1的抑制作用相当，相对其他水杨酸类，布洛芬引起的胃肠不良反应发生率低（20％左右）。效应强度与疗效与阿司匹林相似。临床上用于解热、镇痛、抗炎。口服吸收迅速，血浆蛋白结合率99％，经肝代谢后自尿排出。$t_{1/2}$为2h，药效持续时间短。需4h服药1次，依从性差。不良反应相对较少、较轻、较易耐受，但偶可引起视物模糊及中毒性弱视，发现后应立即停药。抗风湿，口服初剂量每次400～800mg，每4～6小时1次，最大剂量每日2.4g。

萘普生

本药属苯丙酸类，为非选择性环氧酶抑制药。解热、镇痛、抗炎效应强度与吲哚美辛相当。$t_{1/2}$为14h，可每日2次。不良反应较常见，除水杨酸类共有的不良反应外，还可出现嗜睡、头痛、头晕、抑郁、耳鸣、听力下降等神经系统反应。抗风湿，口服初剂量每次250～500mg，每日早晚各服1次；镇痛，口服初剂量500mg，以后每次250mg，每6～8小时1次；抗痛风，口服初剂量700mg，以后必要时250mg，每日3次。

芬布芬

解热、镇痛、抗炎效应强度不如萘普生，但强于阿司匹林，$t_{1/2}$为15h，口服初剂量每日0.6g，每日1或2次，最大剂量不超过每日0.9g。

奥沙普秦

解热、镇痛、抗炎效应强度与阿司匹林相似，并有中度促进尿酸排泄作用。用于痛风治疗为突出优点。起效较慢，$t_{1/2}$为40～60h，口服剂量400mg，每日1或2次，最大剂量不超过每日600mg。

酮洛芬

能非选择性抑制环氧酶和酯氧酶，与布洛芬比较，解热、镇痛、抗炎效应强度较强，不良反应较少，更易于被病人接受。临床应用口服解热剂量每次12.5mg，每4～6小时1次，最大剂量每日75mg，疗程不超过3d。口服治疗骨关节炎、原发性痛经、风湿性关节炎剂量，普通制剂每日150～300mg，每日3或4次，缓释剂100～200mg，每日1次，疗程不超过10d。口服镇痛剂量每次20～50mg，必要时6～8h重复，最大剂量不超过每日300mg，疗程不超过10d。

氟比洛芬

氟比洛芬与酮洛芬相同。口服治疗强直性脊柱炎、骨关节炎、风湿性关节炎剂量为每日 200～300mg，每日 2～4 次，最大剂量每日 300mg。口服治疗牙痛剂量每次 50mg，必要时 4～6h 重复。氟比洛芬酯化物氟比洛芬酯，静脉注射后被组织酯酶水解出氟比洛芬，镇痛作用突出，可与喷他佐辛接近，$t_{1/2}$ 为 6h，作用持久。可用于手术后止痛和癌症晚期止痛。

吡罗昔康

为烯醇酸类衍生物，能非选择性抑制环氧酶，高剂量时抑制白细胞游走，减少自由基产生，抑制淋巴细胞功能。$t_{1/2}$ 为 50h，有明显的肠肝循环，可用于肾衰竭病人。效应强度与吲哚美辛相似，对风湿性和类风湿关节炎疗效与吲哚美辛、阿司匹林和萘普生相当。不良反应和阿司匹林类似。每日剂量不高于 20mg，每日 1 次或每次 10mg，每日 2 次；治疗急性痛风剂量每次 40mg，每日 1 次，连服 4～6d。

美洛昔康

对 COX-2 的选择性抑制作用比 COX-1 高 10 倍。胃肠道不良反应较少。血浆蛋白结合率高达 99%，$t_{1/2}$ 为 20h。主要用于风湿性、类风湿关节炎，疗效和其他非甾体消炎药相当，引起溃疡病的发生率较吡罗昔康低。口服剂量每次 30mg，每日 1 次。

尼美舒利

对 COX-2 的选择性抑制作用比 COX-1 高 10 倍。抗炎作用强，生物利用度高，胃肠道不良反应较少且轻微。常用于风湿性关节炎、类风湿关节炎、骨关节炎、肩周炎、腰腿痛、牙痛、月经痛的治疗。$t_{1/2}$ 为 2～3h。镇痛，口服剂量每次 100mg，每日 2 次。抗风湿，口服剂量每次 100～200mg，每日 2 次。

二、选择性环氧酶 2 抑制药

塞利西卜

对环氧酶 2(COX-2)有相对选择性的抑制药，为第一个昔布类药，其抑制环氧酶 2 的作用比环氧酶 1 高 10 倍。治疗剂量不影响血小板的血栓烷 A_2，但可抑制前列腺素 I2 合成，减少达 80%。有镇痛、解热、抗炎作用，口服吸收良好，但食物可减少其吸收，吸收率可降低 10%。血浆蛋白结合率高，$t_{1/2}$ 为 1h，主要通过 CYP2C9 代谢，在严重肝功能不全时，清除率可降低 80%。临床应用于风湿性关节炎、类风湿关节炎、骨关节炎的治疗，也可用于手术后镇痛、牙痛、痛经。胃肠道不良反应、出血和溃疡发生率均较其他选择性非甾体消炎药低，但可能有其他非甾体消炎药引起的水肿、多尿和肾损害。长期用药有血栓形成的倾向，对心、脑血管疾病包括冠心病需慎用。口服剂量每日 200mg，抗风湿治疗可增至每日 200～400mg，分 2 次给药。

罗非昔布

为果糖的衍生物。对环氧酶 2 的抑制比环氧酶 1 高 100～1000 倍。具有其他非甾体消炎药的镇痛、解热、抗炎作用。常用剂量不抑制血小板聚集，对胃黏膜的前列腺素的合成几无影响。治疗量口服吸收良好，但其溶解度可限制高剂量药物的吸收，血浆蛋白结合率 87%，低于其他非甾体消炎药,$t_{1/2}$为17h,可在肝和肠壁经CYP3C4代谢。主要用于骨关节炎。除胃肠道不良反应轻微外,其他不良反应和其他非甾体消炎药相似。近年发现,长期使用罗非昔布可增加心肌梗死和卒中发病率,因其有增加血栓形成的倾向,已撤出市场,口服剂量为每日12.5～25mg。

依托昔布

对环氧酶2的选择性比塞利西卜高5～10倍,但不如罗非昔布。依托昔布可短暂用于骨关节炎、类风湿关节炎、月经痛、急性痛风、术后疼痛的止痛。胃肠不良反应较阿司匹林类药物少见。高血压、冠心病病人及脑血管疾病慎用。其口服吸收良好,生物利用度83%。经肝药酶代谢,代谢物自尿排出,$t_{1/2}$为20～26h,每日1次可维持药效。少数病人用后血氨基转移酶升高,需定期检测肝功能,常见不良反应为头痛、头晕、水肿,变态反应多见皮肤红斑,偶有皮肤过敏反应。口服剂量每日50～90mg,每日1次。急性痛风止痛剂量可至每日120mg。

三、抗痛风药

痛风是嘌呤代谢障碍引起的代谢病,尿酸为嘌呤的代谢产物,其病理基础是尿酸生成过多或排泄障碍引起的高尿酸血症。尿酸可在关节、肾和结缔组织析出结晶。在关节滑液囊中析出尿酸结晶,可引起粒细胞浸润和炎症反应,导致急性痛风或急性痛风性关节炎,若不及时治疗可发展为慢性痛风性关节炎。尿酸结晶也可引起肾结石和肾损害。急性痛风治疗在于迅速缓解关节炎症状和纠正高尿酸血症。

秋水仙碱

【药理特点】

是秋水仙球茎和种子提取的生物碱,能中止癌细胞有丝分裂中期,属抗癌药。秋水仙碱可与细胞中微管结合,使微管解聚,影响了粒细胞向炎症区域游走,减少粒细胞在尿酸沉淀区域积聚,从而抑制了炎症反应。秋水仙碱对急性痛风性关节炎有特异性的抑制炎症及镇痛作用,起效快。口服后12～24h起效,90%病人在服药后1～2d疼痛消失。

【临床应用】

常用于治疗急性痛风性关节炎,偶用于预防痛风的急性发作。秋水仙碱对急性痛风疗效高于非甾体消炎药,症状控制快,但不良反应高于非甾体消炎药,故非甾体消炎药更常用于急性痛风症状控制,顽固病例可考虑用糖皮质激素类抗炎药。秋水仙碱口服吸收良好,1h达血药峰浓度。原型药和代谢物部分从胆汁、肠液排出,部分从尿排出。早期常见不良反应以胃肠道症状突出,恶心、呕吐、腹痛、轻度至重度腹泻等,大剂量可致出血性胃肠炎。长期用药可致吸收不良反应综合征、肾功能损伤、周围神经炎,偶尔可引起血细胞减少或再生障碍性贫血。静脉用药及老年人可出现少尿、血尿、抽搐、休克、意识障碍严重不良反应。急性期剂量每次1mg,每日3次,症状缓解后减量。

别嘌醇

为人工合成次黄嘌呤衍生物。能抑制黄嘌呤氧化酶,抑制次黄嘌呤转化为黄嘌呤,以及随后黄嘌呤转化为尿酸过程。低剂量时抑制黄嘌呤氧化酶呈竞争性,高剂量时呈非竞争性。别嘌醇在肝内代谢产生活性代谢物奥昔嘌醇,奥昔嘌醇可非竞争性抑制黄嘌呤氧化酶,并在组织停留时间长,加强别嘌醇作用。别嘌醇明显减少尿酸生成,降低血尿酸浓度,减少防止尿酸结晶在关节和组织中的沉积,有助尿酸结晶或结石的溶解,可预防痛风性关节炎和痛风性肾病,抑制病程进展。本品需在急性痛风症状消失 2 周后开始使用或与非甾体消炎药联用。口服易吸收,$t_{1/2}$ 为 2～3h,活性代谢物奥昔嘌醇 $t_{1/2}$ 长达 14～28h,10% 以原型从肾排出,其余从尿排出。肾功能不良可减少排出。不良反应以胃肠道和皮肤过敏反应如红斑、斑丘疹多见(3%～10%),偶可出现致死的皮肤过敏反应如剥脱性皮炎、中毒性上皮坏死。一旦皮疹出现,应立即停药。少见不良反应包括骨髓抑制、肝或肾损害。孕妇及本品过敏者禁用,哺乳期妇女用药者需停止哺乳。别嘌醇能减少巯嘌呤和硫唑嘌呤的代谢,加强药效,联用需减量。与环磷酰胺联用,可加强骨髓抑制。口服初剂量每次 50mg,每日 1 或 2 次。

促进尿酸排泄的药物有丙碘舒、磺吡酮和苯溴马隆等。这些药物均可与尿酸竞争肾小管弱酸性物质的转运载体,减少尿酸重吸收,增加尿酸的尿排泄量,用于不适用别嘌醇的病人。与别嘌醇联用可提高疗效。

四、非甾体消炎药的临床评价

1.临床常用非甾体消炎药 30 余种,他们有共同的药理学作用,用于解热、镇痛和抗炎。经典的非甾体消炎药和昔布类疗效基本上相当。主要区别在于药动学特性、不良反应和价格。在 20 世纪 90 年代以前,使用的非甾体消炎药 $t_{1/2}$ 多在 2～3h,每日口服药 4～6 次,病人依从性差,特别是老年人容易漏服。$t_{1/2}$ 较长的非甾体消炎药,如萘普生、尼美舒利、舒林酸、吡罗昔康、美洛昔康、奥沙普秦等,每日服药 1 或 2 次,改善了病人依从性。

非甾体消炎药的不良反应主要与抑制环氧酶 1 和环氧酶 2 有关,胃肠道不良反应主要与胃壁的环氧酶 1 抑制有关;肾不良反应与肾组织环氧酶 1 和环氧酶 2 抑制有关。而抑制血小板聚集则决定于血栓烷 A_2 合成酶和前列腺素 I_2 合成酶的选择性及作用时间长短。大多数非甾体消炎药对环氧酶 1 和环氧酶 2 缺乏选择性,胃肠道作用突出,可引起溃疡形成、穿孔和大出血,不少病人由于不能耐受胃肠道反应而停用非甾体消炎药。

对环氧酶 2 有选择性药物,如依托度酸、美洛昔康、尼美舒利及昔布类药物如塞利西卜与罗非昔布,以罗非昔布对环氧酶 2 选择性最高(100～200 倍),其余对环氧酶 2 抑制效应强度强于抑制环氧酶 1 的 10 倍左右。21 世纪初推出依托昔布、伐地昔布、帕瑞昔布和鲁米昔布,对环氧酶 2 的选择性高于塞利西卜(10～100 倍),但不及罗非昔布。环氧酶 2 选择性药物的临床疗效与非选择性非甾体消炎药相似,虽胃肠道反应发生率及严重程度的确低于非选择性非甾体消炎药,但长期高治疗量用药发现,所有昔布类,尤其是罗非昔布和伐地昔布,均剂量依赖性增加心肌梗死及脑卒中的发生率,故此两药已弃用。帕瑞昔布是伐地昔布前药,进入体内代谢为伐地昔布,现常应用肌内或静脉注射用于手术后镇痛。目前普遍认为用于解热、镇痛及其他短期的炎症治疗,对于非选择性非甾体消炎药有严重胃肠反应者可以考虑使用环氧酶 2 选择性药物,而有心脑血管病史的病人则应避免应用环氧酶 2 选择性药物,避免环氧酶 2 选择性药物用于需长期用药的疾病,如类风湿关节炎的治疗,结肠癌和老年性痴呆的预防,因长期大剂量应用会增加心肌梗死的发生率和卒中后猝死的发生率。选择是否具有环氧酶2选择性的非甾体消炎药或昔布类须权衡利害、风险和价格。风险主要包括胃肠道不良反应、心脑血管不良反应及变态反应。低选择性环氧酶2的非甾体消炎药,如美洛昔康、尼美舒利、塞利西卜等似乎是短期用药的不二选择。

2.此类药对各种慢性钝痛如头痛、神经痛、肌肉痛、关节痛、牙痛、月经痛和中等程度术后疼痛及肿瘤初期疼痛效果较好,而对平滑肌痉挛疼痛、创伤剧痛及肿瘤晚期剧烈疼痛无效,须注意选择。

第二节　甾体抗炎药

甾体抗炎药指的是具有甾体结构的天然的和人工合成的糖皮质激素(GC),具有强大的抗炎作用和一定的免疫抑制作用,但几无解热和镇痛作用。天然的糖皮质激素包括氢化可的松、可的松。人工合成的糖皮质激素包括泼尼松、泼尼松龙、甲泼尼龙、曲安西龙、地塞米松、倍他米松。

【体内过程】

口服和注射均易吸收,口服吸收速度与其脂溶性及其在肠内的浓度成正比。氢化可的松口服吸收迅速而完全,1～2h血药浓度达峰值,作用维持8～12h。

糖皮质激素分布广泛,但以肝中浓度最高。氢化可的松吸收入血后仅有10%为游离型药物,80%与皮质激素转运蛋白(CBG)结合,10%与血浆白蛋白结合。泼尼松和地塞米松与CBG的结合率较低(约70%)。肝、肾功能障碍者,血浆蛋白含量减少,导致血中游离型药物增多,均可能使糖皮质激素的作用增强。

糖皮质激素主要在肝中进行代谢,但肝外组织如肾、小肠、肌肉、皮肤也参与代谢过程。可的松和泼尼松须在体内经11β-羟基类固醇脱氢酶的作用后分别转化为氢化可的松和氢化泼尼松方生效,肝是主要转化器官,故严重肝功能不全患者,只宜应用氢化可的松或氢化泼尼松。糖皮质激素大部分与葡糖醛酸或硫酸结合后由肾排出,不同的糖皮质激素在体内的代谢速率差别大,尤以人工合成的糖皮质激素的代谢速率慢,氢化可的松的血浆半衰期约为1.5h,地塞米松的血浆半衰期超过5h。在肝、肾功能障碍者糖皮质激素的半衰期延长,药效增强。

【药理作用】

1.抗炎作用　糖皮质激素有强大的抗炎作用,能对抗各种原因如物理、化学、生理、免疫等所引起的炎症。在炎症早期可减轻渗出、水肿、毛细血管扩张、白细胞浸润及吞噬反应,从而改善局部炎症过程中的红、肿、热、痛等症状;在后期可抑制毛细血管和成纤维细胞的增生,延缓肉芽组织生成,防止粘连及瘢痕形成,减轻后遗症。由于炎症反应是机体的一种防御功能,炎症后期的反应更是组织修复的重要过程。因此,糖皮质激素在抑制炎症、减轻症状的同时,也降低机体的防御功能,可致感染扩散、阻碍创口愈合。而且,由于其抗炎作用是非特异性的、短暂的,一般用于其他药物无效或有严重并发症的患者。

其抗炎作用机制可能是通过下列途径发挥：①抑制膜磷脂释放花生四烯酸，由此减少 PGs 与白三烯的形成。②增加毛细血管对儿茶酚胺的敏感性。③稳定肥大细胞和溶酶体膜，减少脱颗粒和溶酶体酶的释放。④干扰补体激活，减少炎症介质的产生。⑤通过其抗免疫作用，抑制免疫反应所致的炎症。⑥减少炎症组织的粘连及瘢痕形成。⑦直接抑制成纤维细胞的增殖与分泌功能，使结缔组织基质如胶原、黏多糖等合成受抑。

2.免疫抑制与抗过敏作用　糖皮质激素对先天免疫和后天免疫反应的多个环节均有抑制作用。但是小剂量的糖皮质激素主要抑制细胞免疫，大剂量的糖皮质激素则可抑制体液免疫。其对先天免疫反应的作用表现为抑制单核/吞噬细胞对病原微生物或者抗原的吞噬和处理，抑制 Th1 型细胞因子的产生。对后天免疫反应的作用表现为通过对先天免疫反应的抑制作用，导致细胞免疫和体液免疫受到抑制；而且可直接导致淋巴细胞的破坏，使血中淋巴细胞迅速减少。

其作用体现在以下几方面：①抑制单核/吞噬细胞对抗原的吞噬和处理。②抑制淋巴细胞的生物合成，导致淋巴细胞数量降低；诱导淋巴细胞快速凋亡；使淋巴细胞移行到血管外组织、改变淋巴细胞的分布，从而使参与免疫过程的淋巴细胞数量减少。③干扰淋巴细胞在抗原作用下的分裂、增殖。④干扰敏感动物的抗体反应。⑤干扰补体参与的免疫反应。

3.抗休克作用　大剂量、超大剂量的糖皮质激素类药物曾广泛用于各种严重休克的治疗，特别是感染性休克。但近十余年来，对大剂量糖皮质激素在严重感染及感染性休克中的应用价值基本被否定。

4.血液与造血系统　糖皮质激素能刺激骨髓造血功能，表现在：①增加红细胞和血红蛋白含量增加。②促使中性白细胞数量增多，但却降低其游走、吞噬、消化及糖酵解等功能，因而减弱对炎症区的浸润与吞噬活动。③对淋巴组织的影响与肾上腺皮质功能的状态有关。在肾上腺皮质功能减退者，淋巴组织增生，淋巴细胞增多；而在肾上腺皮质功能亢进者，淋巴细胞减少，淋巴组织萎缩。④大剂量可增加血小板数量并提高纤维蛋白原浓度，缩短凝血时间。

5.中枢神经系统　糖皮质激素能提高中枢神经系统的兴奋性，出现欣快、激动、失眠等，偶可诱发精神失常。大剂量对儿童能致惊厥。

6.消化系统　糖皮质激素能使胃酸和胃蛋白酶分泌增多，提高食欲，促进消化，但大剂量应用可诱发或加重溃疡病。

【临床应用】

糖皮质激素临床应用广泛。除替代疗法外，糖皮质激素不是病因性治疗，对许多疾病仅能缓解症状，不能根治，且易复发，副作用多，切忌滥用。

1.严重感染与急性炎症

(1)细菌感染：由于糖皮质激素在转录水平即可下调 TNF-α、IL-1 等细胞因子的表达，能直接减弱磷脂酶 A_2 的活性，减少溶酶体内酶的释放。因此，糖皮质激素曾被认为是通过抑制炎症反应而达到治疗脓毒症的目的。

在最近的《拯救脓毒症运动：2012 严重脓毒症和感染性休克管理指南》中，对于糖皮质激素的使用给予的建议是：①在成年感染性休克患者，如果恰当的液体复苏和科学馆治疗能够恢复血流动力学情况，不能使用静脉给予氢化可的松治疗感染性休克。如果达不到，建议仅静脉给予氢化可的松 200mg/d(推荐级别 2C)。②不推荐使用 ACTH 刺激试验区分感染性休克患者需要接受氢化可的松治疗(推荐级别 2B)。③如果不需要使用升压药,氢化可的松应减量。(推荐级别 2D)④脓毒症无休克表现不应予以激素(推荐级别 1D)。⑤若需给予激素,应持续流动给药(推荐级别 2D)。

(2)结核病:对急性炎症期的多种结核病如结核性脑膜炎、胸膜炎、心包炎、腹膜炎,在应用有效抗结核药物的同时辅以短程糖皮质激素,可迅速退热,减轻炎性渗出,使积液消退,减少愈合过程中发生的纤维增生及粘连。剂量宜小,一般为常规剂量的 1/2~1/3。

(3)严重病毒感染:由于缺乏有效的抗病毒药物,原则上不宜使用糖皮质激素。但由于病毒感染引起的急性炎症反应威胁到重要器官的功能甚至生命时,可考虑使用糖皮质激素,然而关于糖皮质激素的使用剂量争议较多。如急性重型肝炎及急性黄症型肝炎后黄疸持续、有肝内胆汁淤积者或黄疸持续、伴有高转氨酶和高球蛋白血症的病例,可以应用;对于并发睾丸炎和脑炎者,糖皮质激素可减轻炎性反应及不良后果;流行性出血热在发热早期使用,可以减轻脓毒症中毒症状。严重急性呼吸综合征(SARS)只有中毒症状严重和符合重型标准的患者方可使用。病毒性结膜炎、角膜炎患者可局部用药。

2.器官移植排斥反应　糖皮质激素广泛用于防治器官移植的排斥反应,仍然是目前基础免疫抑制方案中的重要药物。大剂量激素冲击治疗对挽救急性排斥反应时的移植物的作用目前受到质疑,认为限制糖皮质激素类药物的使用不但不会影响免疫抑制的效果,而且还可以有效地减少并发症的发生。激素的给予方案和剂量根据移植器官的不同以及患者的全身情况而定,甲泼尼龙和泼尼松龙是目前最常用的药物。

3.自身免疫病和变态反应性疾病　糖皮质激素只能缓解症状,停药后症状常易发生,且长期用药导致的副作用较多,故常需要采取综合性治疗措施。

(1)多发性肌炎或皮肌炎:糖皮质激素为首选药,常用的药物为泼尼松和泼尼松龙。泼尼松开始剂量为 1mg/(kg·d),分次服,直到炎症控制后,逐渐改为维持用药,并将 1 日总量于清晨 1 次服用或 2 日总量隔日 1 次,清晨服。

(2)系统性红斑狼疮:糖皮质激素是目前治疗系统性红斑狼疮最主要的药物,具有强大的抗炎和免疫抑制作用。轻型患者可应用小剂量激素(泼尼松≤10mg/d)控制症状,并可短期局部应用激素治疗皮疹,但应避免局部应用强效激素,一旦应用不应超过 1 周。重型患者激素标准剂量为泼尼松 1mg/(kg·d),通常晨起一次服用,高热者可分 2 次口服,一般在病情稳定 2 周后或疗程 8 周内减量。

(3)类风湿关节炎:抗风湿药联合治疗(羟氯喹、柳氮磺吡啶、甲氨蝶呤)是目前推荐的有效治疗方法,糖皮质激素不作为首选或单独使用的药物。口服小剂量泼尼松(<10mg/d,或等效剂量的其他药物)以及局部注射糖皮质激素,对于处于活动期的类风湿关节炎患者缓解症状非常有效,而且能减缓关节破坏的进度。但是,在全身使用糖皮质激素的同时应给予足够的钙和维生素 D 治疗,而且应在糖皮质激素治疗开始时给予。另外,采用抑制破骨细胞药,尤其是二膦酸盐制剂,可以阻止骨丢失。对于绝经后妇女可同时给予雌激素替代治疗。

(4)风湿热:一般使用大剂量阿司匹林即可奏效,但当出现心脏炎症时,宜用糖皮质激素迅速控制炎症的发展。

(5)溃疡性结肠炎、克罗恩病:柳氮磺吡啶是常用药物。糖皮质激素是治疗溃疡性结肠炎急性发作期的重要药物,对于重度溃疡性结肠炎和暴发型溃疡性结肠炎,糖皮质激素治疗是首选的治疗方法,治疗有效率达 60%～83.9%。糖皮质激素是控制克罗恩病病情最有效的药物,泼尼松 30～40mg/d,重者 60mg/d,病情缓解后逐渐减量直至停止。

(6)特发性血小板减少性紫癜:糖皮质激素为首选药物。口服泼尼松,40～60mg/d。危重时,可加大至 2～3mg/(kg·d),好转后逐步减量,以 5～10mg/d 维持治疗 3～6 月。对于口服泼尼松无效的患者,可采取大剂量甲泼尼龙冲击治疗。

(7)重症肌无力:糖皮质激素是治疗重症肌无力最有效的口服免疫抑制剂,尤其适用于不能耐受其他药物不良反应的情况以及防止眼肌型重症肌无力发展成全身型重症肌无力。目前用药方法多数主张大剂量递减法。大剂量泼尼松口服,开始每日 1～1.5mg,出现临床缓解后维持 2 个月,再逐渐减量,后隔日小剂量(7.5～10.0mg/d)晨服,维持 1.5～2.0 年。对重症或危象患者,可采取大剂量甲泼尼龙冲击治疗。

(8)变态反应性疾病:糖皮质激素适用于下述疾病的严重患者或经其他药物治疗无效者:①支气管哮喘。糖皮质激素适用于重度发作(哮喘持续状态)以及一般平喘药疗效不佳者及经常反复发作或慢性发作而其他疗效不佳者。可分为吸入、口服和静脉用药。吸入治疗是目前推荐长期治疗哮喘的最常用方法,其起效快,局部浓度高,效果好,副作用远较全身用药小。常用倍他米松等。通常需规律吸入一周以上才能发挥作用。口服用于吸入无效或者需要短期加强的患者,常使用泼尼松、泼尼松龙。静脉用药用于重度或严重哮喘发作的患者,及早使用氢化可的松、甲泼尼龙。地塞米松由于半衰期长、不良反应多,应该慎用。②药物性皮炎。用药原则仍以开始剂量大,以后逐渐减小为好。重者如剥脱性皮炎、大疱性药疹,开始可静滴氢化可的松 400mg/d 或者泼尼松龙 80mg/d,见效 3 日后逐渐减量,并以口服泼尼松代替。一般药疹可给泼尼松,20～40mg/d,好转后逐渐减量至停药。③其他过敏性疾病。荨麻疹、花粉症、血清热、血管神经性水肿、过敏性鼻炎和过敏性休克等,应以肾上腺受体激动药和抗组胺药治疗,病情严重或无效时,可辅以糖皮质激素治疗。

4.休克 根据休克的类型及其病理生理过程的特点选择药物。感染性休克时,在有效的抗菌药物治疗下,可使用小剂量糖皮质激素,但此用法仍遭质疑。过敏性休克,糖皮质激素为次选药,可与首选药肾上腺素合用。

5.血液病 多用于治疗儿童急性淋巴细胞白血病,与抗肿瘤药物联合应用。还可用于再生障碍性贫血、粒细胞减少症、血小板减少症和过敏性紫癜等的治疗。停药后易复发。

【不良反应】

长期大剂量应用可引起下述不良反应:

1.医源性肾上腺皮质功能亢进 停药后可自行消退,必要时可分别采取对症治疗。

2.医源性肾上腺皮质功能不全 由于长期大剂量使用糖皮质激素,下丘脑-垂体-肾上腺轴被反馈性抑制所致。在停药后 1 年内如遇感染或手术等应激情况时,应及时给予足量的糖皮质激素。

3.反跳现象 是患者对长期应用激素产生依赖或疾病症状尚未完全控制所致,故减量太快或突然停药会使原有疾病症状迅速重现或加重。宜采取缓慢减量至停药的方法来防止。

4.其他 诱发或加重感染,延缓伤口愈合,使胃溃疡恶化,抑制儿童骨成长,妊娠早期应用可致胎儿畸形,偶可诱发精神病,骨质疏松。凡患有严重精神病和癫痫,活动性溃疡病,新近胃肠手术、骨折,严重高血压、糖尿病,孕妇,水痘等禁用糖皮质激素。

【药物相互作用】

1.与强心剂和利尿药合用,可出现低钾血症。

2.肝药酶诱导剂如苯妥英钠、利福平等可加速糖皮质激素的代谢,而肝药酶抑制剂如米贝拉地尔、地尔硫草、利托那韦、异烟肼可减慢糖皮质激素的代谢。

【用法】

1.大剂量突击疗法 大剂量、超大剂量的糖皮质激素类药物曾广泛用于各种严重感染和感染性休克的治疗。但近十余年来,对大剂量糖皮质激素在严重感染及感染性休克中的应用价值基本被否定,而小剂量(生理剂量)的替代疗法,它能迅速稳定血流动力学参数,控制感染引起的一系列症状,缩短逆转休克的时间,减少大剂量皮质激素带来的负面效应,但大多数临床试验不能肯定此用法能显著降低感染性休克的总体病死率而继续遭质疑。

小剂量糖皮质激素应用的理由是:在休克尤其是感染性休克时,虽然糖皮质激素的水平较生理状态为高,但仍然有相当一部分患者存在相对肾上腺皮质功能不全或者因外周糖皮质激素抵抗而出现的内源性皮质激素作用减弱的现象,因此感染性休克合并有相对肾上腺皮质功能不全或糖皮质激素抵抗是糖皮质激素应用于感染性休克的主要适应证。

2.一般剂量长期疗法 用于结缔组织病、肾病综合征、顽固性支气管哮喘、中心性视网膜炎、各种恶性淋巴瘤、淋巴细胞白血病等。一般开始时用泼尼松口服 10～20mg 或相应剂量的其他皮质激素制剂,每日 3 次,产生临床疗效后,逐渐减量至最小维持量,持续数月。

3.小剂量替代疗法 用于垂体功能减退、艾迪生病及肾上腺皮质次全切除术后。一般维持量,可的松每日 12.5～25mg 或氢化可的松每日 10～20mg。

4.隔日疗法 皮质激素的分泌具有昼夜节律性,每日上午 8～10 时为分泌高潮(约 450nmol/L),随后逐渐下降(下午 4 时约 110nmol/L),午夜 12 时为低潮,这是由 ACTH 昼夜节律所引起。临床用药可随这种节律进行,即长期疗法中对某些慢性病采用隔日一次给药法,将一日或两日的总药量在隔日早晨一次给予,此时正值激素正常分泌高峰,对肾上腺皮质功能的抑制较小。实践证明,外源性皮质激素类药物对垂体-肾上腺皮质轴的抑制性影响,在早晨最小,午夜抑制最大,隔日服药以用泼尼松、泼尼松龙等中效制剂较好。

第三节 疾病调修药

疾病调修药(DMD)分为免疫抑制药和免疫增强药,对炎症免疫性疾病具有治疗作用。疾病调修药中根据药物的性质不同又分为化学药物、中药和天然药物以及生物制剂等。

一、免疫抑制药

免疫抑制药(ISA)是一类非特异性地抑制机体免疫功能的药物。主要用于防治移植排斥反应和治疗自身免疫病。

根据作用机制和主要功能的不同,目前临床正在应用的免疫抑制剂基本上可以划分为四大类:①糖皮质激素类药物,目前最常用为泼尼松、甲泼尼龙;②钙调磷酸酶抑制剂,包括环孢素、他克莫司、西罗莫司;③抗增殖和代谢药,包括环磷酰胺、硫唑嘌呤、吗替麦考酚酯、咪唑立宾和麦考酚钠;④抗淋巴细胞抗体,可以分为多克隆抗体和单克隆抗体,目前临床应用的多克隆抗体有抗胸腺细胞球蛋白、抗淋巴细胞球蛋白,单克隆抗体有抗 OKT3 和 CD25 抗体。

糖皮质激素类药物。

环孢素

环孢素是目前最常用的免疫抑制剂,为 11 个氨基酸的环化多肽。

【体内过程】

结晶性粉末在胃肠道几乎不吸收。其油剂口服比肌内注射吸收要好。人单次口服600mg 后 3～4h 血药浓度达峰值,吸收率为 20%～50%,首关效应可达 27%。血浆内游离药物仅 5%,约 50% 被红细胞摄取,4%～9%结合于淋巴细胞,30%结合于血浆脂蛋白和其他蛋白质。主要经肝细胞色素 P450 的同工酶 CYP3A 代谢,通过胆汁和粪便排出,约 1% 经尿排泄,其中 0.1% 为原形药物,其他是羟化和去甲基化代谢物。环孢素呈双相消除曲线,血中消除半衰期变异大,其消除半衰期为 10～27h,平均约 19h。

【药理作用】

环孢素具有独特的免疫调节功能,对细胞免疫和胸腺依赖性抗原的体液免疫有较高的选择性抑制作用。能特异且可逆性地作用于 T 淋巴细胞(特别是辅助性 T 淋巴细胞),产生选择性细胞免疫抑制效应。①特异性地抑制辅助性 T 淋巴细胞活性;②抑制 T 淋巴细胞分泌 IL-2,对其他免疫细胞(如巨噬细胞、NK 细胞、T 细胞依赖性 B 细胞)的功能和细胞因子如 IL-4、IL-5、IL-6、TNF-α、TNF-β、IFN-γ 等的分泌也有一定抑制作用。其抑制 T 淋巴细胞的具体作用机制尚未明确。但目前认为环孢素进入淋巴细胞内,与环孢素结合蛋白结合形成复合物,进而结合并抑制钙调磷酸酶的活性。钙调磷酸酶的上游激活物为钙离子和钙调蛋白,下游靶蛋白为 T 细胞核因子(NF-AT)。环孢素抑制钙调磷酸酶后导致 NF-AT 不能向核内转移,从而阻断 IL-2 的转录、表达,阻断了 IL-2 依赖性 T 细胞的生长、分化。

【临床应用】

1.器官移植　广泛用于肾、肝、胰、心、肺、皮肤、角膜及骨髓移植。常与其他免疫抑制剂如糖皮质激素、硫唑嘌呤等联合应用以减轻或防止排异反应,提高患者的生存率和移植物的存活率。除小肠移植外,肝、肾、心及心/肺、胰移植的患者的移植物一年存活率达 70%～85%,而在此之前仅 30%～50%。

2.自身免疫病　治疗自身免疫病如类风湿关节炎、系统性红斑狼疮有效。在神经系统疾病中应用多,治疗对其他免疫抑制剂治疗无效者的重症肌无力患者、慢性炎性脱髓鞘性多神经病、进行性神经类肉瘤样病有一定疗效,但对肌萎缩侧索硬化治疗无效。可延长多发性硬化患者完全致残的时间,但剂量应控制在 2.5mg/(kg·d)之内,否则易发生肾毒性。亦有用于天疱疮、银屑病,难治性肾病综合征、难治性血小板减少性紫癜等。

【不良反应】

与其他免疫抑制药相比,不良反应相对较少且多为可逆性,无骨髓抑制作用。

1.肾损害 肾损害发生率 10%～50%。主要表现为尿少、血清肌酐和尿素水平升高。剂量超过 5mg/(kg·d),血药浓度高于 400mg/mL 时出现肾毒性,故需监测肾功能。在治疗量时,本品引起的肾损害多系可逆的,减量即减轻,必要时可停药。可用甘露醇等利尿药预防。

2.肝损害 发生率 10%～40%,一般限于无症状的血清胆红素和碱性磷酸酶活性升高,多与剂量大有关,减量或停药可恢复。但也有报告异体肾移植术后患者出现肝硬化。

3.继发感染 由于免疫抑制作用,用药期间可出现病毒感染,尤其是巨细胞病毒、疱疹病毒等感染。

4.淋巴瘤 少数病例用药数月后出现淋巴瘤。

5.血压升高 高血压发生率 15%～40%。

6.其他 体毛增多、牙龈增厚和震颤等副作用,停药后均可消失。

【药物相互作用】

1.促胃肠动力药(甲氧氯普胺) 可加速胃排空,从而使环孢素更为集中、快速地进入小肠,在一定的时间内吸收的量会增多。

2.利尿药(乙酰唑胺) 可促进环孢素的吸收,增加吸收率,减少容积分布,抑制肝药酶,导致环孢素代谢减慢、血药浓度增加。

3.唑类抗真菌药、喹诺酮类抗菌药物、大环内酯类抗生素、钙通道阻滞剂地尔硫䓬、受体拮抗剂(西咪替丁)等 均可抑制代谢环孢素的细胞色素 P450 的同工酶 CYP3A,导致环孢素代谢减慢、血药浓度增加。

4.具有肾毒性的药物如氨基糖苷类等 它们与环孢素联合应用时,加重肾毒性。

他克莫司(FK506)

他克莫司是从土壤真菌中提取的一种大环内酯类抗生素,具有较强的免疫抑制作用。与环孢素具有非常相近的作用机制,均为第二代免疫抑制剂的代表药物。

【体内过程】

他克莫司的体内过程个体差异较大。

口服吸收迅速,但因首关效应吸收不完全,吸收率为 4%～89%(平均 25%)。吸收入血后分布广泛,在血中绝大部分分布于红细胞,血浆药物浓度与全血药物浓度不相关,血药浓度峰时间为 0.5～3h,分布容积为约 0.99L/kg。经肝细胞色素 P450 的同工酶 CYP3A 代谢,但消除缓慢,代谢产物主要经粪便排泄,1%原形经尿排泄。当用药不当或受其他因素影响时,易在体内蓄积中毒。血浆半衰期为 3.5～40.5h,平均 8.7h。

【临床应用】

减轻或防止器官移植中的排斥反应,提高患者的生存率和移植物的存活率。其药物强度是环孢素的 10～100 倍,预防各种器官移植所出现的排斥反应的效果优于环孢素。多在环孢素无效或出现环孢素中毒症状时使用。

【不良反应】

他克莫司主要不良反应为肾毒性、神经毒性、高血压、糖尿病等。

【药物相互作用】

他克莫司为强效肝药酶抑制剂,可抑制环孢素的代谢,两者联合应用,肾毒性增加。与环孢素具有相互作用的药物也与他克莫司具有相互作用。

吗替麦考酚酯(MMF)

吗替麦考酚酯是真菌性抗生素霉酚酸(MPA)的 2-乙基酯类衍生物,其本身并无免疫抑制活性,必须经肝内脱酯后形成具有免疫抑制活性的代谢产物 MPA,才能发挥免疫抑制作用。

【体内过程】

口服后自胃肠道迅速吸收,吸收率高达 94%。单剂口服后 40~60min 血浆浓度达高峰,血浆结合率高达 98%。吗替麦考酚酯进入血液中快速脱酯为活性产物霉酚酸,继之在肝 β-葡糖醛酸酶作用下代谢为无活性的霉酚酸糖苷,然后再分泌进入胆汁,并在小肠经葡糖醛酸酶再转化为有活性的霉酚酸,经门静脉入血形成肝肠循环,10~12h 出现第 2 次血药浓度高峰。MPA 主要经肾排泄,在严重肾功能受损时,霉酚酸曲线下面积比正常高 1/4~3/4。吗替麦考酚酯的半衰期为 16h。

【药理作用】

吗替麦考酚酯具有高效的免疫抑制活性,是一种高选择性、非竞争性的次黄嘌呤单核苷酸脱氢酶的可逆抑制剂,可以抑制 T、B 淋巴细胞因受有丝分裂原和同种异体抗原刺激所引起的增殖,具有较强的免疫抑制作用,无钙调磷酸酶抑制剂有关的副作用。

【临床应用】

1.器官移植 常用于预防器官移植后的急性排斥反应。肾移植后使用吗替麦考酚酯降低了发生排斥反应的危险率,相较于硫唑嘌呤则显著改善术后存活者的生活质量。近年来,吗替麦考酚酯单一疗法被建议用于肾功能不全的肝移植术后患者,而且在激素抵抗型的急慢性移植物抗宿主病的预防和治疗上非常有益,且疗效可靠。此外,吗替麦考酚酯与钙调磷酸酶抑制剂联合应用能降低后者的剂量或帮助撤除钙调磷酸酶抑制剂,从而明显减轻钙调磷酸酶抑制剂的不良反应。

2.自身免疫病 治疗原发性肾小球疾病、系统性红斑狼疮、类风湿关节炎、贝赫切特综合征等自身免疫病。目前,吗替麦考酚酯正在更多地用于环孢素和/或激素抵抗、激素依赖患者治疗失效后的成人和儿童的肾病综合征。

【不良反应】

吗替麦考酚酯无其他免疫抑制剂具有的肝毒性、肾毒性和骨髓抑制作用,无高血压、糖尿病、胰腺炎、骨质疏松等副反应。

吗替麦考酚酯的主要副作用是消化道症状如恶心、呕吐、腹泻,抑制骨髓造血系统的症状包括贫血、白细胞及血小板减少等。值得注意的是,吗替麦考酚酯可能增加实体器官移植后的巨细胞病毒感染的发生率,尤其在肾移植患者中。

硫唑嘌呤（Aza）

硫唑嘌呤通过在体内代谢裂解成硫嘌呤而发挥作用,但较硫嘌呤更多地用作免疫抑制药。

【体内过程】

口服吸收迅速,吸收率为60%,服药后1h血药达高峰,3～4h后血药浓度降低一半。分布广泛,但不能透过血脑屏障,分布容积约为0.81L/kg。人静注后15min或口服后1h血内可出现硫嘌呤。在肝内进行代谢,代谢产物随尿排出。口服血浆半衰期约为7h。人静注后血浆半衰期为9～18min。

【药理作用】

在体内迅速分解为硫嘌呤而发挥抗代谢作用。

硫嘌呤通过干扰嘌呤代谢的所有环节,阻碍嘌呤核苷酸合成,进而抑制DNA、RNA和蛋白质合成,发挥抑制T、B淋巴细胞及NK细胞的作用,抑制细胞免疫和体液免疫,但不抑制巨噬细胞的吞噬功能,T细胞较B细胞对硫嘌呤更敏感。

【临床应用】

1.器官移植 抑制排斥反应,延长移植物的存活时间。常用于肾、心、肝移植术后抗排斥反应,多与泼尼松、甲泼尼龙和抗淋巴细胞球蛋白合用。目前已少用。

2.自身免疫病 用于常规药物或糖皮质激素类治疗无效及糖皮质激素减量或停用有困难的病例。常与糖皮质激素类药物并用,包括系统性红斑狼疮、自身免疫溶血性贫血、特发性血小板减少性紫癜、慢性活动性肝炎、类风湿关节炎、皮肌炎、重症肌无力等。

【不良反应】

发生率不高,主要包括骨髓抑制、胃肠道反应、口腔或食管溃疡、胰腺炎、胆汁淤积、肝损害、皮肤感染及皮肤肿瘤发生率增高等。停药或减量后,上述症状均可恢复。用药期间应定期检查肝、肾功能及血象,肝、肾功能不良时,易蓄积中毒,故应减量。

【药物相互作用】

与别嘌醇同用,更易导致严重的骨髓抑制,因此合用时硫唑嘌呤剂量常减少25%;与激素合用有致畸作用,因此孕妇禁用。

二、免疫增强药

免疫增强药是一类非特异性地增强机体免疫功能的药物。现有的药物选择性不高,往往具有多种作用,直接影响数类免疫细胞或免疫细胞的不同分化阶段,间接通过激活内在的调节系统而发挥作用,故同一药物在不同条件下呈现双向作用是不难理解的。

卡介苗（BCG）

卡介苗是牛结核分枝杆菌的减毒活菌苗,具有免疫增强剂和免疫佐剂的作用。

【药理作用】

卡介苗具有免疫增强作用,能刺激多种免疫细胞如巨噬细胞、T细胞、B细胞、K细胞和NK细胞,从而增强机体的非特异性免疫。此外,卡介苗尚具有有免疫佐剂作用,能增强与其合用的各种抗原的免疫原性,加速诱导免疫应答,提高细胞和体液免疫水平。提高机体对病毒或细菌感染的抵抗力,阻止自发、诱发或移植肿瘤的生长;对已形成的肿瘤作瘤内注射,可致部分肿瘤消退。其免疫增强作用与细菌基因组中存在的未甲基化的 CpG 寡核苷酸序列(Cp-GODN)的强免疫刺激活性有关,而与蛋白质、多糖等无关。

【临床应用】

卡介苗的疗效同适宜剂量和给药方法有关。卡介苗的免疫治疗可采用各种给药途径,包括皮内注射、口服、静脉注射、病灶内注射和腔内(胸、腹腔和膀胱)注射。其中,以瘤内和腔内注射的疗效为好,但并发症多。

1.预防结核病 1 岁以内健康婴儿,一般可直接接种卡介苗,但有明显结核病接触史者及应用皮内注射菌苗时,以及 1 岁以上的儿童或成年人,必须先作结核菌素试验,阴性的方可接种。接种后 4~8 周才产生免疫力(免疫可维持 3~4 年),所以接种后还要和结核患者隔离 2 个月,以免在这期间受到传染。2~3 个月后再作结核菌素试验,阳性的表示接种成功,阴性的应再补种。以后每 3~4 年复种一次,复种前也应先作结核菌素试验。

2.肿瘤的辅助治疗 主要用于黑色素瘤、白血病和肺癌等的辅助治疗。手术切除肺癌(Ⅰ期)后 3~5 天,胸腔内一次注射 BCG,可减少或推迟肿瘤的复发,并延长生存期。

3.防治感冒、支气管哮喘和慢性支气管炎 多用灭活的卡介苗,主要是通过增强机体的非特异性免疫功能而发挥防治作用。

【不良反应】

较多见,剂量过大甚至可降低免疫功能、促进肿瘤生长。

1.注射局部可见红斑、硬结或溃疡。

2.全身应用亦可出现寒战、高热、全身不适等。反复瘤内注射,偶见肉芽肿肝炎及过敏性休克样反应。

3.严重免疫功能低下的患者可致播散性卡介苗感染,需用异烟肼治疗。

干扰素(IFN)

干扰素因具有干扰病毒感染与复制的能力而得名。包括 IFN-α、β、γ 三种类型,IFN-α、β主要由病毒感染的白细胞、成纤维细胞产生,合称为Ⅰ型干扰素,IFN-γ 主要由活化的 T 细胞、NK 细胞产生,也称为Ⅱ型干扰素。

临床上常用的干扰素有自然干扰素、人体白细胞重组干扰素。

【体内过程】

干扰素口服不吸收。在注射剂型中,IFN-α、β 只能肌肉或皮下注射,IFN-γ 只能静脉滴注。肌肉或皮下注射:IFN-α 吸收率在 80% 以上,而 IFN-β、γ 的吸收率较低,IFN-α 在注射后 4~8h 达血药浓度峰值,半衰期为 4~12h,而 IFN-β 吸收后几乎检测不到。静脉注射:消除迅速,半衰期为 2~4h。干扰素不能透过血脑屏障。IFN-α、β 分别在肾、肝代谢。

【药理作用】

Ⅰ型干扰素的作用主要发挥抗病毒作用,促进 MHCⅠ类分子的表达。Ⅱ型干扰素主要通过激活巨噬细胞,促进 MHC 类分子的表达和抗原提呈,抑制 Th2 细胞。

【临床应用】

1.病毒感染 干扰素为广谱非特异性抗病毒药物,可用于肝炎、麻疹、水痘、风疹、腮腺炎、流行性出血热、尖锐湿疣等病毒性疾病的治疗。INF-α 对急、慢性丙型病毒性肝炎的有效率超过 50%。可单独或与其他药物联合应用,但饮酒可降低干扰素对慢性丙型肝炎的疗效。干扰素联合利巴韦林具有协同作用。干扰素亦试用于艾滋病,对患者合并的卡氏肉瘤有一定的抑瘤作用,并能抑制人类免疫缺陷病毒的复制。

2.肿瘤　单独或与其他化疗药物联合应用于治疗恶性肿瘤如多发性骨髓瘤、急性和慢性白血病、T 细胞淋巴瘤、肾癌、肝癌、恶性黑色素瘤等,有效率 20%～80%,患者生存期明显延长。但对消化道上皮细胞癌的治疗效果不理想。

【不良反应】

1.常见不良反应为发热,伴有头痛、肌肉关节酸痛,剂量超过 2×10^6 IU,注射 2～4h 即出现发热,体温可超过 38℃,初次注射反应最强。

2.大剂量可致可逆性的血细胞减少,以白细胞和血小板减少为主,偶见红细胞、血红蛋白减少。

3.偶见过敏反应、肝肾功能障碍及注射局部疼痛、红肿等。

白细胞介素-2(IL-2)

白细胞介素-2 简称白介素-2,由活化的白细胞产生,目前使用的为基因工程重组的 IL-2 蛋白制品。

【体内过程】

可全身或局部给药。全身给药的方式为静脉滴注、皮下注射,在体内主要分布于肾、肝、脾和肺。肾是主要的代谢器官,肾组织细胞的组织蛋白酶 D 分解 IL-2。血清中分布和消除半衰期分别约为 13min 和 85min。

【药理作用】

IL-2 的主要作用为促进 T 细胞增殖。IL-2 与相应细胞的 IL-2 受体结合后,可诱导 Th 和 Tc 细胞增殖;激活 B 细胞产生抗体;活化巨噬细胞;增强 NK 细胞和淋巴因子活化的杀伤细胞(LAK)的活性,诱导干扰素产生。具有抗病毒、抗肿瘤和增强机体免疫功能等作用。

【临床应用】

1.肿瘤　用于肾细胞癌、黑色素瘤、乳腺癌、膀胱癌、肝癌、直肠癌、淋巴癌、肺癌等恶性肿瘤的治疗,用于控制癌性胸腹水;也可用于手术、放疗及化疗后的肿瘤患者的治疗,可增强机体免疫功能;也可将肿瘤患者的淋巴细胞取出,在体外加入 IL-2 培养扩张后再输回患者(IL-2/LAK 疗法),以增强患者的抗肿瘤免疫力,但其抗肿瘤的确切疗效有待进一步评价。

2.自身免疫病　治疗类风湿关节炎、系统性红斑狼疮、干燥综合征等。

3.先天或后天免疫缺陷症　提高患者细胞免疫功能和抗感染能力。

4.感染性疾病　对乙型肝炎、麻风病、肺结核、白念珠菌感染等具有一定的治疗作用。

【不良反应】

1.寒战、发热　由于为蛋白制品,常见不良反应为寒战、发热,一次注射后 3～4h 出现,用非甾体抗炎药可减轻。

2.胃肠道反应　有恶心、呕吐、腹泻、食欲缺乏等。

3.皮肤反应　多出现弥漫性红斑,可伴灼热或痒感。

4.精神神经症状　幻觉、妄想、定向消失、辨认错误等。

异丙肌苷

异丙肌苷为人工合成的免疫增强剂。

【药理作用】

具有直接抗病毒和免疫增强的双重作用。促进 T 细胞的分化和增殖;增强单核-巨噬细胞和 NK 细胞的活性,促进干扰素、白介素的产生;对 B 淋巴细胞无直接刺激作用,但可增加 T 细胞依赖性抗原引起的抗体产生。在体内具有抗肿瘤活性。

【临床应用】

1.病毒感染性疾病　用于亚急性硬化性全脑炎、急性病毒性脑炎、带状疱疹、皮肤疱疹、流感及鹅口疮、疱疹病毒角膜炎、葡萄膜炎、艾滋病、免疫缺陷病等。

2.肿瘤　用于治疗恶性淋巴瘤、骨髓瘤、早期恶性黑色素瘤。与手术合用治疗食管癌、胃癌、直肠癌、甲状腺癌术后患者。

【不良反应】

毒性低,安全范围大。少数患者出现短暂的恶心、呕吐、尿酸增高,肾功能障碍者、痛风、高尿酸血症患者慎用。

胸腺肽

胸腺肽又名胸腺素,是由胸腺的组织上皮细胞分泌的一类多肽激素,可促进 T 细胞的成熟,同时参与神经内分泌系统和免疫系统的交互作用,激活细胞免疫。

已经纯化的胸腺激素有四种:胸腺素组分 5、胸腺生成素、胸腺体液因子和血清胸腺因子。在胸腺素组分 5 中分离出 α_1、α_5、α_7、β_3 和 β_4 共五种活性肽,其中 α_1 和 β_4 已人工合成,α_1 也获得基因重组的制品。目前认为作用强、最具有临床应用价值的为胸腺素 α_1。

【药理作用】

主要作用于胸腺细胞成熟的早期和晚期,可诱导 T 细胞分化成熟,并调节成熟 T 细胞的多种功能,增强免疫应答。在增强机体对病毒和肿瘤的防御、防止自身抗体的产生以及抗衰老等方面起着重要作用。

【临床应用】

1.胸腺依赖性免疫缺陷症　对胸腺发育不全症患儿可长期应用作替代性治疗。用药后 80% 以上患者均见一种或多种 T 细胞功能明显改善,感染减少,其他临床症状也明显改善。

2.各型重症肝炎　胸腺素 α_1 单独或与抗病毒药物用于治疗各型重症肝炎,在减轻临床症状、改善免疫学指标上效果明显,甚至可降低患者的病死率。

3.自身免疫病　治疗类风湿关节炎、系统性红斑狼疮等,对伴有 E 花结降低的患者,经胸腺激素治疗后,往往有临床和免疫学的改善。

4.肿瘤　虽有报道胸腺肽可使肺癌患者的生存期明显延长,但疗效尚难定论。

【不良反应】

1.过敏反应　少数人用药后出现荨麻疹、皮疹等局部过敏反应,偶见头昏发热等全身过敏反应甚至过敏性休克。注射前(包括停药后再次注射前)应作皮试。

2.白细胞数减少　为胸腺生成素的严重不良反应,用药期间应定期检查白细胞数,若见粒细胞减少,应停止用药。

第十一章 作用于胆碱受体的药物

第一节 概述

传出神经系统包括自主神经系统和运动神经系统。前者又分为交感神经和副交感神经。上述两个系统均依赖化学物质进行信息传递。化学传递通过神经末梢释放少量递质进入突触间隙，经转运方式跨越间隙，与特异性受体结合，调节效应器的生物学功能。根据释放递质的不同，传出神经可分为胆碱能神经和去甲肾上腺素能神经，前者释放乙酰胆碱，后者主要释放去甲肾上腺素。

胆碱能神经主要包括：①全部副交感神经的节前和节后纤维；②全部交感神经的节前纤维和极少数交感神经节后纤维，如支配汗腺分泌和骨骼肌血管舒张的神经；③运动神经；④支配肾上腺髓质的内脏大神经分支（相当于节前纤维）。

一、胆碱能神经的递质及其受体

胆碱能神经的递质是乙酰胆碱（ACh），它是多种传出神经的递质。它由胆碱和乙酰辅酶A在胆碱乙酰化酶（也叫胆碱乙酰转移酶）催化下，在胆碱能神经末梢内合成，然后转运到囊泡中贮存，部分以游离形式存在于胞浆中。在胆碱能神经末梢，神经冲动可促使许多囊泡以胞裂外排方式将ACh排入突触间隙。合成后未被囊泡摄取的游离ACh也可能直接释出，进入突触间隙。释出的ACh迅速被突触部位的胆碱酯酶水解成胆碱和乙酸，终止其效应。部分水解产物胆碱又被神经末梢再摄取，重新合成ACh。

能选择性地与ACh结合的受体称为胆碱受体。副交感神经节后纤维所支配的效应器细胞膜的胆碱受体，对以毒蕈碱为代表的拟胆碱药较敏感，这种类型的受体称为毒蕈碱型受体，简称M胆碱受体或M受体。而位于神经节细胞和骨骼肌细胞上的胆碱受体，对烟碱较敏感，故称为烟碱型受体，简称N胆碱受体或N受体。近年来发现M受体有5种亚型，M_1受体主要分布于交感节后神经和胃壁细胞，受体激动引起神经兴奋和胃酸分泌；M_2受体主要分布于心肌、平滑肌器官，激动时引起心肌收缩力和心率降低；M_3受体主要分布于血管平滑肌和腺体，引起平滑肌松弛和腺体分泌。另外两种亚型的分布目前仍未明确。N受体根据其分布部位不同可分为神经肌肉接头N受体，即为NM受体；神经节N受体和中枢N受体称为NN

受体。

二、作用于胆碱受体的药物分类

能产生拟似 ACh 作用的药物称为胆碱受体激动药,又称拟胆碱药,能激动胆碱能神经支配的效应器、神经节、神经肌肉接头等部位的胆碱受体,产生拟胆碱作用。由于 ACh 主要经抗胆碱酯酶水解灭活,因此抑制胆碱酯酶的药物也属于拟胆碱药,表现出一定的拟胆碱作用。按药物对胆碱受体亚型选择性的不同,拟胆碱药可分为:①完全拟胆碱药,它们既能激动 M 受体,也能激动 N 受体;②M 型拟胆碱药,也称节后拟胆碱药,作用部位主要在节后胆碱能神经所支配的效应器内的 M 胆碱受体,如毛果芸香碱。

能与胆碱受体结合但不产生或较少产生拟胆碱作用,却能妨碍 ACh 或拟胆碱药与受体结合的药物称为胆碱受体阻断药,又称抗胆碱药。抗胆碱药可分为 M 胆碱受体阻断药和 N_1、N_2 胆碱受体阻断药。M 胆碱受体阻断药包括阿托品类生物碱及其合成代用品。N_1 胆碱受体阻断药又称神经节阻断药。N_2 胆碱受体阻断药又称骨骼肌松弛药。

第二节　拟胆碱药

一、胆碱受体激动药

胆碱受体激动药直接激动胆碱受体产生拟胆碱作用。根据对胆碱受体的选择性,胆碱受体激动药分为:①M、N 受体激动药,也称为完全拟似药,如 ACh 和氨甲酰胆碱;②M 受体激动药,也称为节后拟胆碱药,如毛果芸香碱;③N 受体激动药。根据结构可将胆碱受体激动药分为胆碱酯类(如氨甲酰胆碱、卡巴胆碱)和天然形成的生物碱类(如毛果芸香碱),前者多数药物对 M、N 受体均有激动作用,但以 M 为主,后者则主要兴奋 M 受体。

(一)M、N 受体激动药

乙酰胆碱

乙酰胆碱(ACh)是胆碱能神经递质,已能人工合成。化学性质不稳定,遇水易分解。其作用十分广泛,因在体内会被胆碱酯酶迅速水解失效,故仅作为药理研究的工具药,但了解 ACh 的药理作用有助于学习胆碱受体激动药和胆碱受体阻断药的药理作用。

【药理作用】

ACh 可激动 M、N 胆碱受体,激动 M 受体产生的作用称为 M 样作用,激动 N 受体产生的作用称为 N 样作用。

1.M 样作用　静脉注射小剂量 ACh 即能激动 M 胆碱受体,产生与胆碱能神经节后纤维兴奋相似的效应,其主要表现为心率减慢,传导减慢,心肌收缩力减弱,血管扩张,血压下降,胃肠道、泌尿道、支气管平滑肌兴奋,腺体分泌增加。

2.N 样作用

(1)激动 N$_1$ 胆碱受体:全部植物神经节兴奋,交感、副交感节后纤维同时兴奋,同时受这两类神经支配的器官,显现占优势神经支配的效应。例如,在胃肠道、膀胱平滑肌和腺体以副交感神经支配占优势,而在心肌、小血管则以交感神经支配占优势。此外,肾上腺髓质受交感神经节前纤维支配,激动嗜铬细胞的 N$_1$ 受体,引起肾上腺素释放。

(2)激动 N$_2$ 胆碱受体:激动 N$_2$ 受体骨骼肌收缩。

3.其他　尽管中枢神经系统有胆碱受体存在,由于 ACh 不易透过血-脑屏障,故外周给药很少产生中枢作用。

卡巴胆碱

卡巴胆碱,又名氨甲酰胆碱,化学性质稳定,不易被胆碱酯酶水解,作用时间长。其对 M、N 受体的选择性与 ACh 相似,作用广泛,对膀胱胃肠道作用明显。阿托品对其拮抗作用弱。仅限皮下注射,禁止静脉注射。临床用于术后腹气胀和尿潴留,局部滴眼治疗原发性开角型青光眼和其他慢性青光眼。禁用于闭角型青光眼、机械性肠梗阻、尿路梗阻、消化性溃疡、支气管哮喘等。

贝胆碱

贝胆碱化学性质稳定,不易被胆碱酯酶水解,口服、注射都有效。激动 M,N 受体,对 M 受体具有相对选择性。兴奋胃肠道和泌尿道平滑肌,对心血管作用弱。临床可用于术后腹部气胀、胃张力缺乏症、胃潴留,通常口服给药;尿潴留可皮下注射给药。其疗效较卡巴胆碱好。

醋甲胆碱

醋甲胆碱的甲基增强了对胆碱酯酶水解的抵抗力,故其水解速度较 ACh 慢,作用时间较 ACh 长。对 M 受体具有相对选择性;对心血管系统的选择性较强;对胃肠道及膀胱平滑肌的作用较弱。临床主要用于口腔黏膜干燥症。禁用于支气管哮喘、冠状动脉缺血和溃疡病患者。

(二)M 受体激动药

毛果芸香碱

是从毛果芸香属植物中提取的生物碱,为叔胺类化合物。其水溶液性质稳定,易于保存,也能人工合成。

【药理作用】

毛果芸香碱能选择性地激动 M 受体,对眼睛和腺体作用最明显。

1.眼　滴眼后能引起缩瞳、降低眼内压、调节痉挛等作用。

(1)缩瞳:虹膜内有两种平滑肌,一种是虹膜括约肌,受动眼神经的副交感节后纤维(胆碱能神经)支配,兴奋时虹膜括约肌收缩,瞳孔缩小。另一种是虹膜辐射肌,受去甲肾上腺素能神经支配,兴奋时虹膜辐射肌向外周收缩,瞳孔扩大。毛果芸香碱激动虹膜括约肌的 M 受体,瞳孔缩小。

(2)降低眼内压:房水使眼球有一定的压力。房水由睫状体脉络丛生成,经瞳孔流入前房,在前房角间隙,经小梁网(滤帘)流入巩膜静脉窦,最后流入血液。毛果芸香碱通过缩瞳使虹膜面积变大,厚度变薄,从而使处于虹膜周围的前房角间隙扩大,房水易于经滤帘进入巩膜静脉窦,使眼内压下降。

（3）调节痉挛：晶状体囊富有弹性，焦距随之变凸或扁平改变。晶状体焦距变小（屈光度增加），适合看近物的过程，称为眼的调节作用。晶状体焦距的改变由睫状肌通过悬韧带控制。睫状肌由环状和辐射状两种平滑肌纤维组成，以动眼神经支配的环状肌纤维为主。动眼神经兴奋时或毛果芸香碱激动环状肌上的 M 受体后，环状肌向瞳孔中心方向收缩，导致悬韧带放松，晶状体因自身弹性变凸，焦距变小，此时近物能成像于视网膜，而远物不能成像于视网膜（成像于视网膜前），故视近物清楚而视远物模糊，毛果芸香碱的这种作用称为调节痉挛。

2.腺体　激动腺体上的 M 受体，使汗腺、唾液腺、泪腺、胃腺、小肠腺体、呼吸道黏膜分泌增加。汗腺、唾液分泌增加最明显。

给药后也可产生与胆碱能神经节后纤维兴奋相似的效应及中枢兴奋。

【临床应用】

1.青光眼　眼内压增高是青光眼的主要特征，可引起眼胀、头痛、视神经乳头萎缩、视力减退、视野缺损，严重者可导致失明。按病理类型不同，青光眼分为闭角型青光眼和开角型青光眼。闭角型青光眼因前房角狭窄，妨碍了房水回流使眼内压升高。毛果芸香碱对此型疗效好。开角型青光眼无前房角狭窄，发病是由于小梁网和巩膜静脉窦发生变性或硬化，毛果芸香碱对此型疗效差。低浓度的毛果芸香碱（2%以下）可降低眼压，高浓度的会加重症状。毛果芸香碱易透过角膜进入眼房，用药后 10min 起效，30min 达高峰，降眼压作用可维持 4～8h，调节痉挛作用 2h 左右消失。

2.虹膜睫状体炎　与扩瞳药交替使用，防止虹膜长时间停留在同一位置而和角膜、晶状体黏膜及瞳孔闭锁。

3.其他　口腔黏膜干燥症、抗胆碱药阿托品中毒解救。

【不良反应】

视物发暗、模糊。毛果芸香碱过量会出现 M 胆碱受体过度兴奋的症状，可用阿托品对症处理。滴眼时压迫内眦，避免药物流入鼻腔因吸收而引起不良反应。

二、易逆性胆碱酯酶抑制药

（一）胆碱酯酶

胆碱酯酶有两种：①乙酰胆碱酯酶（AChE），也称为真性胆碱酯酶，主要存在于胆碱能神经末梢突触后膜，也存在于胆碱能神经元、红细胞、肌肉组织中，是水解 ACh 的必需酶，一般所称的胆碱酯酶即此种。②丁酰胆碱酯酶（BChE），也称为假性胆碱酯酶，存在于神经胶质细胞、血浆和肝脏中，水解苯甲酰胆碱、丁酰胆碱、琥珀胆碱、普鲁卡因和其他一些酯类药物。

AChE 的活性中心由一个三合一的催化中心构成（丝氨酸 203，组氨酸 447，谷氨酸 334），位于深度为 2nm 的峡谷底部。AChE 分子表面有两个能与 ACh 结合的部位，即带负电荷的阴离子部位和酯解部位。前者含有一个谷氨酸残基，后者含有一个由丝氨酸羟基构成的酸性作用点和一个由组氨酸咪唑环构成的碱性作用点，它们通过氢键结合，增强丝氨酸羟基的亲核性，使之较易与 ACh 结合。AChE 通过下列三个步骤水解 ACh：①酶的阴离子部位以静电引力与 ACh 分子中带正电荷的季铵阳离子相结合，酶的酯解部位丝氨酸羟基与 ACh 的羰基碳共价结合,形成 ACh 与 AChE 复合物。②ACh 酯键断裂,释放出胆碱,生成乙酰化胆碱酯酶。③乙酰化胆碱酯酶水解得到乙酸,并使胆碱酯酶游离,酶的活性恢复。ACh 活性极高,一个酶分子在 1min 内水解 6×10^5 分子的 ACh,水解一分子 ACh 完全只需要 $80\mu s$。

(二)易逆性胆碱酯酶抑制药

胆碱酯酶抑制药能与胆碱酯酶结合并抑制其活性,使胆碱能神经末梢释放的 ACh 堆积,产生拟胆碱作用。胆碱酯酶抑制药分为两类:①易逆性胆碱酯酶抑制药,以类似 ACh 的方式竞争性和胆碱酯酶结合并被水解,结合较牢固但不稳定。被结合的酶暂时失去活性,药物水解完成,后酶恢复游离状态,活性恢复。②难逆性胆碱酯酶抑制药,主要为有机磷酯类,能与酶结合牢固,持久抑制酶的活性。

新斯的明

新斯的明是人工合成的二甲氨基甲酸酯类药物。

【体内过程】

新斯的明结构中具有季铵基团,口服吸收少而不规则,生物利用度仅为 1%～2%,30min后产生作用,维持 2～3h。注射吸收迅速,5～15min 奏效,维持约 1h。血浆蛋白结合率 15%～25%,不易通过血脑屏障,溶液滴眼时不易透过角膜进入前房。部分被血浆中的酯酶水解而失效,部分以原形自肾脏排出,其中原形药物可占排泄量的 50%。

【作用机制】

新斯的明结构中的季铵阳离子以静电引力与 AChE 的阴离子部位结合,其分子中的羰基碳与 AChE 酯解部位的丝氨酸羟基氧结合,生成 AChE-新斯的明复合物。复合物裂解生成二甲胺基甲酰化 AChE,二甲胺基甲酰化 AChE 进一步缓慢水解生成 AChE 和二甲胺基甲酸。AChE 分子催化新斯的明水解完成前不能催化 ACh 水解,而且催化新斯的明水解比催化 ACh 水解速度慢,故新斯的明以底物竞争的方式可逆性地抑制 AChE 对 ACh 的水解,间接增强了胆碱能神经释放出的 ACh 作用。此作用依赖内源性 ACh 的存在和释放。新斯的明还能直接激动骨骼肌运动终板上 N_2 受体。

【药理作用】

1.兴奋骨骼肌　兴奋骨骼肌作用最强,主要是通过抑制神经肌肉接头处 AChE,也能直接激动骨骼肌运动终板上 N_2 受体,以及促进运动神经末梢释放 Ach;对骨骼肌神经肌肉接头处具有双重作用。治疗量时,通过抑制 AChE 和直接激动 N_2 受体,使骨骼肌收缩增强,尤其对竞争型肌松药所致的肌无力和重症肌无力作用明显。剂量过大时 ACh 大量堆积,导致肌束颤动,并可导致肌无力,其作用与琥珀胆碱相似。

2.兴奋胃肠道、泌尿道平滑肌　促进胃的收缩,当支配胃的双侧迷走神经被切断后,该作用被减弱。增加食管张力,促进其蠕动。促进小肠大肠活动,促进肠内容物排出。泌尿道平滑肌蠕动增加,膀胱逼尿肌收缩。

3.其他　抑制心脏,使心率减慢,传导减慢,心输出量下降,促进腺体分泌如汗腺、唾液腺、泪腺、支气管腺体、胃腺、小肠腺、胰腺等,兴奋支气管平滑肌。对中枢和眼睛作用弱。

【临床应用】

1.重症肌无力　它是一种自身免疫性疾病,机体针对肌肉终板 N_2 受体产生抗体,N_2 受体数量减少,引起神经冲动向肌肉传递发生障碍。临床表现为受累骨骼肌极易疲劳无力,休息时减轻,运动时加重。任何骨骼肌均可受累,最常见于头、颈部、四肢肌肉,表现为眼睑下垂、复视、说话吞咽困难及肢体无力,严重者累及所有肌肉包括呼吸肌。一般采用口服给药,严重和紧急情况下采用皮下或肌内给药。使用中要防止新斯的明剂量过大,终板附近堆积过多ACh会导致持久去极化,加重神经-肌肉传递障碍,引起"胆碱能危象",反使肌无力症状加剧。

2.腹气胀及尿潴留　　新斯的明兴奋胃肠道和泌尿道平滑肌,促进排气和排尿,用于术后腹气胀与尿潴留效果良好。

3.阵发性室上性心动过速　　在压迫眼球或颈动脉窦等兴奋迷走神经措施无效时,可用新斯的明使心室率减慢。

4.非去极化型肌松药过量中毒　　新斯的明用于非去极化型(竞争型)肌松药如筒箭毒碱的中毒解救,但禁用于去极化型(非竞争型)肌松过量中毒解救。

【不良反应】

治疗量时副作用小。过量可产生恶心、呕吐、腹痛、出汗、心动过缓、肌肉震颤。其中M样作用可用阿托品对抗。禁用于机械性肠梗阻、尿路梗阻和支气管哮喘患者。

吡啶斯的明

吡啶斯的明是季铵类化合物,作用与新斯的明相似而稍弱,口服吸收较差,故剂量较大,起效慢,维持时间长。主要用于重症肌无力,口服剂量为60mg/次,每日3次。如有必要可以肌内注射,严重者也可缓慢静脉注射,成人2mg/次,根据病情每2～3h一次,疗程通常少于8周。亦可用于手术后腹气胀和尿潴留。不良反应同新斯的明。机械性肠梗阻、尿路梗阻、支气管哮喘慎用。

依酚氯铵

依酚氯铵结构中无二甲胺甲酰酯,仍保留有季铵基团。对AChE抑制作用减弱。对骨骼肌 N_2 受体也有直接激动作用。对神经肌肉接头选择性高,副作用少。本药起效快,注射后立即起效,但维持时间短,5～15min后作用消失。利用其作用快而短的特点,主要用于诊断重症肌无力。通常先快速静注本药2mg,如在30～45s后未见任何药物效应,可再注射8mg药物,给药后如受试者出现短暂肌肉收缩改善,同时未见有舌肌纤维收缩症状(此反应常见于其他非重症肌无力的患者),则提示诊断阳性。本药也可用于鉴别诊断在重症肌无力的治疗过程中,症状未被控制是由于AChE抑制药剂量不足或过量。注射本药1～2mg,出现肌力改善属于剂量不足,如出现肌力减退则提示剂量过大。

毒扁豆碱

毒扁豆碱,是从西非毒扁豆的种子中提取的一种生物碱,现已人工合成。属叔胺类化合物,水溶液不稳定,见光易分解。本药易吸收,吸收后分布于全身,易通过血脑屏障、角膜和血眼屏障。抑制胆碱酯酶,但不直接激动受体。除产生与新斯的明相似的作用外,也影响中枢神经系统(小剂量兴奋,大剂量抑制),对眼睛产生与毛果芸香碱相似但更强且持久的作用,表现为缩瞳、降眼压、调节痉挛,可维持1～2天。由于毒扁豆碱选择性很低、毒性大,临床主要局部应用治疗青光眼,虽起效快(5min),但刺激性也较大;也可用于阿托品等药物中毒的解救。由于其收缩睫状肌作用较强,可引起头痛。滴眼时压迫内眦,避免药物流入鼻腔后吸收中毒。本药全身毒性较新斯的明大。

易逆性胆碱酯酶抑制药除上述药物外,尚有安贝氯铵、地美溴铵,以及加兰他敏、他克林、多奈哌齐、石杉碱甲等通过抑制中枢胆碱酯酶治疗阿尔兹海默病的药物。

三、难逆性胆碱酯酶抑制药和胆碱酯酶复活药

(一)难逆性胆碱酯酶抑制药(有机磷酸酯类)

有机磷酸酯类主要用作农业及环境卫生杀虫剂,根据毒性大小可分为:①低毒类(LD_{50}为$100\sim1000mg/kg$),如敌百虫、马拉硫磷和乐果。②强毒类(LD_{50}为$10\sim100mg/kg$),如敌敌畏(DDVP)。③剧毒类(LD_{50}为$1\sim10mg/kg$),如内吸磷、对硫磷和甲拌磷。有些则用作神经毒气,如沙林、梭曼和塔崩等。仅少数作为缩瞳药治疗青光眼,如乙硫磷和异氟磷。有机磷酯类对人畜均有极大毒性,临床用药价值不大,主要具有毒理学意义。

【体内过程】

有机磷酸酯类脂溶性高,易挥发,可经呼吸道、消化道黏膜吸收,甚至可通过完整的皮肤吸收。全身分布,可通过血脑屏障,以肝脏浓度最高。进入体内后迅速进行代谢,主要通过氧化和水解代谢。氧化代谢使其毒性增加(如对硫磷和马拉硫磷),水解代谢使其毒性降低,最后主要由肾脏排出。

【中毒机制】

有机磷酸酯能与胆碱酯酶牢固结合,持久抑制酶的活性,使体内的 ACh 大量堆积而产生毒性。有机磷酸酯的磷原子与胆碱酯酶的酯解部位的丝氨酸羟基氧共价结合,形成磷酰化AChE 复合物,该复合物不能自行水解,但 AChE 复活药能使 AChE 活性恢复。若抢救不及时,在几分钟或几小时内,磷酰化胆碱酯酶磷酰基团上的一个烷氧基断裂,形成更稳定的单烷氧基磷酰化胆碱酯酶,此时 AChE 复活药不能再恢复其活性,这一过程称为酶的"老化"。一旦酶老化,必须待新的胆碱酯酶形成才能重新获得水解 ACh 的能力,此恢复过程需要 $15\sim30$ 天。

【中毒症状】

1.急性中毒　由于 ACh 作用极其广泛,故中毒症状复杂多样,可归纳为外周神经系统 M样、N 样症状及中枢神经系统症状。

(1)M 样症状

眼睛:多数有瞳孔缩小,严重中毒时几乎全部出现,但中毒早期可能不明显,此外有视物模糊,眼睛疼痛、结膜充血等。

腺体:分泌增加,流涎,出汗,中毒严重时可出口吐白沫,大汗淋漓。

呼吸系统:支气管腺体分泌增加,支气管痉挛,引起呼吸困难,严重时出现肺水肿。

胃肠道:胃肠道平滑肌兴奋及毒物直接刺激可引起恶心、呕吐、腹痛、腹泻、大便失禁。

泌尿系统:膀胱逼尿肌兴奋引起小便失禁。

心血管:M 样作用引起心动过缓、血压下降。由于 N 样作用,有时可出现心率加快、血压

升高。

(2)N 样症状:激动 N_2 受体,出现肌肉震颤、抽搐,严重者出现肌无力甚至呼吸肌麻痹;激动 N_1 受体,引起交感副交感神经同时兴奋。

(3)中枢神经系统症状:中枢神经系统中毒的表现为先兴奋、不安、震颤、惊厥,后可转为抑制,出现意识模糊、谵妄、昏迷等。严重中毒时出现呼吸中枢、心血管中枢抑制。

中毒症状出现的先后与染毒途径有关。经皮肤吸收中毒时,可见吸收部位最邻近区域出汗、肌束颤动。经胃肠道摄入时则肠道症状首先出现。轻度中毒以 M 样症状为主,中度中毒可同时有 M、N 样症状,严重中毒者除 M、N 症状外,还有中枢神经系统症状。急性有机磷酸酯类中毒死亡可发生在 5min 至 24h,死亡原因主要是呼吸中枢麻痹引起的呼吸停止及循环衰竭。

2.慢性中毒　多发生于长期接触农药的人员。突出表现为血中胆碱酯酶活性显著而持久地下降。其临床症状不显著,主要表现为头痛、头晕、失眠、乏力等神经衰弱症状,偶有肌束震颤、瞳孔缩小、多发性神经炎等。

3.迟发性神经损害　部分严重有机磷酸酯类中毒患者,在急性中毒症状消失数周乃至月余,又可出现进行性上肢或下肢麻痹,此种症状起因于神经轴突的脱髓鞘变性,据认为其发生机理与抗胆碱酯酶作用无关,可能是磷酸酯类抑制神经毒性酯酶活性的结果。

【中毒诊断与防治】

1.诊断　主要依据毒物接触史、临床症状、体征及红细胞和血浆胆碱酯酶的活性诊断。尽管胆碱酯酶在正常人群中的个体差异极大,但中毒者在症状出现前胆碱酯酶活性已经明显降至正常人群的水平之下。

2.预防　严格执行有机磷酸酯类农药管理制度,加强生产和使用过程中的保护措施及安全知识教育。

3.急性中毒的治疗

(1)消除毒物:一旦发现急性中毒,立即把患者移出现场,去除污染衣物。对皮肤吸收中毒者,应用大量温水和肥皂清洗皮肤,必要时洗头,切勿使用热水,避免皮肤血管扩张后加速毒物吸收。经口中毒者,应首先抽出胃液和毒物,并用微温的 2% 碳酸氢钠溶液或 1% 盐水反复洗胃,直至洗出液中不含农药味,然后给予硫酸镁导泻。因敌百虫在碱性溶液中可转化为毒性更强的敌敌畏,故中毒时不能用碱性溶液洗胃;对硫磷在高锰酸钾溶液中可氧化为毒性更强的对氧磷,故中毒时不能用高锰酸钾溶液洗胃。眼部染毒者,可用 2% 碳酸氢钠溶液或 0.9% 盐水反复冲洗数分钟。

(2)特殊治疗:有机磷酸酯中毒的特效解毒药物为阿托品和 AChE 复活药。解毒药物的应用原则为及早、足量、联合、反复应用。

(3)对症治疗:抢救有机磷酸酯类中毒时对症治疗也很重要,不可忽视。如缺氧时给氧、维持气道通畅、纠正电解质紊乱、控制持续惊厥、抗休克、输液促进毒物排泄,如呼吸停止应立即人工呼吸等。

4.慢性中毒和迟发性神经损害的治疗　两者目前都缺乏有效的治疗方法,使用阿托品和 AChE 复活药疗效不佳。生产工人或长期接触者,发现胆碱酯酶活性下降至 50% 以下时,不待症状出现,即应彻底脱离现场,以免中毒加深。迟发性神经损害通过物理治疗,部分患者可望于1～2年内逐渐恢复。

(二)胆碱酯酶复活药

常用的胆碱酯酶复活药有碘解磷定和氯解磷定,它们都是肟类化合物。临床用于有机磷酸酯类中毒解毒。

【药理作用】

1.加速磷酰化胆碱酯酶脱磷酸化,恢复 AChE 活性:本药与磷酰化胆碱酯酶结合成复合物,复合物再裂解成磷酰化解磷定和游离胆碱酯酶。对神经肌肉接头处胆碱酯酶活性恢复最好,能迅速制止肌束颤动;对植物神经系统的 AChE 活性恢复效果较差;因不易透过血脑屏障,对中枢的 AChE 活性恢复效果更差。解磷定不能与老化的磷酰化胆碱酯酶结合恢复其活性。

2.直接解毒:直接与游离的有机磷酸酯类结合,形成无毒的磷酰化解磷定,阻止剩余的有机磷酸酯类与胆碱酯酶继续结合。

3.直接与胆碱酯酶结合,减少有机磷酸酯与酶结合,使酶免受毒害。

【临床应用】

AChE 复活药主要用于中度和重度有机磷酸酯类中毒的解救。对改善骨骼肌症状疗效最好,其次是改善 M 样中毒症状,对中枢症状改善较差,对老化酶无效。AChE 复活药解毒作用与有机磷化学结构有关,对不同的有机磷酸酯类中毒的解毒效果不同。对内吸磷、对硫磷等疗效较好,对敌百虫、敌敌畏效果较差,对乐果无效。因乐果与 AChE 形成的复合物几乎不可逆,且乐果乳剂含有苯,故可能同时发生苯中毒,

一旦确诊必须及早足量应用,防止酶老化及减少 ACh 的堆积,AChE 复活药足量的指标是 N 样中毒症状消失,全血或红细胞胆碱酯酶活性分别恢复到 $50\%\sim60\%$ 或 30% 以上。AChE 复活药对体内堆积的 ACh 无直接对抗作用,故必须与阿托品合用。

氯解磷定

氯解磷定(PAM-Cl)溶解度大,溶液稳定,无刺激性,可肌内或静脉注射,使用方便。肌内注射 1～2min 即见效,肾排泄快,$t_{1/2}$ 为 1.5h。疗效与静注相似,尤其适用于农村基层紧急情况。不良反应较少,静脉注射过快($>500mg/min$)可出现恶心、呕吐、头痛、眩晕、乏力、视物模糊、心动过速等。剂量过大($>8g/24h$)时本身也可抑制 AChE,引起肌肉抽搐、呼吸抑制。在碱性溶液形成氰化物,忌与碱性药物配伍。

碘解磷定

碘解磷定的溶解度小,溶液不稳定,碱性溶液中易破坏,久放可释出碘,故必须临用时配制。因含碘,刺激性大,必须静脉注射。

【体内过程】

静注后迅速分布于全身各脏器,其中肝、肾、脾、心等脏器含量较高,肺、骨骼肌、血次之,但不能透过血脑屏障。本药主要在肝中代谢,代谢物与原药均能很快从肾脏排出,$t_{1/2}<1h$,6h 约排出 80%。

【不良反应】

治疗量不良反应较少,但静注过快或用量超过 2g 时,可引起乏力、视力模糊、眩晕、恶心、呕吐和心动过速等反应,严重时可引起抽搐,甚至抑制呼吸中枢,导致呼吸衰竭。剂量过大,可直接与 AChE 结合加剧有机磷酸酯类的中毒程度。由于含碘,有时会引起咽痛及腮腺肿大。易在碱性溶液中水解成氰化物,忌与碱性药物配伍。

第三节　胆碱受体阻断药

一、M 胆碱受体阻断药

M 胆碱受体阻断药对 M 受体有亲和力,但没有内在活性,会妨碍胆碱能神经所释放的内源性 ACh 或者外源性胆碱受体激动药对 M 受体的激动作用,发挥抗 M 样作用。由于本类药物对平滑肌松弛作用较强,又称平滑肌解痉药。根据来源 M 胆碱受体阻断药分为有天然来源的生物碱类和人工合成代用品,典型药物是阿托品。

(一)阿托品和阿托品类生物碱

天然存在的莨菪碱为不稳定的左旋体,提取过程得到稳定的消旋莨菪碱即阿托品。阿托品类生物碱基本化学结构相似,均是托品酸和有机碱结合而成的酯类。

阿托品

【体内过程】

阿托品为叔胺类生物碱,易通过生物膜。口服易吸收,血药浓度约在 1h 后达峰值,生物利用度为 50%。肌注后 15～20min 血药浓度达峰值。可以通过血脑屏障、胎盘屏障和角膜,广泛分布于全身组织。阿托品半衰期为 2h,作用时间约持续 4h,因房水循环慢,对眼的作用可持续 72h。进入体内的药物 50%～60% 以原形从肾排泄,其余经肝代谢成水解物,葡萄糖醛酸结合物从尿排出,仅少量从各种分泌物及粪便中排泄。

【药理作用】

阿托品选择性阻断 M 胆碱受体,竞争性拮抗 ACh 或拟胆碱药对该受体激动作用。阿托品对 M 受体的各亚型选择性低,都可以阻断。大剂量时也可阻断神经节 N_1 受体。由于 M 受体广泛地分布在胆碱能神经节后纤维所支配的效应器细胞膜,阿托品在体内分布广,故阿托品作用十分广泛,但各效应器对阿托品敏感性不同。最敏感的组织为唾液腺、支气管腺体和汗腺,内脏平滑肌和心肌对阿托品的敏感性为中等,胃壁细胞敏感性较低。

1.松弛内脏平滑肌　阿托品阻断内脏平滑肌上的 M 受体,对平滑肌有显著的松弛作用,使肌肉的张力、蠕动的幅度和频率降低,尤其是对处于过度活动或痉挛收缩的内脏平滑肌的松弛作用更明显。对不同部位的平滑肌,阿托品的作用强度不同,从强到弱依次为胃肠道平滑肌、膀胱逼尿肌、输尿管、胆管支气管及子宫平滑肌。对括约肌的作用常取决于给药时的功能状态,如当胃幽门括约肌痉挛时,阿托品具有一定的松弛作用,但作用弱而不恒定。

2.抑制腺体分泌 阿托品阻断腺体上的 M 胆碱受体,使腺体分泌减少。在所有腺体中对唾液腺与汗腺的抑制最明显,其次为泪腺及呼吸道腺体。阿托品对胃液、肠液、胰液、胆汁的分泌影响小。

3.眼睛 阿托品阻断眼睛的 M 受体,表现为扩瞳、眼内压升高、调节麻痹、畏光等,与毛果芸香碱的作用相反,无论局部滴眼或全身给药时均可发生。

(1)扩瞳:阿托品阻断虹膜括约肌上的 M 受体,引起括约肌松弛,使去甲肾上腺素能神经支配的虹膜辐射肌功能占优势,结果引起瞳孔扩大。

(2)升高眼内压:由于扩瞳作用,虹膜退向外缘,厚度增加,前房角间隙变窄,阻碍房水回流,造成眼内压升高,因此阿托品禁用于青光眼患者。

(3)调节麻痹:阿托品阻断睫状肌环状肌纤维 M 受体,环状肌松弛退向外缘,悬韧带拉紧,晶状体变扁平,屈光度降低,此时只能将远物成像于视网膜,不能将近物成像于视网膜上(成像于视网膜后),故看远物清楚而看近物模糊,这种作用称为调节麻痹。

4.心脏

(1)心率:治疗量阿托品(0.5mg)可使部分患者的心率轻度短暂地减慢,一般每分钟减少 4～8 次,这是由于副交感节后纤维和心肌细胞构成的突触前膜的 M_1 受体被阻断,减弱了该受体负反馈地抑制 ACh 释放的作用。较大剂量(1～2mg)阿托品阻断窦房结 M_2 受体,解除迷走神经对心脏的抑制作用,使心率加快,加快程度取决于迷走神经控制心脏的张力,如为迷走张力较高的青壮年,心率增快显著,肌内注射 2mg 阿托品,心率可增加 35～40 次/min,对老年人和婴幼儿则影响小。

(2)房室传导:阿托品阻断心房传导系统和房室结上的 M 受体,拮抗迷走神经过度兴奋所致的心房、房室交界区的传导阻滞,由于心室肌很少受迷走神经控制,治疗浓度阿托品对心室影响小。

5.血管与血压 治疗量阿托品对血管与血压无明显影响,主要原因为多数血管床缺乏胆碱能神经支配。大剂量时可引起皮肤血管扩张,尤其是脸部血管扩张,引起颜面潮红,此作用机制不明,但与 M 受体阻断无关。

6.中枢神经系统 治疗量对中枢神经系统作用不明显,较大剂量(1～2mg)可兴奋延髓和大脑,5mg 时中枢兴奋明显增强,表现为烦躁不安、精神亢奋、多言、谵妄、呼吸兴奋等;中毒剂量(10mg 以上)则产生幻觉、定向障碍、共济失调、抽搐和惊厥,严重中毒时由兴奋转入抑制,出现昏迷和延髓麻痹。

【临床应用】

1.解除平滑肌痉挛,缓解各种内脏绞痛 对胃肠道绞痛、膀胱刺激症状如尿频、尿急等疗效较好,对幽门梗阻疗效较差;对胆绞痛及肾绞痛疗效也较差,常需与阿片类镇痛药合用。

2.抑制腺体分泌 可用于治疗严重盗汗和流涎症。全身麻醉时可用阿托品抑制呼吸道腺体和唾液腺分泌,防止分泌物阻塞呼吸道或发生吸入性肺炎。

3.眼科应用

(1)虹膜睫状体炎:阿托品溶液滴眼,松弛虹膜括约肌和睫状肌,解除睫状肌痉挛,缓解疼痛,有利于炎症消退。与缩瞳药交替使用可预防虹膜与晶状体黏连或发生瞳孔闭锁。

(2)眼底检查:阿托品溶液滴眼扩瞳,用于眼科检查,扩瞳作用可维持1～2周,调节麻痹可维持2～3日,视力恢复慢,因此临床常用其合成代用品,如后马托品。

(3)验光配镜:阿托品使睫状肌充分松弛,晶状体固定,有利于测定晶状体的屈光度。但由于其作用时间长,现已少用。儿童的睫状肌调节功能较强,须用阿托品充分发挥调节麻痹作用。

4.缓慢型心律失常 用于治疗迷走神经功能过高引起的窦性心动过缓、窦房传导阻滞、房室阻滞等缓慢型心律失常,也用于治疗继发于窦房结功能低下心室脱抑制而出现的室性异位节律。但阿托品的剂量需要谨慎调节,剂量过低会加重心动过缓;治疗缺血性心脏病患者的心动过缓时,剂量过大会引起心率增快,增加心肌缺氧,则有引起室颤的危险。

5.抗休克 大剂量阿托品解除血管痉挛,舒张外周血管,改善微循环障碍及组织缺氧状态,对休克早期疗效较好,主要用于感染性休克,如暴发性流行性脑脊髓膜炎、中毒性肺炎和中毒性痢疾等引起的休克。对休克伴有心动过速或高热者,不宜应用。

6.解救有机磷酸酯类中毒 阿托品阻断M受体,能迅速对抗体内堆积的ACh产生M样作用,表现为抑制多种腺体分泌、扩瞳、松弛平滑肌、加快心率等,从而减轻或消除有机磷酸酯类中毒引起的流涎、出汗、肺水肿、呼吸困难、瞳孔缩小、大小便失禁、心率减慢、血压下降等症状。大剂量阿托品还能阻断神经N_1受体拮抗有机磷酸酯类中毒的神经节兴奋。阿托品不能阻断N_2受体,对肌束颤动无效,对中枢兴奋症状对抗作用差。因阿托品不能使磷酰化AChE恢复活性,对中度和重度中毒患者必须与AChE复活药合用。阿托品足量的指标是M样中毒症状迅速消失或出现"阿托品化",即瞳孔不再缩小而开始扩大,皮肤干燥,颜面潮红,腹部啰音显著减少或消失,意识障碍减轻或昏迷患者开始苏醒。如与AChE复活药合用,应减少阿托品用量,以防过量中毒。

【不良反应及中毒】

阿托品作用广泛,临床上利用某一作用时,其他作用则多成为不良反应,严重程度大多与药物剂量有关。

误服颠茄、曼陀罗、洋金花和莨菪根茎也可出现上述中毒症状。阿托品的最低致死量:成人为80～120mg,儿童约为10mg。

阿托品中毒的解救包括去除毒物、使用药理拮抗药和对症处理。洗胃、导泻促进消化道内毒物排出,输液利尿促进毒物排泄。注射新斯的明、毒扁豆碱或毛果芸香碱等拟胆碱药拮抗阿托品的作用,但阿托品解除有机磷酸酯类中毒而过量时,则不能用新斯的明、毒扁豆碱等胆碱酯酶抑制药。由于拟胆碱药与阿托品都兴奋中枢,故中枢兴奋、惊厥时用安定或巴比妥类镇静药或抗惊厥药对抗,同时用拟胆碱药拮抗其外周作用。呼吸抑制可采用人工呼吸和吸氧,维持呼吸功能、循环功能。体温过高可用物理降温处理。

【禁忌证】

青光眼、幽门梗阻、前列腺肥大。

山莨菪碱

山莨菪碱是我国学者从茄科植物唐古特莨菪中提取的生物碱,为左旋体,简称654,人工合成的为消旋体,简称 654-2。山莨菪碱阻断 M 胆碱受体,具有明显的外周抗胆碱作用,解除血管痉挛和微循环障碍作用较强,解除平滑肌解痉和心脏抑制作用与阿托品相似。其抑制唾液分泌、扩瞳作用弱,为阿托品的 1/20~1/10,不易透过血脑屏障,中枢作用弱。主要用于治疗各种感染中毒性休克,也用于治疗内脏平滑肌绞痛。不良反应及禁忌证与阿托品相似,但毒性较低。

东莨菪碱

东莨菪碱是从茄科植物洋金花中提取到的生物碱,为左旋体。东莨菪碱容易透过血脑屏障,可迅速完全地进入中枢神经系统,故中枢作用强。东莨菪碱阻断 M 胆碱受体。外周抗胆碱作用与阿托品相似,但作用强度不同。抑制腺体分泌作用比阿托品强,对眼睛、平滑肌、心血管作用较阿托品弱。东莨菪碱对中枢的作用以抑制为主,小剂量就有明显的镇静作用,较大剂量产生催眠,表现为困倦、疲乏、遗忘、快速眼动睡眠相缩短,对呼吸中枢有抑制作用,偶可发生兴奋不安、幻觉及谵妄,此外还有欣快作用,因此易造成药物滥用。东莨菪碱对中枢还有防晕止吐、抗帕金森病作用。临床用于麻醉前给药、妊娠或放射病所致的呕吐、帕金森病,与苯海拉明合用于晕船晕车。东莨菪碱用于麻醉前给药,不但能抑制腺体分泌,而且具有抑制中枢作用和遗忘效应,因此优于阿托品。用于晕动病时预防性给药疗效好,如已出现晕动病症状则疗效差。对帕金森病有缓解流涎、震颤和肌肉强直的效果。不良反应及禁忌证与阿托品相似。

（二）阿托品的合成代用品

由于阿托品的作用广泛,全身应用时副作用较多,眼科局部应用时作用时间过长。目前已通过改变化学结构半合成或全合成出许多阿托品的代用品,包括扩瞳药、解痉药、选择性 M 受体阻断药。这些合成品具有选择性高、副作用少、疗效强等特点。

1.合成扩瞳药　临床上常用的扩瞳药物有后马托品、环喷托酯、托吡卡胺和尤卡托品等。按扩瞳和调节麻痹持续时间,从长到短分别为阿托品、后马托品、环喷托酯、托吡卡胺、尤卡托品。尤卡托品的扩瞳维持时间最短,且几乎无调节麻痹作用。

2.合成解痉药　这类药物能明显抑制胃肠道平滑肌收缩,解除胃肠道痉挛,并能减少胃酸分泌。主要用于胃肠痉挛和泌尿道痉挛及消化性溃疡。随着 H_2 受体阻断药和质子泵抑制剂的出现,消化性溃疡方面的应用逐渐减少。

（1）季铵类解痉药:季铵类解痉药含季铵结构,口服吸收差,不易透过血脑屏障。对平滑肌解痉作用强。

丙胺太林

丙胺太林为非选择性 M 胆碱受体阻断药,对松弛胃肠道平滑肌作用强,并能减少胃酸分泌。常用于胃及十二指肠溃疡、胃肠痉挛、泌尿道痉挛,也可用于遗尿症及妊娠呕吐。不良反应类似阿托品。中毒量可致神经肌肉传递阻滞,引起呼吸麻痹。同类药尚有溴化甲基阿托品、甲溴东莨菪碱、格隆溴铵、奥芬溴铵、戊沙溴铵等,都可以缓解内脏平滑肌痉挛,作为消化道溃疡的辅助用药。

异丙托溴铵

异丙托溴铵可非选择性阻断 M 受体,但对气道平滑肌有较高的选择性。临床用于慢性阻塞性肺病、支气管哮喘。

（2）叔胺类解痉药：叔胺类解痉药解痉作用显著，也能抑制胃酸分泌，且具有中枢安定作用。

贝那替秦

贝那替秦口服较易吸收，适用于有焦虑症状的溃疡患者，也用于肠蠕动亢进及膀胱刺激征，不良反应有口干、头晕及嗜睡等。

奥昔布宁

奥昔布宁、黄酮哌酯对膀胱平滑肌有较好的解痉作用，也能松弛胃肠道、胆道、输尿管、子宫平滑肌，抑制腺体分泌。用于治疗尿失禁、尿频、尿急等膀胱过度活动症。不良反应主要为口干和便秘。禁用于青光眼、尿潴留患者。

此外，叔胺类解痉药还有双环维林、羟苄利明等。

（3）选择性 M 受体阻断药

哌仑西平

哌仑西平属于三环类药物。服药后 2～3h 达峰浓度，血浆蛋白结合率约为 10%，不能透过血脑屏障，半衰期为 10～12h。主要以原形通过肾、胆道排泄。哌仑西平为选择性 M_1 受体阻断药，也能阻断 M_4 受体，抑制胃酸、胃蛋白酶分泌。临床用于治疗消化道溃疡。不良反应有口干和视力模糊等。同类药还有替仑西平。

二、N 胆碱受体阻断药

（一）N_1 胆碱受体阻断药（神经节阻滞药）

此类药能选择性地阻断神经节内乙酰胆碱对 N_1 胆碱受体激动作用，从而阻断神经冲动的传导过程。交感神经节阻断，表现为心脏抑制、血管扩张、血压下降；副交感神经节阻断，则表现为扩瞳、视物不清、便秘、尿潴留、口干等。由于此类药物作用广泛，副作用多，现仅发挥麻醉时控制性降压作用，以减少手术区出血。常用药物有美加明和樟磺咪芬。

（二）N_2 胆碱受体阻断药（骨骼肌松弛药）

此类药通过阻断神经肌肉接头后膜 N_2 受体，产生神经肌肉阻滞作用，导致骨骼肌松弛。本药主要用于外科麻醉的辅助用药。按其作用机制的不同，可分为除极化型肌松药和非除极化型肌松药。

【除极化型肌松药】

琥珀胆碱

1.药理作用与临床应用　琥珀胆碱由一分子琥珀酸和两分子胆碱组成。在体内迅速代谢，可被血液和肝中的假性胆碱酯酶（非特异性胆碱酯酶）水解为琥珀酸和胆碱，有 10%～15% 的药量可到达作用部位。代谢产物和少量原形药从尿中排出。琥珀胆碱与神经肌接头后膜 N_2 胆碱受体结合，产生与 ACh 相似的较持久的除极作用，使 N_2 胆碱受体对 ACh 不起反应而使骨骼肌松弛。其作用特点：①静脉注射后可先出现短暂的肌束颤动，以胸、腹部肌肉最明显；②肌肉松弛从颈部开始，逐渐波及肩胛、腹部、四肢，以颈部、四肢肌肉最明显；③一次给药肌松作用维持时间短，为 5～8min，重复静脉给药可延长作用时间；④连续用药可产生快速耐受性;⑤与胆碱酯酶抑制药有协同作用:胆碱酯酶抑制药如新斯的明,对假性胆碱酯酶也有抑制作用,从而抑制琥珀胆碱的水解,使琥珀胆碱作用增强,因此解救琥珀胆碱中毒不能用新斯的明解救,主要采取对症处理。静脉注射适用于操作时间短的检查,如气管内插管、气管镜、食管镜、胃镜等;静脉滴注适用于较长时间手术的肌松作用,用于辅助麻醉。

2.不良反应与用药监护　肌束颤动可致肌梭受损,部分患者可出现肩胛部、胸腹部肌肉疼痛,也可使胃内压或眼内压升高。肌肉持久去极化导致血钾升高。禁用于血钾过高、青光眼、假性胆碱酯酶缺乏者和有机磷酸酯类中毒者。肝、肾功能不全及肌无力症状患者慎用。因其可引起强烈的窒息感,故对清醒患者禁用。

【非除极化型肌松药】

筒箭毒碱

1.药理作用与临床应用　筒箭毒碱与骨骼肌运动终板膜上 N_2 受体结合,竞争性阻断 ACh 的去极化作用,使骨骼肌松弛。与琥珀胆碱相比,其主要作用特点如下:①不引起肌束颤动;②肌松作用从眼部肌肉开始,然后依次为四肢、颈部、躯干、肋间肌,剂量过大可累及膈肌,引起呼吸肌麻痹;③一次给药肌松作用持续时间较长,约维持 20min;④有蓄积作用,连续用药时剂量应酌减;⑤对胆碱酯酶抑制药有拮抗作用,过量中毒时可用新斯的明解救;⑥有神经节阻断及促进组胺释放等作用,可引起血压短暂下降、支气管痉挛等。临床上主要作为麻醉辅助药,用于胸腹部手术和气管插管等,现已少用。

2.不良反应与用药监护　禁用于重症肌无力、支气管哮喘、严重休克患者。10 岁以下儿童对筒箭毒碱多敏感,不宜使用。安全范围小,过量中毒可引起呼吸停止。用药中注意观察呼吸、血压、心率,备好急救的新斯的明和呼吸机。

泮库溴铵

泮库溴铵为人工合成的长效非除极化型肌松药,肌松作用较筒箭毒碱强,静脉注射 4～6min 起效,维持时间 2～3h。治疗量有抗胆碱和促进儿茶酚胺释放作用,可引起心率加快和血压升高。本药主要用于气管插管、各种手术以维持肌松。同类药还有多库溴铵、米库溴铵、哌库溴铵、罗库溴铵、维库溴铵等。

第十二章 作用于肾上腺素受体的药物

第一节 概述

与肾上腺素受体结合,引起交感神经兴奋效应相似的药物称为肾上腺素受体激动药,又称拟肾上腺素药。该类药因基本化学结构属 β-苯乙胺,故又称拟交感胺类。

与肾上腺素受体结合,其本身不产生或较少产生拟肾上腺素作用,从而阻断肾上腺素能神经递质或拟交感胺与受体相互作用的药物称为肾上腺素受体阻断药,又称肾上腺素受体拮抗剂。

一、肾上腺素能神经及其递质

(一)递质的生物合成、贮备及释放

肾上腺素能神经是指能在传出神经兴奋时,末梢释放的递质为去甲肾上腺素的神经。肾上腺素能神经末梢是由极细的串珠状神经纤维构成,串珠状膨胀部分称为膨体,与效应器细胞之间形成突触。膨体内有线粒体及囊泡等结构,一个膨体大约有 1000 个囊泡,囊泡内含有高浓度的去甲肾上腺素、ATP 及多巴胺-β-羟化酶。囊泡大小不一,为递质合成、转运与储备的重要场所。

去甲肾上腺素(NA 或 NE)的生物合成在肾上腺素能神经胞体内和轴突内开始进行,但主要部位是在神经末梢的膨体。酪氨酸是合成去甲肾上腺素的基本原料,血液中的酪氨酸通过钠依赖性转运体进入去甲肾上腺素能神经末梢,经酪氨酸羟化酶(TH)催化生成多巴,再经多巴脱羧酶(DDC)催化生成多巴胺。在囊泡壁上的转运体作用下,多巴胺进入囊泡,由多巴胺-β-羟化酶(DβH)的催化下生成去甲肾上腺素,并与 ATP 及嗜铬蛋白结合贮存于囊泡中。可免遭线粒体的单胺氧化酶(MAO)破坏。酪氨酸羟化酶的活性较低,反应速度慢,且对底物要求专一,而且胞浆中的多巴胺和去甲肾上腺素对该酶有反馈抑制作用,是合成去甲肾上腺素的限速酶。NA 在苯乙醇胺-N-甲基转移酶的作用下进一步甲基化生成肾上腺素。

此外,肾上腺髓质的嗜铬细胞在肾上腺皮质激素的调控下,激活酪氨酸羟化酶合成去甲肾上腺素,然后以扩散的方式离开囊泡,在胞浆中经苯乙醇胺-N-甲基转移酶的催化合成肾上腺素,肾上腺素再返回囊泡中。任何引起肾上腺皮质激素分泌增加的应激状态都可以引起肾上

腺素的释放。

当神经冲动到达肾上腺素能神经末梢时,细胞膜产生去极化,钙离子内流,促进靠近突触前膜的一些囊泡向突触前膜运动。囊泡膜与突触前膜融合,并形成裂孔,囊泡内容物以胞裂外排的方式排入突触间隙,从而引起去甲肾上腺素释放。肾上腺髓质中肾上腺素的释放是通过节前纤维释放乙酰胆碱完成的。乙酰胆碱与嗜铬细胞上的 N_1 受体相互作用,产生去极化,钙离子内流,囊泡也同样以胞裂外排的方式释放肾上腺素。

(二)递质作用的消失

去甲肾上腺素作用的消失主要依赖于神经末梢突触前膜的主动再摄取,是由一种称为转运体的特殊蛋白来进行,这种摄取称为摄取-1,也称神经摄取。释放量75%～90%的去甲肾上腺素通过这种方式被摄入神经末梢内,并转入囊泡内贮存,供下一次释放。部分仍在囊泡外的去甲肾上腺素,可被胞质液中线粒体膜上的 MAO 破坏。已扩散到突触间隙外,并进入循环中的去甲肾上腺素可被非神经组织如心肌、血管平滑肌等所摄取,该摄取称为摄取-2,也称非神经摄取。摄取后很快再被细胞内的儿茶酚氧位甲基转移酶(COMT)和 MAO 所代谢。因此有研究认为,摄取-1 为贮存型摄取,摄取-2 为代谢型摄取。

二、肾上腺素受体

肾上腺素受体是指位于突触前膜、突触后膜或效应器细胞膜上的一种特殊蛋白质,它们能选择性地与相应的配体(如去甲肾上腺素、肾上腺素等拟肾上腺素药及抗肾上腺素药)相结合,从而产生特定的生物效应。

肾上腺素受体分为 α 型肾上腺素受体和 β 型肾上腺素受体。其中 α 受体也分为两个亚型:α_1、α_2 受体。α_1 受体主要位于突触后膜,α_2 受体主要位于突触前膜及非突触部位。它们位于不同的染色体上,现已被克隆出六种亚型基因。β 受体依据激动药与拮抗药的相对选择性分为 β_1、β_2 和 β_3 受体。β_1 受体主要分布在心肌,β_2 受体主要分布在气管平滑肌及其他部位,而 β_3 受体则分布在脂肪细胞上。此外,α_1、α_2 受体在脑内也有定点分布。与 β_2 受体相比,β_1 受体更可能与脑功能关系密切。而在脊髓,α 受体比 β 受体更有生理学意义(表 12-1)。

表 12-1 肾上腺素受体的主要分布、效应与常用激动药

受体	分布	效应	常用激动药
β_1	窦房结	心率增快	异丙肾上腺素
β_1	传导系统	传导加快	异丙肾上腺素
β_1	心肌	收缩增强	异丙肾上腺素
α	皮肤黏膜血管	收缩	去甲肾上腺素
α、β_2	内脏血管	收缩为主	肾上腺素
α、β_2	冠状血管	舒张为主	肾上腺素
α、β_2	骨骼肌血管	舒张为主	肾上腺素
α_2	突触前膜	血管扩张	可乐定

受体	分布	效应	常用激动药
		（抑制去甲肾上腺素释放）	
β_1	肾小球旁细胞	肾素分泌增加	肾上腺素
β_2	支气管平滑肌	舒张	异丙肾上腺素
$\alpha、\beta_1$	胃肠壁平滑肌	舒张	肾上腺素
α	胃肠括约肌	收缩	去甲肾上腺素
β_3	脂肪代谢	分解	异丙肾上腺素
$\alpha、\beta$	糖代谢	分解	异丙肾上腺素
α	汗腺	分泌	肾上腺素

三、肾上腺素受体药物的作用机制与方式

拟肾上腺素药物与神经末梢释放的递质相似,直接或间接地作用于不同靶组织的肾上腺素受体,发挥着各自的生物学效应。拟肾上腺素药的效应不仅取决于靶细胞上受体类型,还取决于受体密度和药物剂量。例如,支气管平滑肌细胞膜的受体主要是 β_2 受体,异丙肾上腺素作用于受体使其扩张。支气管痉挛的患者长期应用 β_2 受体激动药,支气管平滑肌 β_2 受体的密度减少,易产生耐受。骨骼肌血管既有 β_2 受体,又有 α_1 受体,低剂量的肾上腺素激动 β_2 受体使其扩张,高剂量肾上腺素则激动 α_1 受体使其收缩。

拟肾上腺素药物发挥生物学效应,通过直接或间接作用的方式兴奋肾上腺素受体,产生不同的药理作用。

（一）直接作用

许多药物直接与肾上腺素受体结合。结合后产生与递质去甲肾上腺素相似的作用,称为拟肾上腺素药,激动药;如果不产生或较少产生去甲肾上腺素的作用,且阻碍递质或拟似药与受体的结合,产生相反作用,则称为肾上腺素受体阻断药。对激动药而言,则称为拮抗药。

拟肾上腺素药与细胞表面的 β 受体结合后,激活特殊的中间介质 G 蛋白,在 G 蛋白的介导下,激活腺苷酸环化酶催化 ATP 转变为 cAMP(第二信使)。当 cAMP 浓度升高时,刺激蛋白激酶使得细胞的蛋白通道磷酸化,并引起细胞特殊的生物学反应。同时,心肌细胞的 L-型钙通道被激活,细胞内的 Ca^{2+} 浓度增加,而使心肌收缩力增强。因此,Ca^{2+} 成为最后的递质,并被认为是第三信使。

此外,拟肾上腺素药(第一信使)和细胞表面的 α_1 受体结合,在 G 蛋白的介导下,激活磷脂酶 C 水解膜中的磷脂或磷脂酰肌醇,生成二酰基甘油(第二信使)和磷酸肌醇,后两者促进细胞内钙贮存库中的 Ca^{2+} 释放,并产生相应的生理、生化效应。

（二）间接作用

1.影响递质的合成　α-甲基酪氨酸可抑制合成去甲肾上腺素的限速酶——酪氨酸羟化酶,从而使去甲肾上腺素合成减少。

2.影响递质的释放　某些药物如麻黄碱、间羟胺不仅可以直接作用于受体,还可通过促进

神经末梢释放去甲肾上腺素,从而产生拟肾上腺素作用。但这种作用有一定限制,即当反复用药后,神经末梢贮备的去甲肾上腺素减少,药物作用减弱,即产生快速耐受性。此外,还有如可乐定能够分别抑制外周与中枢 NA 释放,产生阻断的效应。

3.影响递质的转运和贮存　有的药物干扰递质去甲肾上腺素的再摄取,如利血平为典型的囊泡摄取抑制剂,影响去甲肾上腺素在囊泡内的贮备。

4.影响生物转化　由于肾上腺素能神经递质的消除主要依赖于突触前膜的再摄取,因此单胺氧化酶(MAO)抑制药、儿茶酚氧位甲基转移酶(COMT)抑制药尚不能成为理想的外周抗肾上腺素药。

第二节　肾上腺素受体激动药

肾上腺素受体激动药是一类化学结构及药理作用和肾上腺素、去甲肾上腺素相似的药物,与肾上腺素受体结合并激动受体,产生肾上腺素样作用,又称拟肾上腺素药。它们都是胺类,作用亦与兴奋交感神经的效应相似,故又称拟交感胺类。

一、构效关系及分类

【构效关系】

肾上腺素受体激动药的基本化学结构是 β-苯乙胺。当苯环 α 位或 β 位碳原子的氢及末端氨基被不同基团取代时,可变成多种肾上腺素受体激动药。这些基团既影响药物对 α、β 受体的亲和力及激动受体的能力,也影响药物的体内过程。

1.苯环上化学基团的不同　肾上腺素、去甲肾上腺素、异丙肾上腺素和多巴胺等在苯环第3、4 位碳上都有羟基,形成儿茶酚,故称儿茶酚胺类。它们在外周产生明显的 α、β 受体激动作用,易被儿茶酚邻位转移酶(COMT)灭活,作用时间短,对中枢作用弱。如果去掉一个羟基,其外周作用将减弱,而作用时间延长,口服生物利用度增加。去掉两个羟基,则外周作用减弱,中枢作用加强,如麻黄碱。

2.烷胺侧链 α-碳原子上氢被取代　被甲基取代(如间羟胺和麻黄碱),则不易被单胺氧化酶(MAO)代谢,作用时间延长;易被摄取-1 所摄入,在神经元内存在时间长,促进递质释放。

3.氨基氢原子被取代　被取代药物对 α、β 受体选择性将发生变化。去甲肾上腺素氨基末端的氢被甲基取代,则为肾上腺素,可增加对 $β_1$ 受体的活性;被异丙基取代,则为异丙肾上腺素,可进一步增加对 $β_1$、$β_2$ 受体的作用,而对 α 受体的作用逐渐减弱。虽然去氧肾上腺素氨基上的氢被甲基取代,但由于苯环上缺少 4 位碳羟基,仅保留其对 α 受体的作用,而对 β 受体无明显作用。取代基团从甲基到叔丁基,对仅 α 受体的作用逐渐减弱,对 β 受体的作用却逐渐加强。

4.光学异构体　碳链上的 α-碳和 β-碳如被其他基团取代,可形成光学异构体。在 α-碳上形成的左旋体,外周作用较强,如左旋去甲肾上腺素比右旋体作用强 10 倍以上。在 α-碳形成的右旋体,中枢兴奋作用较强,如右旋苯丙胺的中枢作用强于左旋苯丙胺。

【分类】

按对不同肾上腺素受体亚型的选择性,肾上腺素受体激动药分为三大类:①α 肾上腺素受体激动药;②α、β 肾上腺素受体激动药;③β 肾上腺素受体激动药。

二、α 肾上腺素受体激动药

去甲肾上腺素

去甲肾上腺素(NE)是去甲肾上腺素能神经末梢释放的主要递质,肾上腺髓质亦少量分泌。药用的 NA 是人工合成品,化学性质不稳定,见光、遇热易分解,在中性尤其在碱性溶液中迅速氧化变色而失效,在酸性溶液中较稳定,常用其重酒石酸盐。

【体内过程】

口服因局部作用使胃黏膜血管收缩而影响其吸收,在肠内易被碱性肠液破坏;皮下注射时,因血管剧烈收缩吸收很少,且易发生局部组织坏死,故一般采用静脉滴注给药。外源性去甲肾上腺素不易透过血脑屏障,很少到达脑组织。内源性和外源性去甲肾上腺素大部分被神经末梢摄取后,进入囊泡贮存(摄取-1);被非神经细胞摄取者,大多被 COMT 和 MAO 代谢而失活(摄取-2)。代谢产物为活性很低的间甲去甲肾上腺素,其中一部分再经 MAO 的作用,脱胺形成 3-甲氧-4-羟扁桃酸(VMA),后者可与硫酸或葡萄糖醛酸结合,经肾脏排泄。由于去甲肾上腺素进入机体迅速被摄取和代谢,故作用短暂。

【药理作用】

激动 α 受体作用强大,对 α_1 和 α_2 受体无选择性。对心脏 β_1 受体作用较弱,对 β_2 受体几乎无作用。

1.血管 激动血管 α_1 受体,使血管收缩,主要使小动脉和小静脉收缩。皮肤黏膜血管收缩最明显,其次是肾脏血管。此外脑、肝、肠系膜甚至骨骼肌血管也呈收缩反应。动脉收缩使血流量减少,静脉的显著收缩使总外周阻力增加。冠状血管舒张,主要是由于心脏兴奋、心肌的代谢产物(如腺苷等)增加所致,同时因血压升高,提高冠状血管的灌注压,故冠脉流量增加。激动血管壁的去甲肾上腺素能神经末梢突触前膜 α_2 受体,抑制去甲肾上腺素释放。

2.心脏 较弱激动心脏的 β_1 受体,使心肌收缩性加强,心率加快,传导加速,心排出量增加。在整体情况下,心率由于血压升高而反射性减慢;另外,由于药物的强烈血管收缩作用,总外周阻力增高,增加了心脏的射血阻力,使心排出量不变或下降。剂量过大时,心脏自动节律性增加,可能引起心律失常,但较肾上腺素少见。

3.血压 小剂量静脉滴注,血管收缩作用尚不十分剧烈时,由于心脏兴奋使收缩压升高,而舒张压升高不明显,故脉压加大。较大剂量时,因血管强烈收缩使外周阻力明显增高,故收缩压升高的同时舒张压也明显升高,脉压减小。

4.其他 对机体代谢的影响较弱,仅在大剂量时才出现血糖升高。对中枢神经系统的作用较弱。对于孕妇,可增加子宫收缩的频率。

【临床应用】

去甲肾上腺素仅限于早期神经源性休克及嗜铬细胞瘤切除后或药物中毒时的低血压。本药稀释后口服,可使食管和胃黏膜血管收缩产生局部止血作用。

【不良反应】

1.局部组织缺血坏死:静脉滴注时间过长、浓度过高或药液漏出血管,可引起局部缺血坏死,如发现外漏或注射部位皮肤苍白,应停止注射或更换注射部位,进行热敷,并用 α 受体阻断药酚妥拉明做局部浸润注射,以扩张血管。

2.急性肾衰竭:滴注时间过长或剂量过大,可使肾脏血管剧烈收缩,产生少尿、无尿和肾实质损伤,故用药期间尿量应保持在每小时 25mL 以上。

3.伴有高血压、动脉硬化症、器质性心脏病、少尿、无尿、严重微循环障碍的患者及孕妇禁用。

间羟胺

间羟胺为 α_1、α_2 肾上腺素受体激动药,既有直接对肾上腺素受体的激动作用,也有通过释放 NA 而发挥的间接作用。主要作用是收缩血管、升高血压,升压作用比 NA 弱、缓慢而持久。间羟胺可静滴也可肌内注射,临床作为去甲肾上腺素的代用品,用于各种休克早期及手术后或脊髓麻醉后的休克。也可用于阵发性房性心动过速,特别是伴有低血压的患者,反射性减慢心率,并对窦房结可能具有直接抑制作用,使心率恢复正常。

去氧肾上腺素和甲氧明

去氧肾上腺素(苯肾上腺素)和甲氧明(甲氧胺)都是人工合成品。作用机制与间羟胺相似,不易被 MAO 代谢,可直接和间接地激动 α_1 受体,又称 α_1 受体激动药。作用与去甲肾上腺素相似但较弱,一般剂量时对 β 受体的作用不明显,高浓度的甲氧明具有阻断 β 受体的作用。在升高血压的同时,肾血流的减少比去甲肾上腺素更为明显。作用维持时间较久,除静脉滴注外也可肌内注射。用于抗休克及防治脊髓麻醉或全身麻醉的低血压。甲氧明与去氧肾上腺素均能通过收缩血管、升高血压,使迷走神经反射性兴奋而减慢心率,临床可用于阵发性室上性心动过速。去氧肾上腺素还能兴奋瞳孔扩大肌,使瞳孔扩大,作用较阿托品弱,持续时间较短,一般不引起眼内压升高(老年人虹膜角膜角狭窄者可能引起眼内压升高)和调节麻痹,在眼底检查时作为快速短效的扩瞳药。

羟甲唑啉和阿可乐定

羟甲唑啉(氧甲唑啉)和可乐定的衍生物阿可乐定是外周突触后膜 α_2 受体激动药。羟甲唑啉收缩血管,滴鼻用于治疗鼻黏膜充血和鼻炎,常用浓度为 0.05%,作用在几分钟内发生,可持续数小时。偶见局部刺激症状,小儿用后可致中枢神经系统症状,2 岁以下儿童禁用。阿可乐定主要利用其降低眼压的作用,用于青光眼的短期辅助治疗,特别在激光疗法之后,预防眼压回升。

中枢 α_2 受体激动药包括可乐定及甲基多巴。

三、α、β肾上腺素受体激动药

肾上腺素

肾上腺素是肾上腺髓质的主要激素,其生物合成过程主要是在髓质嗜铬细胞中首先形成去甲肾上腺素,然后进一步经苯乙胺-N-甲基转移酶(PNMT)作用,使去甲肾上腺素甲基化形成肾上腺素。药用肾上腺素可从家畜肾上腺提取或人工合成。理化性质与去甲肾上腺素相似。肾上腺素化学性质不稳定,见光易失效;在中性,尤其是碱性溶液中,易氧化变色失去活性。

【体内过程】

口服后在碱性肠液、肠黏膜及肝内易被破坏氧化失效,不能达到有效血药浓度。皮下注射因能收缩血管,故吸收缓慢,作用维持时间为1h左右。肌内注射的吸收速度远较皮下注射快,作用维持10～30min。肾上腺素在体内的摄取与代谢途径与去甲肾上腺素相似。静脉注射或滴注肾上腺素96h后主要以代谢产物和少量原形经肾排泄。

【药理作用与作用机制】

肾上腺素主要激动 α 和 β 受体。作用与机体的生理病理状态、靶器官中肾上腺素受体亚型的分布、整体的反射作用和神经末梢突触间隙的反馈调节等因素有关。

1. **心脏** 作用于心肌、传导系统和窦房结的 β_1 和 β_2 受体,加强心肌收缩性,加速传导,加快心率,提高心肌的兴奋性。对离体心肌的 β 型作用特征是加速收缩性发展的速率(正性缩率作用)。由于心肌收缩力增强,心率加快,故心排出量增加。肾上腺素舒张冠状血管,改善心肌的血液供应,且作用迅速。肾上腺素兴奋心脏,提高心肌代谢,使心肌耗氧量增加,剂量过大或静脉注射过快,可引起心律失常,出现期前收缩,甚至引起心室纤颤;当患者处于心肌缺血、缺氧及心力衰竭时,肾上腺素有可能使病情加重或引起快速性心律失常,如期前收缩、心动过速,甚至心室纤颤。

2. **血管** 激动血管平滑肌上的 α 受体,血管收缩;激动 β_2 受体,血管舒张。体内各部位血管的肾上腺素受体的种类和密度各不相同,所以肾上腺素对血管的作用取决于各器官血管平滑肌上 α 及 β_2 受体的分布密度及给药剂量的大小。小动脉及毛细血管前括约肌血管壁的肾上腺素受体(特别是 α 受体)密度高,血管收缩较明显;皮肤、黏膜、肾和胃肠道等器官的血管平滑肌 α 受体在数量上占优势,故以皮肤、黏膜血管收缩为最强烈;内脏血管,尤其是肾血管,也显著收缩;对脑和肺血管收缩作用十分微弱,有时由于血压升高而被动地舒张;而静脉和大动脉的肾上腺素受体密度低,故收缩作用较弱。而在骨骼肌和肝脏的血管平滑肌上 β_2 受体占优势,故小剂量的肾上腺素往往使这些血管舒张。肾上腺素也能舒张冠状血管,此作用可在不增加主动脉血压时发生,可能由下述 3 个因素引起:①兴奋冠脉血管 β_2 受体,血管舒张;②心脏的收缩期缩短,相对延长舒张期;③肾上腺素引起心肌收缩力增强和心肌耗氧量增加,从而促使心肌细胞释放扩血管的代谢产物腺苷。

3. **血压** 在皮下注射治疗量肾上腺素或低浓度静脉滴注时,由于心脏兴奋,皮肤黏膜血管收缩,使收缩压和舒张压升高;由于骨骼肌血管的舒张作用,抵消或超过了皮肤黏膜血管收缩作用的影响,故舒张压不变或下降;此时脉压增大,身体各部位血液重新分配,有利于紧急状态下机体能量供应的需要。较大剂量静脉注射时,由于缩血管反应使收缩压和舒张压均升高。肾上腺素的典型血压改变多为双相反应,即给药后迅速出现明显的升压作用,而后出现微弱的降压反应,后者持续作用时间较长。如预给 α 受体阻断药,肾上腺素的升压作用可被翻转,呈现明显的降压反应,表现出肾上腺素对血管 β_2 受体的激动作用。

4.平滑肌 肾上腺素对平滑肌的作用主要取决于器官组织上的肾上腺素受体的类型。激动支气管平滑肌的 β_2 受体,发挥强大的舒张支气管作用,并能抑制肥大细胞释放组胺等过敏性物质。激动支气管黏膜血管的 α 受体,使其收缩,降低毛细血管的通透性,有利于消除支气管黏膜水肿。可使 β_1 受体占优势的胃肠平滑肌张力降低、自发性收缩频率和幅度减少;对子宫平滑肌的作用与性周期、充盈状态和给药剂量有关,妊娠末期能抑制子宫张力和收缩。肾上腺素的 β 受体激动作用可使膀胱逼尿肌舒张,α 受体激动作用使三角肌和括约肌收缩,由此引起排尿困难和尿潴留。

5.代谢 肾上腺素能提高机体代谢,治疗剂量下,可使耗氧量升高 20%～30%。在人体内,由于 α 受体和 β_2 受体的激动都可能致肝糖原分解,而肾上腺素兼具 α、β 作用,故其升高血糖作用较去甲肾上腺素显著。此外,肾上腺素降低外周组织对葡萄糖的摄取,部分原因与抑制胰岛素的释放有关。肾上腺素激活甘油三酯酶加速脂肪分解,使血液中游离脂肪酸升高,可能与激动 β_1、β_2 受体有关。

6.中枢神经系统 肾上腺素不易透过血脑屏障,治疗量时一般无明显中枢兴奋现象,大剂量时出现中枢兴奋症状,如激动、呕吐、肌强直,甚至惊厥等。

【临床应用】

1.心脏骤停 用于溺水、麻醉和手术过程中的意外,药物中毒,传染病和心脏传导阻滞等所致的心脏骤停,可用肾上腺素做心室内注射,使心脏重新起搏,同时进行心脏按摩、人工呼吸和纠正酸中毒等措施。对电击所致的心脏骤停,可用肾上腺素配合心脏除颤器或利多卡因等除颤。

2.过敏性疾病

(1)过敏性休克:肾上腺素激动 α 受体,收缩小动脉和毛细血管前括约肌,降低毛细血管的通透性;激动 β 受体可改善心功能,缓解支气管痉挛;减少过敏介质释放,扩张冠状动脉,可迅速缓解过敏性休克的临床症状,挽救患者的生命,为治疗过敏性休克的首选药。应用时一般肌内或皮下注射给药,严重患者亦可用生理盐水稀释 10 倍后缓慢静脉注射,但必须控制注射速度和用量,以免引起血压骤升及心律失常等不良反应。

(2)支气管哮喘:本药由于不良反应严重,仅用于急性发作者。

(3)血管神经性水肿及血清病:肾上腺素可迅速缓解血管神经性水肿、血清病、荨麻疹、花粉症等变态反应性疾病的症状。

3.局部应用 肾上腺素与局麻药配伍,可延缓局麻药的吸收,延长局麻药作用时间。一般局麻药中肾上腺素的浓度为 1：250000,一次用量不超过 0.3mg。将浸有肾上腺素的纱布或棉球(0.1%)用于鼻黏膜和齿龈表面,可使微血管收缩,用于局部止血。

4.治疗青光眼 本药通过促进房水流出及使 β 受体介导的眼内反应脱敏感化,降低眼内压。

【不良反应】

主要不良反应为心悸、烦躁、头痛和血压升高等。剂量过大时，α 受体过度兴奋使血压骤升，有发生脑出血的危险，故老年人慎用。当 β 受体兴奋过强时，可使心肌耗氧量增加，引起心肌缺血和心律失常，甚至心室纤颤，故应严格掌握剂量。禁用于高血压、脑动脉硬化、器质性心脏病、糖尿病和甲状腺功能亢进症等。

多巴胺

多巴胺(DA)是去甲肾上腺素生物合成的前体，药用的多巴胺是人工合成品。

【体内过程】

口服后易在肠和肝中被破坏而失效。一般用静脉滴注给药，在体内迅速经 MAO 和 COMT 代谢灭活，故作用时间短暂。因为多巴胺不易透过血脑屏障，所以外源性多巴胺无中枢作用。

【药理作用】

多巴胺主要激动 α、β 和外周的多巴胺受体，并促进神经末梢释放 NA。

1.心血管 多巴胺对心血管的作用与用药浓度有关，低浓度时主要与位于肾脏、肠系膜和冠脉的多巴胺受体(D_1)结合，通过激活腺苷酸环化酶，使细胞内 cAMP 水平提高而导致血管舒张。高浓度的多巴胺可作用于心脏 $β_1$ 受体，使心肌收缩力增强，心排出量增加。

2.血压 高剂量多巴胺可增加收缩压，但对舒张压无明显影响或使其轻微增加，脉压增大。由于心排出量增加，而肾和肠系膜血管阻力下降，其他血管阻力基本不变，总外周阻力变化不大。继续增加给药浓度，多巴胺可激动血管的 α 受体，导致血管收缩，引起总外周阻力增加，使血压升高，这一作用可被 α 受体阻断药所拮抗。

3.肾脏 多巴胺在低浓度时作用于 D_1 受体，舒张肾血管，使肾血流量增加，肾小球的滤过率也增加。同时多巴胺具有排钠利尿作用，可能是由于多巴胺直接对肾小管 D_1 受体的作用。大剂量时兴奋肾血管的 α 受体，可使肾血管明显收缩。

【临床应用】

用于各种休克，如感染中毒性休克、心源性休克及出血性休克等。多巴胺作用时间短，需静脉滴注，可根据需要逐渐增加剂量。滴注给药时必须适当补充血容量，纠正酸中毒。用药时应监测心功能改变。

多巴胺与利尿药联合应用于急性肾衰竭。对急性心功能不全，具有改善血流动力学的作用。

【不良反应】

一般较轻，偶见恶心、呕吐。如剂量过大或滴注太快可出现心动过速、心律失常和肾血管收缩导致肾功能下降等，一旦发生，应减慢滴注速度或停药。如仍不消失，可用酚妥拉明拮抗。

与单胺氧化酶抑制剂或三环类抗抑郁药合用时，多巴胺剂量应酌减。室性心律失常、闭塞性血管病、心肌梗死、动脉硬化和高血压患者慎用。嗜铬细胞瘤患者禁用。

麻黄碱

麻黄碱是从中药麻黄中提取的生物碱。两千年前的《神农本草经》即有麻黄能"止咳逆上气"的记载。麻黄碱现已人工合成,药用其左旋体或消旋体。

【体内过程】

口服易吸收,可通过血脑屏障。小部分在体内经脱胺氧化而被代谢,大部分以原形经肾排泄,消除缓慢,故作用较肾上腺素持久。$t_{1/2}$为3~6h。

【药理作用】

麻黄碱可直接和间接激动肾上腺素受体,它的直接作用在不同组织可表现为激动α_1、α_2、β_1和β_2受体,另外可促进肾上腺素能神经末梢释放去甲肾上腺素而发挥间接作用。与肾上腺素比较,麻黄碱具有下列特点:①化学性质稳定,口服有效;②拟肾上腺素作用弱而持久;③中枢兴奋作用较显著;④易产生快速耐受性。

1.心血管　兴奋心脏,使心肌收缩力加强、心输出量增加。在整体情况下由于血压升高,反射性减慢心率,此作用可抵消其直接加快心率的作用,故心率变化不大。麻黄碱的升压作用出现缓慢,但维持时间较长。

2.支气管平滑肌　松弛支气管平滑肌作用较肾上腺素弱,起效慢,作用持久。

3.中枢神经系统　具有较显著的中枢兴奋作用,较大剂量可兴奋大脑和皮层下中枢,引起精神兴奋、不安和失眠等。

4.快速耐受性　麻黄碱短期内反复给药,作用逐渐减弱,称为快速耐受性,也称脱敏。停药后可以恢复。每日用药小于3次则快速耐受性一般不明显。麻黄碱的快速耐受性产生的机制,一般认为包括受体逐渐饱和与递质逐渐耗损两种因素。

【临床应用】

1.用于预防支气管哮喘发作和轻症的治疗,对于重症急性发作疗效较差。

2.消除鼻黏膜充血所引起的鼻塞,常用0.5%~1.0%溶液滴鼻,可明显改善黏膜肿胀。

3.防治某些低血压状态,如用于防治硬膜外和蛛网膜下腔麻醉所引起的低血压。

4.缓解荨麻疹和血管神经性水肿的皮肤黏膜症状。

【不良反应】

有时出现中枢兴奋所致的不安、失眠等,晚间服用宜加镇静催眠药防止失眠。连续滴鼻治疗过久,可产生反跳性鼻黏膜充血或萎缩。禁忌证同肾上腺素。

伪麻黄碱

伪麻黄碱是麻黄碱的立体异构物,作用与麻黄碱相似,但升压作用和中枢作用较弱。口服易吸收,不易被MAO代谢,大部分以原形经肾排泄,$t_{1/2}$约数小时,主要用于鼻黏膜充血。

四、β肾上腺素受体激动药

异丙肾上腺素

异丙肾上腺素是人工合成品,药用其盐酸盐,化学结构是去甲肾上腺素氨基上的氢原子被异丙基所取代,是经典的β_1、β_2受体激动剂。

【体内过程】

口服易在肠黏膜与硫酸基结合而失效;气雾剂吸入给药,吸收较快;舌下含药因能舒张局部血管,少量可从黏膜下的舌下静脉丛迅速吸收。吸收后主要在肝及其他组织中被COMT所代谢。异丙肾上腺素较少被MAO代谢,也较少被去甲肾上腺素能神经所摄取,因此其作用维持时间较肾上腺素略长。

【药理作用】

主要激动β受体,对$β_1$和$β_2$受体选择性很低。对α受体几乎无作用。

1.心脏 对心脏$β_1$受体具有强大的激动作用,表现为正性肌力和正性频率作用,缩短收缩期和舒张期。与肾上腺素相比,异丙肾上腺素加快心率、加速传导的作用较强,心肌耗氧量明显增加,对窦房结有显著兴奋作用,也能引起心律失常,但较少产生心室颤动。

2.血管和血压 对血管有舒张作用,主要是激动$β_2$受体使骨骼肌血管舒张,对肾血管和肠系膜血管舒张作用较弱,对冠状血管也有舒张作用,还有增加组织血流量的作用。由于心脏兴奋和外周血管舒张,使收缩压升高而舒张压略下降,此时冠脉流量增加;但如静脉注射给药,则可引起舒张压明显下降,降低了冠状血管的灌注压,冠脉有效血流量不增加。

3.支气管平滑肌 可激动$β_2$受体,舒张支气管平滑肌,作用比肾上腺素略强,并具有抑制组胺等过敏性物质释放的作用。但对支气管黏膜的血管无收缩作用,故消除黏膜水肿的作用不如肾上腺素。久用可产生耐受性。

4.其他 能增加肝糖原、肌糖原分解,增加组织耗氧量。其升高血中游离脂肪酸作用与肾上腺素相似,而升高血糖作用较弱。

【临床应用】

1.心搏骤停 异丙肾上腺素对停搏的心脏具有起搏作用,使心脏恢复跳动。适用于心室自身节律缓慢,高度房室传导阻滞或窦房结功能衰竭而并发的心脏骤停,常与去甲肾上腺素或间羟胺合用做心室内注射。

2.房室传导阻滞 舌下含药或静脉滴注给药,治疗Ⅱ度、Ⅲ度房室传导阻滞。

3.支气管哮喘 用于控制支气管哮喘急性发作,舌下或喷雾给药,疗效快而强。

4.休克 适用于中心静脉压高、心输出量低的感染性休克,但要注意补液及心脏毒性。目前临床已少用。

【不良反应】

常见的不良反应是心悸、头晕。用药过程中应注意控制心率。支气管哮喘患者已具缺氧状态,加之气雾剂剂量不易掌握,如剂量过大,可致心肌耗氧量增加,引起心律失常,甚至产生危险的心动过速及心室颤动。禁用于冠心病、心肌炎和甲状腺功能亢进症等。

多巴酚丁胺

多巴酚丁胺为人工合成品,其化学结构和体内过程与多巴胺相似,口服无效,仅供静脉注射给药。

多巴酚丁胺是含有右旋多巴酚丁胺和左旋多巴酚丁胺的消旋体。前者阻断$α_1$受体,后者激动$α_1$受体,对α受体的作用因此而抵消。两者都激动β受体,但前者激动β受体作用为后者的10倍。消旋多巴酚丁胺的作用是两者的综合结果,主要表现为激动$β_1$受体。

与异丙肾上腺素比较,本药的正性肌力作用比正性频率作用显著。很少增加心肌耗氧量,也较少引起心动过速;静滴速度过快或浓度过高时,则引起心率加快。这可能由于外周阻力变化不大和心脏 β_1 受体激动时正性肌力作用的参与。而外周阻力的稳定又可能是因为 α_1 受体介导的血管收缩作用与 β_2 受体介导的血管舒张作用相抵消所致。

【临床应用】

主要用于治疗心肌梗死并发心力衰竭,多巴酚丁胺可增加心肌收缩力,增加心输出量和降低肺毛细血管楔压,并使左室充盈压明显降低,使心功能改善,继发地促进排钠、排水、增加尿量,有利于消除水肿。

【不良反应】

用药期间可引起血压升高、心悸、头痛、气短等不良反应。偶致室性心律失常。

其他 β_1 受体激动药有普瑞特罗、扎莫特罗等,主要用于慢性充血性心力衰竭的治疗。

β 受体激动药还包括选择性激动 β_2 受体的药物,常用的药物有沙丁胺醇(羟甲叔丁肾上腺素)、特布他林(间羟叔丁肾上腺素)、克仑特罗(双氯醇胺)、奥西那林(间羟异丙肾上腺素)、沙美特罗等,临床主要用于支气管哮喘的治疗。

第三节　肾上腺素受体阻断药

肾上腺素受体阻断药又称肾上腺素受体拮抗剂。是指能与肾上腺素受体相结合,其本身不产生或较少产生拟肾上腺素作用,从而阻滞肾上腺素能神经递质或外源性激动药与受体相互作用的药物。根据这类药物对 α 受体、β 受体的选择性不同,主要分为 α 受体阻断药和 β 受体阻断药,以及 α、β 受体阻断药三大类。

一、α 肾上腺素受体阻断药

α 受体阻断药是选择性地与 α 肾上腺素受体相结合,妨碍肾上腺素能神经递质或拟肾上腺素药对 α 受体的作用,从而产生阻断肾上腺素作用的药物。根据对 α 受体亚型的作用又分为 α_1 受体阻断药(如哌唑嗪)和 α_2 受体阻断药(如育亨宾)。酚苄明和酚妥拉明对 α_1、α_2 受体均有阻断作用。

当 α 受体阻断药阻断 α_1 受体后,外源性肾上腺素收缩血管、升高血压的作用被拮抗,并可将肾上腺素的升压作用翻转为降压作用,该现象称为"肾上腺素作用的翻转"。其原因为 α 受体阻断药阻断血管的 α_1 受体,但不影响舒张血管的 β_2 受体,结果使肾上腺素的升压作用转为降压作用。

酚妥拉明

酚妥拉明(苄胺唑啉,立其丁)是一种非选择性 α 受体阻断药,能竞争性拮抗 α 型受体的作用。

【体内过程】

口服后虽易吸收,但速度缓慢,生物利用度低,口服效果仅为注射给药的 20%。静脉注射后 1～5min 作用达高峰,代谢和排泄迅速,作用持续 15～30min。

【药理作用】

选择性地拮抗肾上腺素 α 受体,对 $α_1$ 受体的作用为 $α_2$ 受体作用的 3～5 倍,但作用较短而弱,治疗剂量时,尚不足以完全阻断肾上腺素能神经递质或拟肾上腺素药对 α 受体的作用。

1.血管 静脉注射后 2min 内可舒张血管,血压下降,外周阻力下降,肺动脉压下降。在降压的同时反射性使心脏兴奋,有时可致心律失常。血管舒张的作用机制除了与阻断血管平滑肌 α 受体作用外(尤其大剂量),尚有较强的直接舒张血管平滑肌的作用。

2.心脏 具有兴奋作用,使心肌收缩力增强,心率增快,心排出量增加。其机制可能是:①血压下降反射性地引起交感神经兴奋;②阻断肾上腺素能神经末梢(突触前)$α_2$ 受体,促进去甲肾上腺素释放。有时可致心律失常及心绞痛。

3.其他 具有拟胆碱和拟组胺作用,使胃肠平滑肌兴奋,胃酸分泌增加。此外,酚妥拉明还可引起皮肤潮红。

【临床应用】

1.防治嗜铬细胞瘤切除术中的高血压 可作为手术前的准备,也可协助诊断。

2.充血性心力衰竭和急性心肌梗死 本品可扩张小动脉,降低外周血管阻力,降低心脏前、后负荷,降低左室舒张末压与肺动脉压,增强心肌收缩力,增加心排出量,以消除或减轻肺水肿,控制充血性心力衰竭。此外,扩张冠状动脉,通常不增加心肌耗氧量。

3.抗休克 适用于感染性、心源性和神经源性休克。本品能增加心肌收缩力,增加心搏出量,降低外周血管阻力,解除微循环障碍,从而改善休克状态时重要脏器的血液灌注。但给药前应补足血容量,防止血压剧降。有人主张合用去甲肾上腺素或间羟胺,目的是对抗 α 型作用,保留其 β 型加强心肌收缩力的作用,并且可改善组织供血供氧,有利于纠正休克。

4.外周血管痉挛性疾病 如雷诺病,也可用于血栓闭塞性脉管炎。局部浸润注射可对抗去甲肾上腺素静脉滴注外漏所引起的局部组织缺血或坏死。

【不良反应】

1.常见的不良反应为用量不当或有低血压时引起的严重低血压。

2.出现迷走神经亢进的症状,如肠蠕动增加,腹泻、腹痛及组胺样作用,胃酸分泌增加和皮肤潮红。

3.静脉注射可引起心率加速、心律失常及心绞痛。冠心病者慎用。

酚苄明

酚苄明又名为苯苄胺、酚苄胺,是卤化烃基胺衍生物,为非选择性长效 α 肾上腺素受体阻断剂。对 $α_1$ 受体的阻断作用约为对 $α_2$ 受体作用的 10 倍。

【体内过程】

口服后 20%～30% 被吸收。因局部刺激性强,多用静脉给药,静脉注射后 60min 达峰效应,半衰期为 24h。给予较大剂量后,因具有较高的脂溶性,多蓄积于脂肪组织中并缓慢释放,且排泄较慢。静脉注射 1 次,作用可持续 3～4d,1 周后尚有少量残留在体内。

【药理作用】

酚苄明以共价键形式与 α 受体结合,结合牢固且不易解离。其药理作用与酚妥拉明相似,但起效慢,但作用强大而持久。扩张外周血管的效果取决于肾上腺素能神经张力的大小。对静卧、血容量正常的患者静脉注射酚苄明 $1.0mg \cdot kg^{-1}$,舒张压轻微下降,但对高血压或低血容量的患者血压下降明显。同时伍用舒张血管的药物(如吸入麻醉药、吗啡或哌替啶等)或患者具有高碳酸血症时,血压明显下降。该药不能抑制肾上腺素能神经递质或拟肾上腺素药对心脏的兴奋作用,因而血压下降的同时,反射性地使心率增快。

当血容量正常时虽然血压轻度下降,但心排出量增加。肾血流、脑及冠状动脉血管阻力无明显改变。如用药前肾血管呈收缩状态,酚苄明可使其舒张。本品有较弱的抗组胺、抗 5-羟色胺作用。

【临床应用】

1.抗休克时,应注意补足血容量。

2.嗜铬细胞瘤手术前治疗用药。术中或术后血压增高,应采用速效降压药。

3.外周血管痉挛性疾病的治疗。

【不良反应】

常见有直立性低血压、反射性心动过快、疲劳及嗜睡等。口服大剂量有胃肠道刺激症状。

哌唑嗪

哌唑嗪为喹唑啉衍生物,选择性地阻断外周小动脉及静脉突触后膜 α_1 受体,血压下降,对 α_2 受体影响较小。血压下降时,比率增加不明显,心排出量和肾血流也无明显改变。降压作用中等偏强,与 β 受体阻断药、利尿药合用,能增强疗效。

该药口服吸收良好,生物利用度约为 60%。口服后 2h 起降压作用,持续约 10h。该药与血浆蛋白结合率约为 97%,主要在肝内代谢。

适用于各种程度的高血压,也可用于充血性心力衰竭。

该药"首剂效应"明显,表现为首次给药可致严重的直立性低血压、晕厥、意识消失、心悸等,尤其在饥饿、直立位时更容易发生。

乌拉地尔

乌拉地尔又称压宁定。具有中枢和外周的扩血管作用。其外周扩血管作用主要是阻断肾上腺素能神经突触后膜 α_1 受体,也可阻断突触前膜的 α_2 受体,对抗儿茶酚胺来直接收缩血管。中枢作用则通过刺激延髓的 5-HT_{1A} 受体,调节心血管中枢的活性,使反射性交感神经兴奋性维持在一定水平。同时还可通过抑制延髓心血管中枢的交感反馈调节,防止降压引起的心率增快。

乌拉地尔对静脉的舒张作用大于动脉的作用,降压时不影响颅内压。此外,乌拉地尔还能充分降低外周血管阻力,减轻心脏后负荷,增加左心排出量,从而迅速有效地纠正急性左心衰,同时又可避免心率增加或血压下降过度的副作用,因此是较为常用且较为温和的围手术期控制血压的药物。

乌拉地尔的不良反应较少,且无"首剂效应"现象发生。

二、β肾上腺素受体阻断药

β肾上腺素受体阻断剂是一类典型的竞争性拮抗药。是指能选择性与β去甲肾上腺素能神经递质或肾上腺素受体激动药竞争β受体,从而拮抗β型肾上腺素作用的药物。自1964年普萘洛尔问世以来,目前已研制近100种制剂,其中有30～40种应用于临床。

β受体阻断剂的分类方法较多,国内多根据β受体的药理特征采用受体亚型选择性的分类方法,将其分为选择性和非选择性两大类。部分β受体阻断药还具有内在拟交感活性。

第一代β受体阻断剂为非选择性的阻断,如普萘洛尔、吲哚洛尔、纳多洛尔、噻吗洛尔等对β_1、β_2受体均产生阻断作用;第二代β受体阻断剂具有剂量依赖性地选择性阻断β_1受体的作用,如美托洛尔、阿替洛尔及艾司洛尔等;而第三代受体阻断剂如拉贝洛尔对α、β受体均有阻断作用。

【体内过程】

β受体阻断药口服给药后,经小肠吸收,因受脂溶性高低以及首关消除的影响,血浆半衰期及生物利用度的差异较大。如普萘洛尔、美托洛尔及拉贝洛尔等有较高的脂溶性,口服易吸收,但肝摄取率高,生物利用度低且个体差异大,代谢产物经肾或胆汁排泄。纳多洛尔及阿替洛尔为水溶性β受体阻断药,肠道吸收不完全,吸收率仅为30%～50%,血浆半衰期较长,大部分以原形经肾排泄。纳多洛尔的半衰期长达14～24h。艾司洛尔静脉给药后主要被血浆中的酯酶所水解,半衰期仅为10min。

【药理作用】

1.β受体阻断作用　β受体阻断药的主要药理作用是β受体的阻断作用。就整体而言,β受体阻断药所发挥作用的大小,依赖于机体肾上腺素能神经功能状态、激动药存在与否,以及β受体亚型的选择性。

(1)心血管系统:本类药物对心脏的作用为其主要作用。①阻断β_1受体,使心率减慢,心肌收缩力减弱,心排出量下降,血压也随之稍有下降。当机体交感神经张力增高或运动时,上述作用明显;②心肌收缩力减弱,心率减慢,使心肌耗氧减少;心率减慢,舒张期延长,又增加了心肌血液灌注,改善心肌供氧。尽管收缩期射血时间延长,以及心室舒张末期容积增大,增加心肌耗氧,但相比而言,降低氧耗与增加氧供占优势,总效应是改善心肌氧供;③心肌收缩力受抑制,如血压下降明显可反射性地引起交感神经兴奋,致使血管收缩,加之外周血管上的β_2受体阻断,外周阻力增加。肝、肾、骨骼肌等器官组织血流量均降低,冠状动脉血流减少;④抑制窦房结的自律性,减慢心房及房室结的传导速度。

(2)支气管平滑肌:阻断支气管平滑肌β_2受体,使支气管平滑肌收缩,气道阻力增加,对气管哮喘患者可诱发或加重哮喘。对正常人的气道阻力影响较小。因此,为减少这种不良反应的发生,选择具有较高特异性的β_1受体阻断剂或改用钙通道阻滞药或血管紧张素转化酶抑制剂。

(3)其他:通常认为脂肪、糖原分解与α、β受体有关。β受体阻断药可抑制交感神经兴奋引起脂肪分解和糖原分解,尚有抑制胰岛素分泌的作用。对正常人的血糖无明显影响,也不影响胰岛素的降低血糖的作用,但对糖尿病患者则加强胰岛素降血糖作用,延迟血糖恢复时间与水平,还可抑制因低血糖引起的交感神经兴奋反应。因此,对于应用胰岛素治疗的糖尿病患者应特别谨慎。有人建议选用选择性 β₁ 受体阻断药较安全。此外,β 受体阻断药,特别是普萘洛尔有明显的抗血小板聚集作用,还可抑制由 β₁ 受体介导的肾素释放,这可能也是 β 受体阻断药发挥降血压作用的原因之一。

2.内在拟交感活性　有些 β 受体阻断药与 β 受体结合后,除有阻断 β 受体的作用外,还有部分 β 受体激动效应,称为内在拟交感活性(ISA)。然而这种激动过程缓慢而微弱,远低于纯激动剂,且作用强度决定于用药前交感神经张力的大小。例如,应用具有内在拟交感活性的药物如吲哚洛尔,其部分激动作用足以抗衡静息时阻断交感神经冲动所引起的心脏抑制作用。而在运动时交感神经活动增加,β 受体阻断作用表现较强,内在拟交感活性就难以表现出来。

3.膜稳定作用　一些 β 受体阻断药具有局部麻醉的作用。例如,普萘洛尔在电生理实验中表现出奎尼丁样作用,能抑制心肌细胞膜上的钠离子转运,降低心肌的动作电位 0 相上升的速率,使自发动作电位产生的频率减慢,故称为膜稳定作用。后来研究证明,普萘洛尔产生膜稳定作用仅在高于临床有效浓度几十倍时才能发挥,临床用药不可能达到产生膜稳定作用的血药浓度。然而近期实验表明,低浓度普萘洛尔在 β 受体阻断作用的同时,P-R 间期明显延长,因此仍然具有抗心律失常作用。

4.其他　有些 β 受体阻断药,如噻吗洛尔可减少房水的形成,降低眼内压。

【临床应用】

1.抗高血压　β 受体阻断药是治疗高血压的基础药物。其降压的机制可能是:①抑制心肌收缩力,使心排出量下降(减少 15%~20%),血压下降;②抑制肾素释放(减少约 60%),降低血管紧张素与醛固酮水平,减少去甲肾上腺素的释放;③阻断突触前膜 β₂ 受体,去甲肾上腺素释放受抑制,产生降压作用;④中枢神经系统存在着以肾上腺素为递质的神经元,下丘脑或脑池内注入 β 受体阻断药可减弱电刺激时的升压效应,减少肾上腺素释放效应。其中非选择性 β 受体阻断药由于阻断 β₂ 受体,α 型作用失去了平衡,外周阻力可增加。有报告证实,初次应用普萘洛尔等非选择性 β 受体阻断药,某些患者可出现较低幅度的升压效应。因此宜应用兼有 α、β 受体阻断作用的拉贝洛尔。

通常情况下,β 受体阻断药与其他降压药合理配合使用,可取得更好的临床效果。

2.抗心绞痛与心肌缺血　β 受体阻断药对冠心病心绞痛具有良好的疗效。其作用是通过减慢心率、降低血压,以及抑制心肌收缩力,从而降低心肌需氧量、提高运动耐量而实现的。与硝酸酯类合用可取长补短,发挥协同作用。但仍应控制血压下降幅度,否则因血压下降幅度较大,反射性地引起心率加快而增加心肌耗氧量。

急性心肌梗死患者早期应用 β 受体阻断药有降低心肌耗氧以保护心肌、缩小梗死范围、预防心肌再梗死的作用。特别是降低心室纤颤发生的危险性。此外,还可延长心脏舒张期,改善严重缺血的心内膜下区的血液供应。长期应用能降低高血压及心肌缺血患者的猝死率。

3.抗心律失常　β 受体阻断药抗心律失常的机制,主要是通过阻断儿茶酚胺介导心脏 β 受体的肾上腺素作用,明显地减慢因交感兴奋引起的心动过速。此外,还可延长房室结的不应期,抑制异位起搏点的自律性。因此,主要用于室上性心动过速,降低房扑、房颤患者的心室率。

4.充血性心力衰竭　β受体阻断药对扩张型心肌病的心力衰竭患者治疗作用明显。β受体阻断药治疗心力衰竭的作用机制为：①减慢心室率；②减少心肌氧耗和左心室做功；③降低肾素、血管紧张素Ⅱ以及儿茶酚胺所致的缩血管作用；④有一定的抗心律失常作用；⑤膜稳定作用；⑥上调心肌β肾上腺素受体，增加对儿茶酚胺的敏感性。

5.其他　用于手术前甲状腺功能亢进及甲状腺危象的治疗。也可用于青光眼降低眼压。

【不良反应】

1.胃肠道不良反应，如恶心、呕吐及轻度腹泻。

2.增加气道阻力，加重或诱发支气管哮喘。

3.抑制心脏功能。

4.脂溶性高的普萘洛尔可通过血-脑脊液屏障，长期应用可出现疲劳、抑郁。

5.偶见发热、皮疹、肌痛、血小板减少、血中甘油三酯增加、尿酸增高、高密度脂蛋白降低。

6.外周血管痉挛。

7.突然停药可出现或加剧原有的症状。有人认为，这是由于β受体向上调节，对内源性儿茶酚胺敏感所致。因此长期服药患者应逐渐减量直至停药。

【禁忌证】

非选择性β受体阻断药及大剂量β_1受体阻断药禁用于严重左室功能不全、窦性心动过缓、严重房室传导阻滞、支气管哮喘患者。心肌梗死及肝功能不全者慎用。

【与麻醉期常用药物的相互作用】

1.麻醉药类　吸入或静脉麻醉时应用β受体阻断药可加重心肌抑制。在卤化烃吸入麻醉药中，氟烷明显，恩氟烷次之。

由于β受体阻断药可减低心排出量及肝血流量，对肝微粒体药物代谢酶也有影响，与利多卡因合用时，延长利多卡因的半衰期，血药浓度增加，较易出现毒性反应。

长期应用β受体阻断药的患者，使用丁卡因、丁哌卡因做椎管内麻醉时，不要停用β受体阻断药，以免引起心动过速、心律不齐和心肌缺血。

已使用普萘洛尔等非选择性β受体阻断药的患者，最好不使用含肾上腺素的局麻药，以避免发生反射性心动过缓，以及血压骤然升高。

β受体阻断药与非去极化肌松剂如箭毒碱合用，神经肌肉阻滞作用增强。

2.镇静、镇痛药类　β受体阻断药可以减少肝血流，抑制肝微粒体药物代谢氧化酶的活性，降低苯二氮䓬类的代谢清除率，延长半衰期。

巴比妥类镇静药可使β受体阻断药的代谢加快，因而应注意调整β受体阻断药的用量。而吗啡与艾司洛尔合用，前者可能增强后者的稳态血浆浓度，因此应减慢艾司洛尔的输注速度。普萘洛尔能增强吗啡对中枢神经系统的抑制作用，甚至引起死亡。

可乐定因其较强的镇静、镇痛的药理作用，被作为麻醉辅助药用于临床，如与普萘洛尔合用，可能产生协同降压作用。如突然停用可乐定，可出现血压的反跳现象，因此两药应避免合用。

三、围术期常用的 β 受体阻断药

普萘洛尔

普萘洛尔又称心得安,属非选择性 β 受体阻断药,对 β_1、β_2 受体的作用大致相等,有膜稳定作用,无内在拟交感活性。

普萘洛尔口服吸收迅速而完全。肝摄取率高,首次通过肝脏,约 70% 被肝代谢,生物利用率仅为 36%。普萘洛尔在血浆内的浓度很低,血浆蛋白结合约为 90%,有效血药浓度为 0.05 $\sim 0.10 \mu g \cdot mL^{-1}$。脂溶性高,主要分布在肺、肝、肾、脑以及心脏中,肺中所含的血药浓度约为血中的 40 倍,有利于逐渐释放而作用于心脏。静脉注射的血浆清除率接近于肝血流,肝血流量降低时,明显影响其清除率。血浆半衰期为 $3 \sim 6h$。普萘洛尔静脉给药在不同个体中的血药浓度比口服变化小。肾衰竭虽不影响普萘洛尔的消除,但可能导致其代谢产物的蓄积,以减量为宜。普萘洛尔的个体差异较大,同一剂量在不同人的血药浓度可相差 20 倍,可能与肝药酶活性的不同有关。因此临床用药需从小剂量开始,逐渐增加到适当的剂量。

普萘洛尔的临床应用:①交感神经兴奋引起的心律失常;②房性期前收缩、室性期前收缩、阵发性室上性心动过速有治疗作用;③心绞痛、心肌梗死;④高血压患者。静脉注射时应在心电监护下进行。

艾司洛尔

艾司洛尔为速效、超短效、选择性的 β 受体阻断药。其作用强度为普萘洛尔的 $1/40 \sim 1/30$。口服无效,多采用静脉输注给药。静脉注射后数秒钟即出现 β_1 受体阻断效应,T_{max} 约为 5min,$6 \sim 10min$ 的血流动力学作用最强,可被血中的酯酶所水解,持续约 20nun 作用基本消失。

艾司洛尔的药理作用主要是抑制窦房结与房室结的自律性、传导性,对心肌无直接作用。因此,对室上性心动过速的患者疗效好。可减慢房颤患者的房室传导,延长不应期,降低心室率,且可恢复窦性节律。对手术中与手术后由于儿茶酚胺增高导致以收缩压增高为主的高血压十分有效,也可用于高血压危象,其作用与硝普钠相似。因此,也常用于控制性降压和防止气管插管等较强刺激引起的心血管反应。

艾司洛尔的常用方法为麻醉诱导前或术中高血压的患者采用静脉滴注,可防止气管插管等伤害性刺激引起的心率增快以及血压增高。

艾司洛尔对支气管哮喘患者增加气道阻力的作用轻微,但应小心应用。一旦诱发副作用,只要立即停药,即可终止。

拉贝洛尔

拉贝洛尔又称柳胺苄心定,是具有多种作用的第三代 β 受体阻断剂,兼有 α_1 和 β_1、β_2 受体阻断作用($\alpha : \beta = 1 : 6 \sim 1 : 7$),对 α_1 受体的阻断作用为酚妥拉明的 $1/10 \sim 1/6$,对 α_2 受体无阻断作用;对 β 受体的阻断作用仅为普萘洛尔的 2/5。无内在拟交感活性,无膜稳定作用。

拉贝洛尔口服后吸收迅速,首过消除明显,生物利用度变异范围较大,半衰期为 5.5h。静脉注射拉贝洛尔 1min 出现作用,$5 \sim 10min$ 内达到血药峰值,半衰期为 $3.5 \sim 4.5h$,肝功能受损

者代谢减慢,应注意术中可能发生的肾上腺素能反应被掩盖。

拉贝洛尔应用后,可以减轻心肌收缩力,减慢心率,降低外周血管阻力,增加肾血流量。多用于中度与重度高血压、嗜铬细胞瘤等疾病所引起的高血压危象,也用于麻醉过程中交感神经兴奋性增强所引起的高血压和作为控制性降压药。对心绞痛也有效,特别对高血压伴心绞痛的患者疗效更佳。对肾病患者或肾功能严重受损的高血压患者,不但降压有效,且对肾功能无损害。

拉贝洛尔的常用方法为分次小量注入,有发生体位性低血压的可能,应严密观察心率与血压的变化。哮喘患者应慎用。

【制剂与用法】

盐酸肾上腺素注射剂:1mg/mL,皮下或肌内注射,0.25～0.5mg/次。必要时可心室内注射,0.25～0.5mg/次,用生理盐水稀释 10 倍。

盐酸麻黄碱片剂:25mg/片,1 片/次,3 次/d。注射剂:30mg/mL,皮下或肌内注射,15～30mg/次。极量:60mg/次,每天 150mg。

盐酸多巴胺注射剂:20mg/2mL。20mg 加入 5％葡萄糖溶液 200～500mL,开始输注 75～100μg·min^{-1},以后根据病情调整输注速率。

重酒石酸去甲肾上腺素注射剂:2mg/mL(相当于去甲肾上腺素 1mg),一般以 2mg 加入 5％葡萄糖 500mL 中静脉滴注,每分钟滴注 0.004～0.008mg 或依据血流动力学指标调整滴注速率。

重酒石酸间羟胺注射剂:1mL 含间羟胺 10mg(相当于重酒石酸间羟胺 18.9mg),肌内注射:10mg/次。或 10～20mg 以葡萄糖液 250～500mL 稀释供静脉输注。

盐酸去氧肾上腺素注射剂:10mg/mL。2～5mg/次,肌内注射;10mg 加入生理盐水或 5％～10％葡萄糖溶液 100mL 中供静脉输注,用量及滴速随血压上升而定。

盐酸甲氧明注射剂:20mg/mL。每次 10～20mg,肌内注射;5～10mg 稀释后缓慢静脉注射;用 10～20mg 以 5％葡萄糖 100mL 稀释供静脉输注。

盐酸可乐定注射剂:0.15mg/mL,肌内注射或静脉注射,0.15～0.3mg/次,用 50％葡萄糖注射液 20～40mL 稀释后静脉注射,必要时每 6h 重复 1 次。遮光密闭保存。

异丙肾上腺素注射剂:1mg/mL。0.5～1mg 加入 5％葡萄糖溶液 500～1000mL 中静脉输注,0.05～1μg·kg^{-1}·min^{-1}。

盐酸多巴酚丁胺注射剂:多巴酚丁胺 20mg/2mL。20mg 加入 5％葡萄糖溶液 100mL 中静脉输注,2.5～10μg·kg^{-1}·min^{-1}。

甲磺酸酚妥拉明注射剂:10mg/mL。静脉滴注以 0.1mg·min^{-1}的速度给予,依据患者的血流动力学效应,逐渐增至 0.5mg·min^{-1},一般用量不超过 20μg·kg^{-1}·min^{-1}或 5mg/次。

盐酸酚苄明注射剂:10mg/mL、100mg/2mL。

盐酸普萘洛尔注射剂:5mg/5mL,2.5～5mg 以 5％葡萄糖 100mL 稀释,根据心率及血压及时调整滴速。总量不超过 10mg(麻醉状态下不超过 5mg)。

艾司洛尔注射剂:100mg。除 5％的碳酸氢钠溶液外,可与大多数注射液配伍。常用剂量为 50～200 μg·kg^{-1}·min^{-1}。

盐酸拉贝洛尔注射剂:25mg/2mL 安瓿、50mg/5mL 安瓿。1 次 25～50mg 加入 10％葡萄糖注射液 20mL,于 10min 内缓慢静脉注射。静脉注射后注意体位性低血压的发生。

参考文献

1.杨宝峰,陈建国.药理学(第9版).北京:人民卫生出版社,2018.

2.杨宝峰.药理学(人卫8版).北京:人民卫生出版社,2013.

3.陈晓光.新药药理学(第2版).北京:中国协和医科大学出版社,2010.

4.陈晓光.药理学研究的新思路与新靶点.北京:中国协和医科大学出版社,2012.

5.李俊.临床药理学(第6版).北京:人民卫生出版社,2018.

6.杨宝峰,陈建国.药理学(第3版).北京:人民卫生出版社,2015.

7.孙建宁.药理学.北京:中国中医药出版社,2018.

8.杨俊卿,秦大莲.药理学(第2版).北京:科学出版社,2019.

9.钱之玉.药理学(第4版).北京:中国医药科技出版社,2015.

10.董志.药理学(第4版).北京:人民卫生出版社,2017.

11.孙建宁.药理学(第9版).北京:中国医药科技出版社,2012.

12.王克威.药理学(第2版).北京:北京大学医学出版社,2018.

13.李庆平,胡刚.药理学.北京:科学出版社,2016.

14.李俊.临床药理学(第5版).北京:人民卫生出版社,2013.

15.沈祥春.药理学.北京:科学出版社,2019.

16.李学军,邱光明.药理学(第4版).北京:北京大学医学出版社,2015.

17.罗健东,闵清.临床药理学(第2版).北京:科学出版社,2019.

18.梅全喜.现代中药药理与临床应用手册.北京:中国中医药出版社,2016.

19.彭成.中药药理学.北京:中国中医药出版社,2018.

20.胡义扬,刘成海.肝脏病常用中药药理与临床.上海:上海科学技术出版社,2018.

21.王筠默.中药药理学.上海:上海科学技术出版社,2018.

22.彭成.中药药理学.北京:中国中医药出版社,2016.

23.俞丽霞,阮叶萍.中药药理学.浙江:浙江大学出版社,2013.

24.沈映君.中药药理学(第2版).北京:人民卫生出版社,2011.

25.徐宏喜.中药药理学(第3版).上海:上海科学技术出版社,2019.

26.梁传亭,梁家胜,梁家汇.中药理性撮要.北京:中医古籍出版社,2019.

27.陆茵,马越鸣.中药药理学(第2版).北京:人民卫生出版社,2016.

28.顾江萍.中药药理学.上海:华东理工大学出版社,2015.

29.梁日欣,杨洪军.中药药理学研究进展.北京:科学出版社,2017.

30.陈奇.中药药理研究方法学(第3版).北京:人民卫生出版社,2011.

31.苗明三.中药药理学.湖南:湖南科学技术出版社,2013.

32.冯彬彬.中药药理与应用(第4版).北京:人民卫生出版社,2018.

33.季宇彬.抗肿瘤中药药理与临床.北京:人民卫生出版社,2016.

34.吴清和.中药药理学(第2版).北京:高等教育出版社,2012.

35.梅全喜.现代中药药理与临床应用手册.北京:中国中医药出版社,2016.

36.叶兆伟.中药药理学.重庆:重庆大学出版社,2015.

37.宋光熠.中药药理学(第2版).北京:人民卫生出版社,2013.

38.方泰惠.中药药理学(第2版).北京:科学出版社,2018.

39.孙建宁,彭成.中药药理学专论(第2版).北京:人民卫生出版社,2017.

40.陈长勋.中药药理学(第2版).上海:上海科学技术出版社,2015.

41.袁先雄.中药药理学(第3版).北京:人民卫生出版社,2018.

42.潘年松,冯彬彬.中药药理基础.北京:中国中医药出版社,2018.

43.陈吉生.新编临床药物学.北京:中国中医药出版社,2013.

44.黄峻,黄祖瑚.临床药物手册(第5版).上海:上海科学技术出版社,2015.

45.李宏建.临床药物治疗学·心血管系统疾病.北京:人民卫生出版社,2016.

46.史伟.临床药物治疗学·肾脏疾病.北京:人民卫生出版社,2017.

47.张幸国,胡丽娜.临床药物治疗学各论.北京:人民卫生出版社,2015.

48.赵霞,张伶俐.临床药物治疗学·妇产科疾病.北京:人民卫生出版社,2016.

49.于世英,杜光,黄红兵.临床药物治疗学·肿瘤.北京:人民卫生出版社,2017.

50.李明亚.临床药物治疗学(第2版).北京:中国医药科技出版社,2015.

51.徐虹.临床药物治疗学·儿科疾病.北京:人民卫生出版社,2016.

52.姜远英,文爱东.临床药物治疗学(第4版).北京:人民卫生出版社,2016.